医学影像实训与考核

医学影像成像原理及放射防护实训与考核

主编　刘红霞

图书在版编目(CIP)数据

医学影像成像原理及放射防护实训与考核 / 刘红霞主编. — 郑州：郑州大学出版社，2021. 2(2024.8 重印)
(医学影像实训与考核)
ISBN 978-7-5645-7624-0

Ⅰ. ①医… Ⅱ. ①刘… Ⅲ. ①医学摄影 - 教材②放射医学 - 辐射防护 - 教材 Ⅳ. ①R445②R14

中国版本图书馆 CIP 数据核字(2020)第 247586 号

医学影像成像原理及放射防护实训与考核
YIXUE YINGXIANG CHENGXIANG YUANLI JI FANGSHE FANGHU SHIXUN YU KAOHE

选题总策划	苗 萱	封面设计	苏永生
助理策划	张 楠	版式设计	苏永生
责任编辑	杨飞飞	责任监制	李瑞卿
责任校对	崔 勇		

出版发行	郑州大学出版社	地 址	郑州市大学路 40 号(450052)
出 版 人	卢纪富	网 址	http://www.zzup.cn
经 销	全国新华书店	发行电话	0371-66966070
印 刷	广东虎彩云印刷有限公司		
开 本	787 mm×1 092 mm 1 / 16		
印 张	21	字 数	484 千字
版 次	2021 年 2 月第 1 版	印 次	2024 年 8 月第 2 次印刷

书 号	ISBN 978-7-5645-7624-0	定 价	79.00 元

编委名单

主　编

刘红霞

副主编

徐　赞　闫　悦　马静芳　康智忠

编　委　（按姓氏笔画排序）

马静芳　安阳职业技术学院
王俊魁　郑州大学第一附属医院
韦　星　河南省人民医院
冯　娟　河南华惠检测研究院有限公司
任　娟　郑州市华领医院
刘红霞　安阳职业技术学院
闫　悦　安阳职业技术学院
李佳忆　河南护理职业学院
张红艳　安阳职业技术学院
胡　勇　毕节医学高等专科学校
胡贵林　河南华惠检测研究院有限公司
徐　赞　安阳职业技术学院
徐耀琳　安阳职业技术学院
黄　巍　河南护理职业学院
康智忠　安阳市疾病预防控制中心

编写说明

“医学影像实训与考核”系列实训教材是根据高职高专的教学特点认真调研、论证进行编写的。本套实训教材紧密结合医学影像技术专业人才培养目标及课程标准，紧紧围绕提高学生实践操作能力的教学目标，在实训项目的设计上以现行的职业教育国家规划教材为参考，突出了实用性，并尝试进行立体化建设，力求体现高职高专教育特色，同时结合医学影像技术专业的临床发展方向，体现先进教学理念、教学方法，介绍教学设备及其应用。本教材与职业资格考试对接，旨在提高学生的职业技能素养和实际工作能力。

本套实训教材通过在书中加入二维码的形式，与医学影像技术专业教学资源库进行了链接，学生可通过扫描二维码登录资源库网站，浏览视频、音频、动画、仿真等资源，以线上线下的互动学习方式，系统学习各专业课实训操作项目，以达到理论知识与实践能力共同提高的目的。

本套实训教材的编写工作得到郑州大学出版社编辑的指导和帮助，并得到全国各参编院校、医院专家的大力支持，在此一并表示感谢！

鉴于编者水平有限，书中不足之处，恳请读者多提宝贵意见，以便改正。

编者

2020 年 2 月

前言

医学影像成像原理及放射物理与防护是医学影像技术专业的必修课程，随着医学影像设备的不断更新和影像新技术的飞速发展，临床上对影像技师的实践操作能力、综合素质提出了更高的要求。本教材依据《现代职业教育体系建设规划》的精神，为进一步落实《国家职业教育改革实施方案》，适应新形势下我国“重点扩大应用型、复合型、技能型人才培养模式”的教改需求，推动高职高专医学影像技术专业教育教学改革，以促进就业和适应社会发展需求为导向，结合医学影像技术专业的临床岗位需求，根据郑州大学出版社教材编写指导思想和原则要求，由富有教育教学经验的教师和临床经验丰富的行业专家联合，共同编写了《医学影像成像原理及放射防护实训与考核》。本教材适合高等职业学院医学影像技术专业教学使用，也可供临床医学影像技术工作者参考使用。

《医学影像成像原理及放射防护实训与考核》依据高职高专教育的特点，按照医学影像技术专业教学计划及教学大纲对课程的要求编写而成。在编写内容上，以“三基”(基本理论、基本知识、基本技能)为主线，突出岗位需求，强化实践技能培养；以“五性”(思想性、科学性、先进性、启发性、适用性)为重点，结合临床工作实际，注重综合素质培养。内容安排以德育为首，循序渐进，条理分明。

全书主要内容包括两大部分：上篇，医学影像成像原理实训与考核，包括医学影像成像原理基本知识共十节，医学影像成像原理基本实训项目共十五项。内容涉及X射线机、CT、MRI等常用影像技术成像原理理论与实践等方面。下篇，放射防护实训与考核，包括放射防护基本知识共十一节，放射防护基本实训项目共十二项。内容涉及X射线的防护与剂量监测、各类放射诊疗设备的防护及质量控制检测、外照射防护的基本方法、屏蔽材料的使用以及医疗照射的防护管理等方面。为了有效地检验实训效果，更好地完成教学目标，全书每个实验后均附有实验考核标准及评分细则，其紧扣实训目标，贴近实训内容，融入医学人文素养教育，使学生掌握正确的思维方法、分工合作能力，在提升实践操作技能的同时，提升个性品质，培养学生良好的职业道德和团结协作精神。另外，书后还附有理论考核题库。结合放射工作人员相关资格考试，筛选了内容丰富、形式多样的练习题，使学生通过练习，进一步夯实理论知识，提高灵活运用知识的能力、理论与实践融会贯通的能力、分析问题和解决问题的能力，进而促使临床实践技能的进一步提高。

本教材编写过程中得到了各位编者工作单位的鼎力支持，得到了郑州大学出版社编辑的指导和帮助，参考了国内部分专家的著作，谨在此一并表示衷心的感谢！

受编者水平限制，虽竭尽全力，但难免有不足之处，恳请同行专家、广大师生提出宝贵意见！

编者

2020年8月

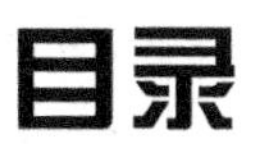

目录

上篇　医学影像成像原理实训与考核

第一章　医学影像成像原理基本知识 …… 3

第一节　X射线的基本知识 …… 3

第二节　X射线管焦点及线量分布 …… 11

第三节　散射线的产生及消除 …… 16

第四节　X射线照片影像的模糊及影响因素 …… 22

第五节　X射线管焦点主要成像性能参量 …… 29

第六节　X射线胶片感光原理 …… 35

第七节　胶片特性曲线及感光特性值 …… 38

第八节　模拟X射线胶片及增感屏 …… 46

第九节　计算机X射线体层成像 …… 57

第十节　磁共振成像 …… 69

第二章　医学影像成像原理基本实训项目 …… 81

项目一　X射线影像观察 …… 81

项目二　管电压在摄影中的作用 …… 85

项目三　滤线栅的应用 …… 88

项目四　运动模糊对影像质量的影响 …… 92

项目五　X射线摄影曝光因素的互换 …… 95

项目六　X射线胶片特性曲线的制作及特性值测试 …… 98

项目七　增感屏增感率的测试 …… 100

项目八　X射线管有效焦点的测试 ······ 104
项目九　照射野的X射线量分布 ······ 107
项目十　X射线管焦点极限分辨力测试 ······ 110
项目十一　X射线照片影像的几何学模糊 ······ 113
项目十二　数字成像原理(CR、DR见习) ······ 116
项目十三　计算机X射线体层成像原理(CT见习) ······ 126
项目十四　磁共振成像原理(MRI见习) ······ 132
项目十五　PACS系统原理(见习) ······ 136

下篇　放射防护实训与考核

第三章　放射防护基本知识 ······ 141
第一节　X射线的特征 ······ 141
第二节　X射线的衰减规律 ······ 143
第三节　常用辐射量的表示 ······ 146
第四节　放射诊疗设备工作场所及环境的放射防护测量 ······ 151
第五节　放射诊断设备的质量控制性能检测 ······ 158
第六节　介入诊疗设备及放射治疗设备的质量控制性能检测 ······ 186
第七节　核医学设备的质量控制性能检测 ······ 203
第八节　常用CT剂量指数 ······ 209
第九节　射线的屏蔽材料 ······ 211
第十节　医用诊断射线的外照射防护 ······ 215
第十一节　放射防护管理 ······ 223
第四章　放射防护基本实训项目 ······ 233
项目一　X射线的特性实验 ······ 233
项目二　半价层的测量 ······ 236
项目三　X射线防护区照射量率及工作场所剂量监测 ······ 243
项目四　各种X射线检查中人体吸收剂量及有效剂量的估计 ······ 249
项目五　X射线机输出量的测量 ······ 255
项目六　CT剂量指数的测量 ······ 258

项目七　X 射线屏蔽防护铅当量的测量 …… 262
项目八　辐射防护屏蔽设计(见习) …… 266
项目九　辐射防护距离防护设计(见习) …… 269
项目十　辐射防护时间防护设计(见习) …… 271
项目十一　突发辐射卫生事件设计(见习) …… 274
项目十二　放射防护管理设计(见习) …… 277
附录 1　医学影像成像原理理论考核题集 …… 281
附录 2　放射防护理论考核题集 …… 305
参考文献 …… 322

上 篇

医学影像成像原理实训与考核

第一章

医学影像成像原理基本知识

第一节　X 射线的基本知识

链接 1-1 X 射线的基本知识

X 射线的发现过程,充满了偶然性。1895 年 11 月 8 日下午,德国物理学家威廉·康拉德·伦琴博士在进行有关密封玻璃管里的发光现象的试验时(在装有两个电极的真空玻璃管电极上进行施加高电压的实验),意外地发现了一种未知的并且能使照相胶片感光的射线。伦琴博士把这种新的射线命名为 X 射线,并以此为其夫人拍摄了一张手部的 X 射线照片(图 1-1、图 1-2)。这是世界上第一张 X 射线照片,它的诞生标志着医学影像技术的开始。1901 年,伦琴博士也因发现 X 射线而获得该年度的诺贝尔物理学奖。

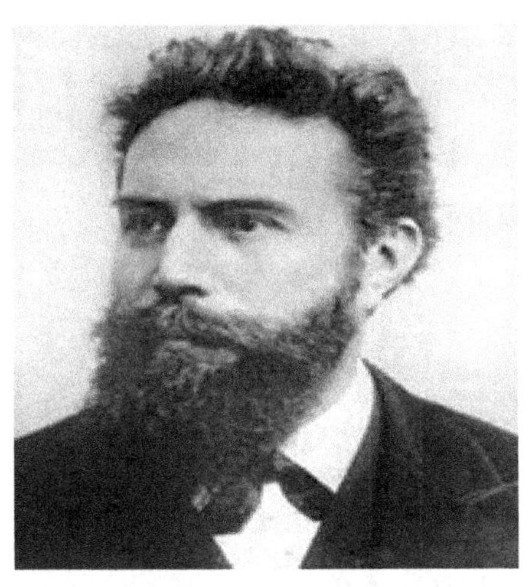

图 1-1　德国物理学家伦琴

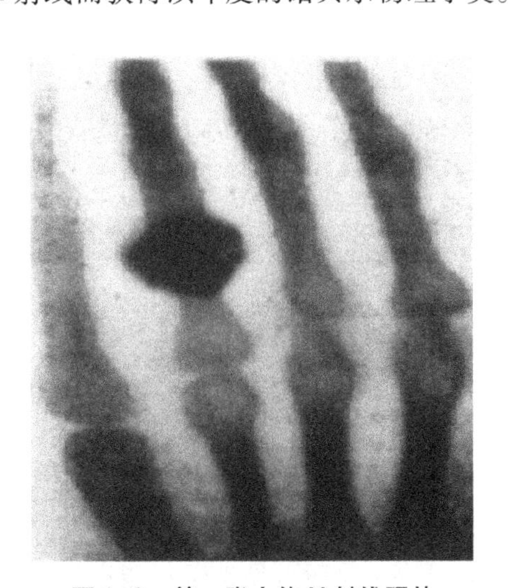

图 1-2　第一张人体 X 射线照片

一、X 射线的本质与特性

（一）X 射线的本质

1. X 射线具有波动性

同其他光线一样，X 射线以波动方式传播，在传播时可出现反射、折射、衍射和偏振等现象。可应用于 X 射线显微镜、波长测定和物质分析中。

X 射线本质上与可见光、红外线、紫外线、γ 射线完全相同，都属于电磁波，具有一定的波长和频率；X 射线是一种波长很短的电磁波，影像检查使用的 X 射线波长为 0.08 ~ 0.31 Å（1 Å = 0.1 nm = 10^{-10} m），所以 X 射线具有很高的频率（图 1-3）。

2. X 射线具有微粒性

X 射线可看作由一个个微粒——光子组成，每个光子具有能量，与其他物质相互作用时，可产生光电效应、荧光效应、电离效应等。

X 射线属于电磁辐射谱中的一部分，X 射线光子的能量又很大，可使物质产生电离，故可产生电离辐射；同时 X 射线具有电磁波和光量子双重特性。

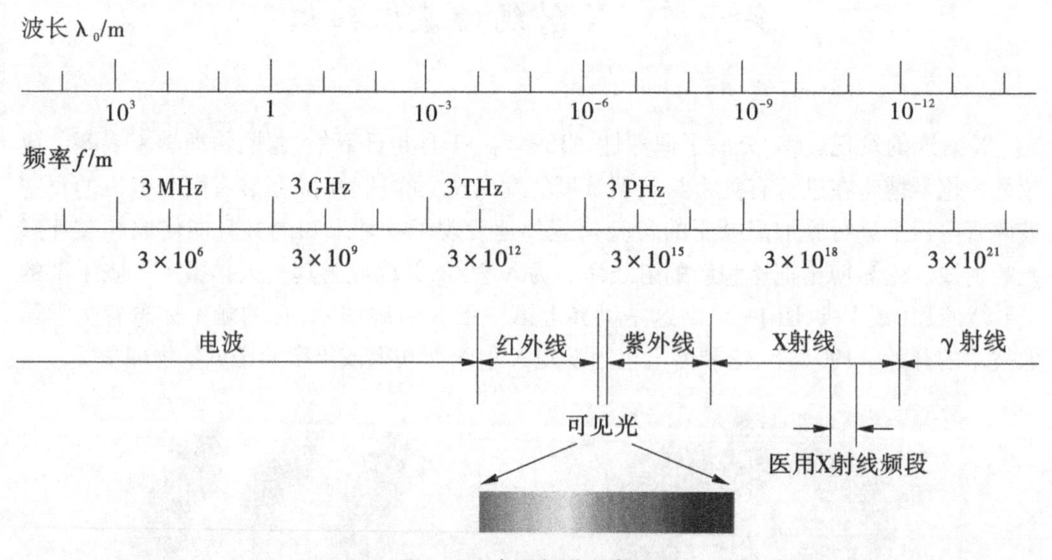

图 1-3　电磁频谱示意图

（二）X 射线的特性

1. 物理特性

（1）X 射线在均匀的、各向同性的介质中，是直线传播的不可见电磁波。

（2）X 射线不带电，故而不受外界磁场或电场的影响。

（3）穿透作用　X 射线波长短，具有较高能量，物质对它吸收弱，因此具有很强的穿透本领；可穿透一般可见光所不能穿透的物质，包括人体在内。其穿透能力强弱与自身的波长以及被穿透物质的原子序数、密度和厚度有关。X 射线的波长越短，穿透力越大；

物质密度越低，厚度越薄，越容易被 X 射线穿透。

(4)荧光作用　X 射线的波长很短，肉眼看不见。但某些荧光物质(钨酸钙、硫氧化钆等)经 X 射线照射后，荧光物质原子可被电离或激发；当激发的电子回到基态时，多余的能量就以肉眼可见荧光的形式释放出来。荧光的强弱与所接受的 X 射线量多少成正比，与被穿透物体的厚度和密度成反比。利用 X 射线的荧光作用，可用上述荧光物质制成荧光屏或增感屏，供临床透视或摄影使用。

(5)电离作用　X 射线和其他射线(如 γ 射线)通过物质被吸收后，可使物质的分子分解成为正负离子，称为电离作用。当具有足够能量的 X 射线光子撞击原子中的轨道电子时，可使之脱离原子形成光电子，产生一次电离；被击脱的光电子仍有足够能量去电离更多的原子。离子产生的多少与物质吸收的 X 射线多少成正比，是 X 射线损伤和治疗的基础。通过空气和其他物质产生电离作用，利用仪表测量电离程度就可以计算 X 射线的量。

(6)热作用　X 射线光子穿过物质被吸收后，绝大部分能量都将变成热能，使物体温度升高。

2. 化学作用

(1)感光作用　X 射线和可见光一样，同样具有光化学作用，可使胶片乳剂感光，能使很多物质发生光化学作用。涂有溴化银的胶片，经 X 射线照射后，可以感光，产生潜影，经显影、定影处理，感光的溴化银中的银离子(Ag^+)被还原成金属银(Ag)，并沉淀于胶片的胶膜内。此金属银的微粒可吸收可见光，在胶片上呈黑色；而未感光的溴化银，在定影及冲洗过程中，从 X 射线胶片上被洗掉，因而显出胶片片基的透明本色。依金属银沉淀的多少，便产生了黑和白的影像。

(2)着色作用　某些物质如铅玻璃、水晶等经 X 射线长期大剂量照射后，引起结晶体脱落渐渐改变颜色称为着色作用或者脱水作用。

3. 生物效应

X 射线在生物体内也能产生电离及激发，使生物体产生生物效应。X 射线照射到生物机体时，可使生物细胞特别是一些增殖性强的细胞，产生抑制、损伤甚至坏死，致使机体发生不同程度的生理、病理和生化等方面的改变。不同的生物细胞，对 X 射线有不同的敏感度，可作为放射治疗的基础，用于治疗人体的某些疾病，特别是肿瘤的治疗。

在利用 X 射线的同时，人们发现了 X 射线导致病人脱发、皮肤烧伤、工作人员视力障碍、白血病等射线伤害的问题。所以在应用 X 射线的同时，也应注意其对正常机体的伤害，注意采取必要的防护措施。

二、X 射线的产生

(一)X 射线的产生原理

X 射线由 X 射线管产生，X 射线管是具有阴极和阳极的真空管。阴极由钨丝制成，通电后可发射热电子，阳极(靶极)用高熔点金属制成(一般用钨，用于晶体结构分析的 X 射线管还可用铁、铜、镍等材料)。当用几万伏至几十万伏的高压加速电子，形成具有动能的电子束；电子束由阴极向阳极运动，轰击靶极，就可从靶极发出 X 射线。其中 99% 以上的动能转换为热能，只有不到 1% 的动能转换成 X 射线。所以 X 射线的产生是高速电子和阳极靶物质原子相互作用时能量转换的结果。

（二）X 射线的产生条件

X 射线的产生装置如图 1-4 所示。

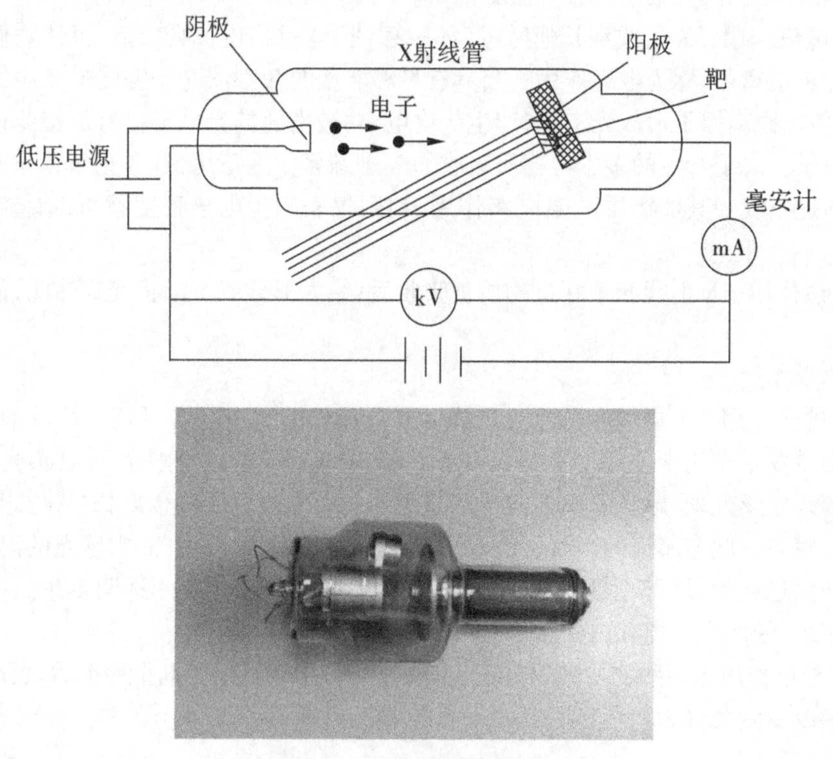

图 1-4　X 射线的产生装置

（1）电子源　阴极钨丝通电加热至一定温度可释放出电子，在灯丝周围形成电子云。

（2）高速电子流　只有形成高速电子流轰击阳极靶面才可产生 X 射线。产生高速电子流须具备：①在 X 射线管的阳极和阴极间施加高电压，通过在两极间产生的强电场使电子向阳极加速运动；②为防止电子与空气分子相互摩擦而减速和灯丝的氧化损耗，X 射线管必须保持高真空度。

（3）适当的阻碍物（阳极靶面）　接受高速电子流的撞击，使高速电子流受到阻碍而动能降低，部分动能才可转化为 X 射线。靶面靶物质一般由高原子序数、高熔点的钨制成，特殊用途的 X 射线管也可用其他金属制备，如乳腺 X 射线管由钼制成。作用：接受高速电子流的撞击；完成高压电路的回路。

（三）X 射线的产生放射方式

1. 连续放射

连续放射是高速电子与靶物质原子核相互作用的结果。当高速电子进入原子核附

近的强电场区域，受原子核电场吸引，电子偏离原有方向后飞离核电场，从而完成一次电子与原子核的相互作用。在此过程中电子向外辐射电磁波而损失能量，电子的速度与方向发生改变，这种能量辐射称之为韧致辐射，也称为连续辐射；这种辐射所产生的X射线称之为连续X射线。主要用于医学X射线检查。

2. 特征放射

高速电子作用于靶物质原子核内层低能态电子，该电子被击脱形成空位，随后由外层高能态电子跃迁填补此空位。跃迁过程中，多余的能量以X射线光子的形式释放出来，因为跃迁释放的能量具有靶物质原子的特征，故称之为特性放射，也称为标识放射；放射所产生的X射线称之为特征X射线。主要用于物质结构的光谱分析。

（四）影响X射线产生和强度的因素

1. X射线强度

X射线强度指垂直于X射线束的单位面积上，在单位时间内通过的X射线光子数和能量的总和，即X射线束中的光子数乘以单个光子能量。实际应用中，常以量与质的乘积表示X射线强度。量指X射线束中的X射线光子数，质指单个X射线光子的能量的大小。

决定X射线的量多少的是管电流量（mAs），即曝光所用的管电流值与曝光时间的乘积。X射线的量越大，X射线束的总能量就越大。

决定X射线的质的是管电压（kV）。管电压值越大，单个X射线光子的能量就越大，X射线束的总能量也就越大。临床上常用“X射线的硬度”来描述X射线的质。

2. 影响连续X射线的因素

影响连续X射线的因素包括靶物质、管电流、管电压。

（1）靶物质　在一定的管电压和管电流条件下，连续X射线强度与靶物质的原子序数成正比。所以靶物质的原子序数越高，产生X射线效率越高，并最终决定连续X射线量的产生。

（2）管电流　连续X射线强度与管电流成正比。管电压一定时，管电流越大，说明撞击阳极靶面的电子数越多，撞击后产生的X射线光子数越多，由此产生的X射线强度也就越大。

（3）管电压　管电流一定时，连续X射线强度与管电压的n次方成正比。同时管电压越高，产生的X射线波长越短，X射线的强度越大。

3. 影响特征X射线的因素

高速电子必须具有能击脱内层电子的最低能量才可产生特征X射线。故特征X射线的强度与管电流成正比，并随管电压的升高而强度迅速增大。但其发生与否受制于管电压是否大于某系的最低激发电压。例如，钨靶X射线球管在70 kV以下时不会产生特征X射线。另外，靶物质的原子序数决定产生的X射线波长的性质。

（五）X射线与物质的相互作用

1. 光电效应

入射X射线光子与构成原子的内壳层轨道电子发生碰撞时，将其全部能量都传递给原子的壳层电子,原子中获得能量的电子摆脱原子核的束缚,成为自由电子(光电子),而X射线光子则被物质的原子吸收,这一过程称为光电效应,也可称光电吸收(图1-5)。

光子能量与电子结合能必须"接近相等"(稍大于)才容易产生光电效应。光子能量过大,反而会使光电作用的概率下降。实际上,光电效应大约和光子能量的三次方成反比。由于骨有效原子序数高于软组织的有效原子序数,按光电吸收与原子序数三次方成正比的关系,骨比软组织的光电吸收系数大。

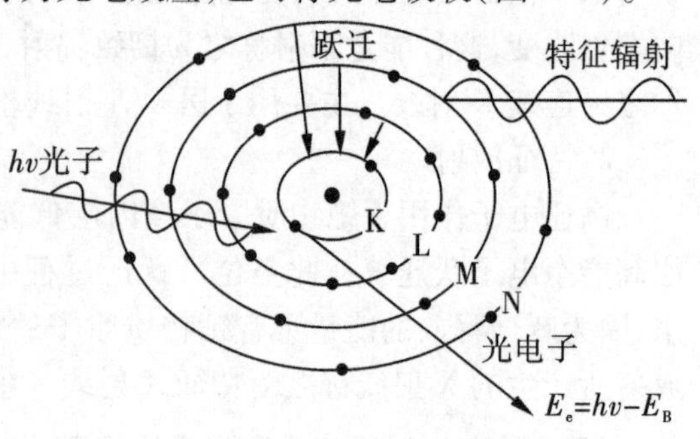

图1-5　光电效应示意图

由于光电效应发生概率和原子序数的三次方成正比,它说明X射线摄影中的3个实际问题:不同密度的物质能产生明显对比影像;密度的变化可明显地影响到摄影条件;要根据不同密度的物质,选择适当的射线能量。

光电效应在X射线摄影中的意义在于:光电效应不产生有效的散射,对胶片不产生灰雾;光电效应可增加射线对比度;在光电效应中,因为光子的能量全部被吸收,使患者接受的照射量比任何其他作用都多,为减少对患者的照射,在适当的情况下,要采用高能量的射线。

2. 康普顿效应

入射X射线光子与构成原子的外层轨道电子发生碰撞时,轨道上的电子从入射光子处获得部分能量脱离原子核的束缚,按一定方向射出,形成反冲电子;失去部分能量的X射线光子改变原先行进方向,从另一方向飞出,变成散射光子。如果X射线光子剩余能量足够多,还可以发生第二次甚至第三次碰撞。整个过程中总动量守恒。

在碰撞过程中,X射线光子失去部分能量改变行进方向而发生散射,波长随之变长,称之为康普顿效应,也可称康普顿散射。X射线光子入射和散射方向的夹角称为散射角,也称偏转角度。偏转角度越大,光子能量损失越大。X射线光子能量必须远大于电子结合能才可产生康普顿效应。康普顿效应的发生与物质原子序数、入射X射线光子波长成正比,与入射光子能量成反比(图1-6)。

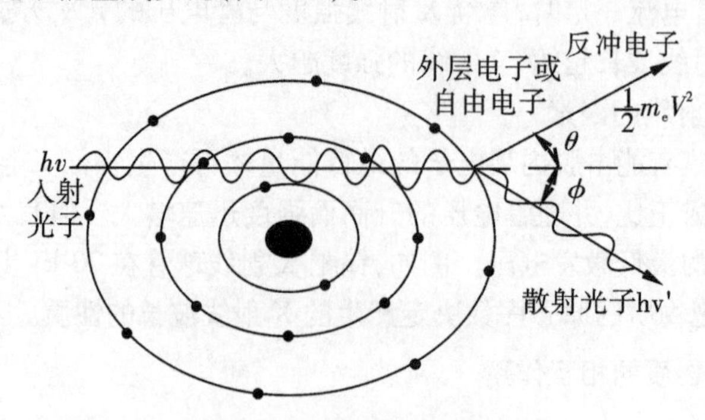

图1-6　康普顿效应示意图

X 射线摄影时的散射线几乎都来自康普顿散射,可使胶片产生灰雾。

3. 相干散射

相干散射是指入射 X 射线光子与原子内受核束缚较紧的电子(如内层电子)发生弹性碰撞作用,仅其运动方向改变而没有能量改变的散射,相干散射又称为弹性散射。当入射 X 射线光子能量不足以使原子电离也不足以使原子发生能级跃迁时,原子中的电子可能在入射 X 射线电场力(交变电场)的作用下围绕其平衡位置产生与入射 X 射线频率相一致的受迫振动,从而产生交变电磁场。如此,每个受迫振动的电子便成为新的电磁波源,向四周辐射与入射 X 射线相同频率的电磁波,即入射 X 射线被电子散射;相干散射实质上是在入射 X 射线作用下电子作为新的电磁波源产生的次级电磁辐射。在入射 X 射线作用下,因晶体中各个电子受迫振动产生的散射均与入射 X 射线具有确定的位相关系,故而各电子散射波间有可能产生相互干涉,所以称为相干散射。相干散射实际上就是 X 射线的折射,是唯一不产生电离的过程;发生概率与物质原子序数成正比,并随光子能量增大而急剧减少。

4. 电子对效应

当辐射光子能量足够高时,在它从原子核旁边经过时,在核库仑场作用下,辐射光子可能转化成一个正电子和一个负电子,这种过程称作电子对效应(图 1-7)。其发生与 X 射线光子能量的对数成正比,与单位体积内的原子个数成正比;与物质原子序数的平方成正比,故该作用对高能光子和高原子序数物质来说才显重要。电子对效应在常用 X 射线能量范围内发生概率低,在临床 X 射线诊断范围内不可能发生。

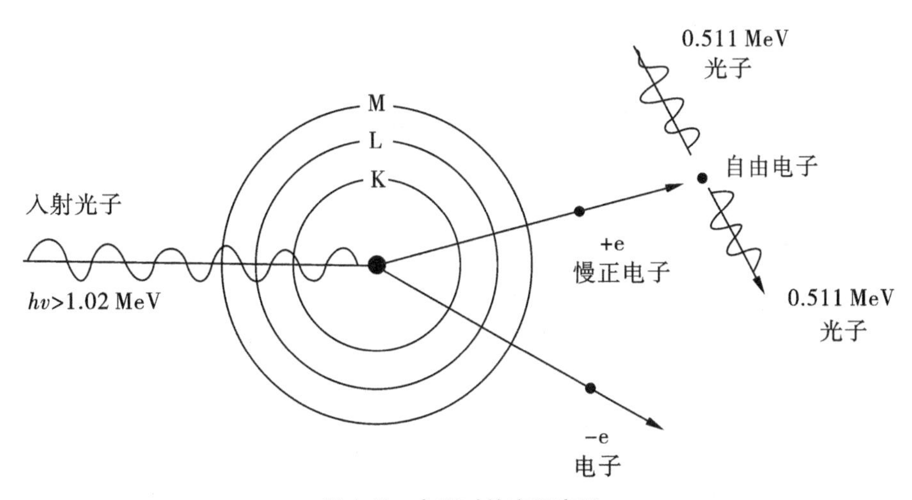

图 1-7　电子对效应示意图

5. 光核反应

用光子轰击原子核引起的核反应,可从原子核内击出数量不等中子、质子和 γ 光子。

综上所述,X 射线与物质的相互作用包括光电效应、康普顿散射、电子对效应三个主要形式和相干散射、光核反应两个次要形式。在诊断 X 射线能量范围内,只能发生光电效应、康普顿散射和相干散射,电子对效应、光核反应不可能发生。例如,在 20 ~ 100 keV

诊断X射线能量范围内,只有光电效应、康普顿散射是最主要的,相干散射占比例很小;在低能X射线范围内,各种物质均以光电效应为主;对造影剂(碘剂和钡剂),在整个诊断X射线能量范围内,光电效应始终占绝对优势(图1-8)。

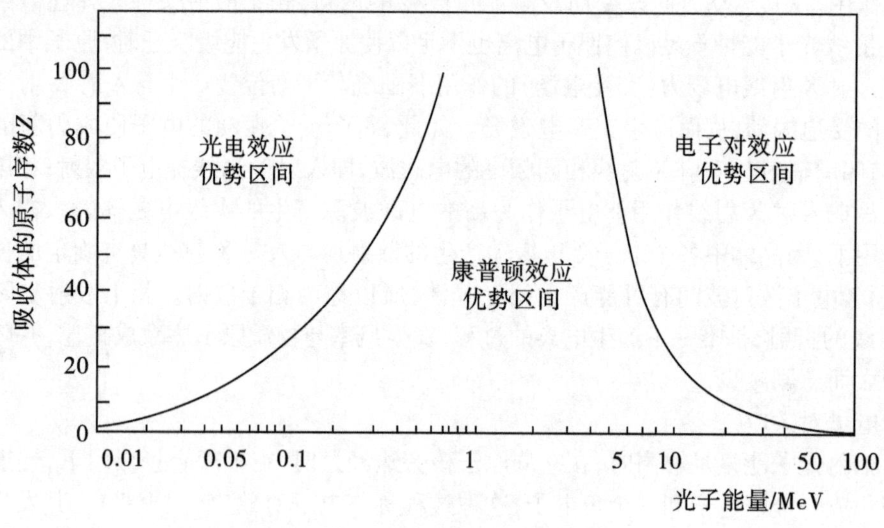

图1-8 三种主要效应的优势空间

(六)X射线的吸收与衰减

1. 距离的衰减

距离的衰减也称扩散衰减,是指X射线在真空中进行传播时,其强度与距离的平方成反比,这一规律称射线强度衰减的平方反比法则。在空气中,一般忽略空气对X射线的衰减。

2. 物质吸收的衰减

指X射线穿过物质时,X射线光子与物质原子发生光电效应(X射线光子被吸收)、康普顿散射(X射线光子被散射)等作用,而发生在入射方向上的X射线强度的衰减。其衰减规律是进行X射线透视和摄影、造影、CT检查、放射治疗的基本依据,也是进行屏蔽防护的根据。

3. 人体对X射线的衰减

X射线通过人体时,主要通过光电效应、康普顿散射两种作用形式使其衰减,但同时也增加了对X射线的吸收,故长期照射X射线势必会引起辐射损伤。物质的原子序数高、密度大,吸收的X射线就多,从而造成X射线衰减程度大,穿透力减弱。所以人体组织对X射线衰减程度各有不同,按骨骼、肌肉、脂肪、空气依次减小。正是由于人体各组织对X射线的衰减存在差别,才会使X射线影像呈现不同程度的对比度。

4. 影响X射线衰减的因素

射线能量越高,衰减越小;原子序数越高的物质,吸收的X射线也越多;密度越大的物质,对X射线衰减能力越强;每克电子数越多的物质更容易衰减X射线。

但需注意,对低原子序数物质,当X射线能量增加时,透过量增加,而衰减减少;对高

原子序数物质，当X射线能量增加时，透过量有可能减少。这是因为诊断用的X射线是由高低不同能量混杂在一起的X束；即使X射线能量增加，但当通过高原子序数物质时，如若大量低能量X射线被吸收掉，则会导致总透过量减少，这称为“X射线的硬化”。

（徐　赞　徐耀琳）

第二节　X射线管焦点及线量分布

链接1-2 X射线管焦点及线量分布

在X射线成像系统中，X射线管焦点是X射线的发生区域，与成像系统的成像性能密切相关，是影响X射线成像质量的因素之一。因此，实际工作中对X射线管的要求比较严格。X射线管焦点的大小、形状及线量是X射线管焦点成像性能的主要参量之一。焦点的大小与X射线机、焦点的投影方位及使用的曝光条件等因素有关。

一、实际焦点

实际焦点指阴极灯丝发射的电子经聚焦后在阳极靶面上的瞬间轰击面积。通电后，阴极灯丝发射出的电子，在高压电场的作用下会高速撞向阳极靶面；在此过程中，因电子之间存在库仑力，可以相互排斥而产生扩散，导致最终撞击到阳极靶面的焦点面积过大。为了解决这一问题，目前医学诊断用的X射线管的灯丝被制成螺管状，并将其放置于聚焦槽内；由于聚焦槽的作用，可使电子在撞击到阳极靶面前先有一定程度的聚集，从而缩小撞击面积。因为阴极灯丝呈螺管状，具有一定的长度和宽度，故电子撞击到阳极靶面上的撞击面大致呈矩形。实际焦点的面积与X射线管的功率成正比，其大小取决于聚焦槽的形状、宽度以及灯丝在聚焦槽内的深度。阳极受轰击的靶面积越大，实际焦点就越大，可承受的功率会相应增加，X射线管的容量就越大，曝光时间可以缩短，但会降低图像清晰度（图1-9）。

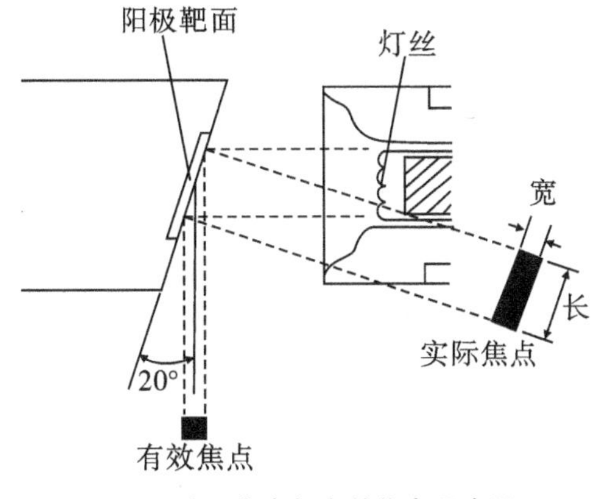

图1-9　实际焦点与有效焦点示意图

二、主焦点与副焦点

阴极灯丝在聚焦槽内的位置，对阴极电子流的运动以及焦点的形成有着重要作用。从灯丝正面发射出的电子先发散后会聚撞击阳极靶面形成主焦点；从灯丝侧面发射的电子先发散后会聚再发散撞击阳极靶面形成副焦点；主焦点和副焦点共同形成实际焦点（图1-10）。当灯丝在聚焦槽内的深度越深、聚焦槽的宽度越小时聚焦作用越大，即灯丝深度大，主焦点变小，副焦点变大。理想的副焦点是处于主焦点内侧，此时热量容易被分散，焦点大小变化不大。

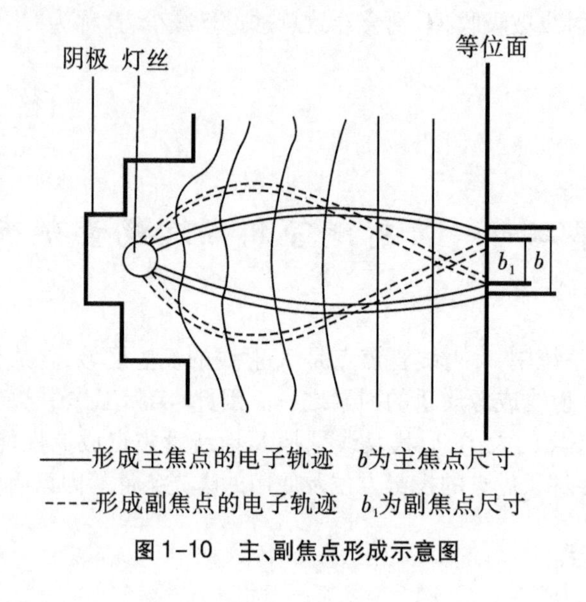

图 1-10 主、副焦点形成示意图

三、有效焦点

电子束轰击阳极靶上的实际面积为 X 射线管的实际焦点。在 X 射线管中，阳极靶面具有一定的倾斜角度，其与 X 射线管长轴的垂直面所构成的夹角称为阳极倾角，用 α 表示，一般为 17°～20°。这样就导致实际焦点在不同方位上有大小不等的多个投影，这些投影广义上统称为有效焦点，并且面积大小不一致。为了更方便地描述 X 射线管焦点的成像性能，通常以实际焦点在所激发的射线束中心方向(即垂直于 X 射线管轴线方向)的投影面积称为 X 射线管的有效焦点，也称标称焦点，其形状也略成矩形，面积大小可用 $a \times b \sin \alpha$ 来表示。有效焦点的平面可认为在 X 射线管的轴线上，它是影响 X 射线质量的因素，直接影响 X 射线照片影像的清晰度，焦点越大，获得影像的半影越大，影像模糊度越大。因此 X 射线机说明书或检测规程上所说的焦点(或称作射源尺寸)都是指有效焦点。X 射线管焦点的形状和尺寸取决于灯丝的形状、尺寸、安装位置以及阳极靶面的倾斜角度。

四、焦点大小与成像质量

X 射线成像中，为减少几何模糊而获得清晰的影像，要求有效焦点越小越好。有效焦点尺寸越小，影像清晰度就越高。减小有效焦点面积可以通过减小阳极倾角来实现；但阳极倾角太小，由于 X 射线辐射强度分布的变化，投照方向的 X 射线量将大大减少，图像质量也随之下降。

当焦点为点光源时，影像的边界分明，几何模糊度小，影像清晰度高(图 1-11)；焦点越大，影像边界上的半影也越大，几何模糊度大，影像清晰度降低(图 1-12)。减小有效焦点，势必会减小实际焦点，X 射线管的功率也随之较小；想要达到理想影像效果，就需

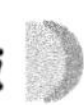

要增加曝光时间，这样导致检查时间延长，从而容易出现运动模糊。

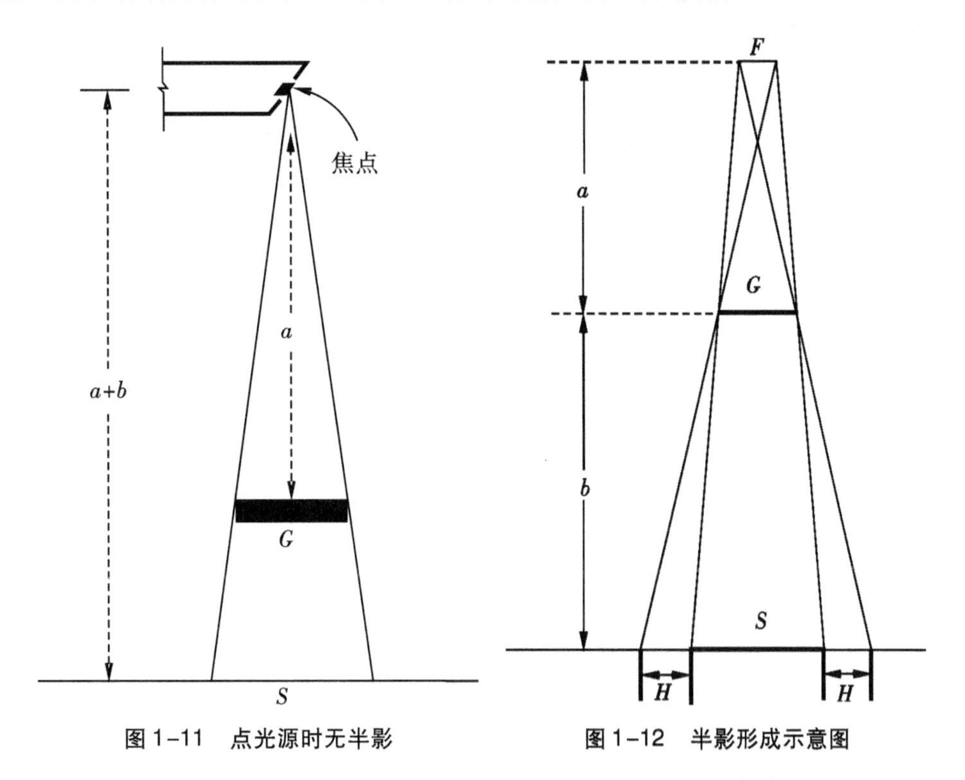

图 1-11　点光源时无半影　　图 1-12　半影形成示意图

由此可见，减小焦点面积以减小几何模糊、改善影像清晰度和增大 X 射线管的功率以缩短曝光时间、减小运动模糊是一对矛盾。固定阳极 X 射线管采用双焦点的方法来折中几何模糊和运动模糊之间的矛盾；另一更有效的方法是采用旋转阳极 X 射线管。

五、有效焦点标称值

1982 年，国际电工委员会（IEC）336 号出版物上阐述了用无量纲的数字（如 1.0、0.3、0.1 等）来表示有效焦点的大小，此数字称为有效焦点标称值。是在规定条件下测量的与 X 射线管有效焦点有特定比例的无量纲的数字，其值是指有效焦点或实际焦点宽度上的尺寸，大小可以测试。另外，由于焦点面上的线量分布不均匀，故在描述焦点成像性能时又用"等效焦点"来描述。

六、焦点的线量分布

（一）焦点面上的线量分布

从焦点像上可以看出焦点面上的密度分布是不均匀的：沿焦点宽方向（X 射线管短轴方向）用密度计扫描得出两端密度高、中间密度低的双峰分布曲线（图 1-13），说明焦点宽方面上的线量分布是中间少、两边高的双峰形。沿焦点长方向（X 射线管长轴方向）用密度计扫描得出两端密度低、中间密度高的单峰分布曲线（图 1-14）。由上述可知，焦点面上的线量分布是不均匀的。在同样焦点尺寸的情况下，焦点中央辐射强度越强，其影像分辨力越高，故线量呈单峰分布的焦点成像质量最好；其次为矩形分布，最差为双峰分布。

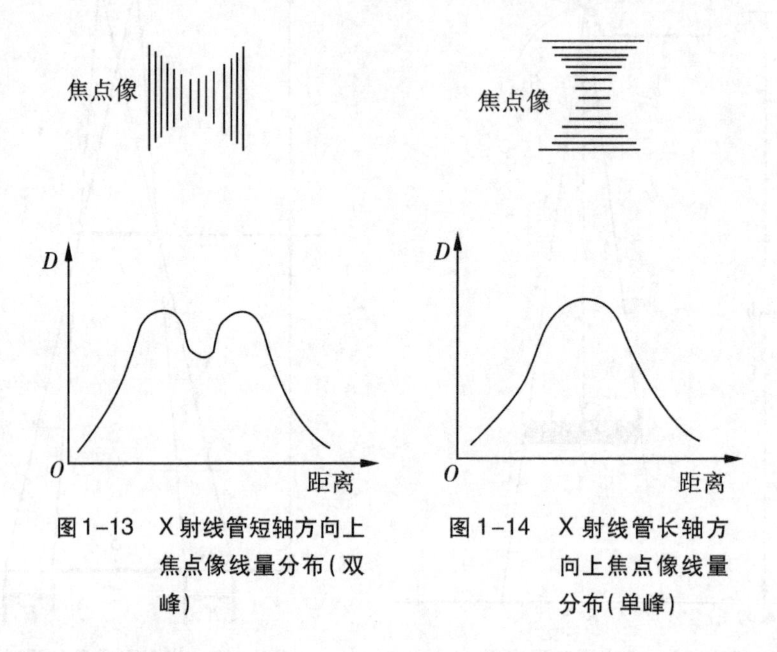

图1-13 X射线管短轴方向上焦点像线量分布(双峰)

图1-14 X射线管长轴方向上焦点像线量分布(单峰)

(二)焦点的方位特性

X射线管阳极靶面上产生的X射线，原本是按一定规律向各个方向发射，但由于阳极结构的自身吸收以及X射线套管和窗口的限制，所以X射线管发出的X射线实际上是以阳极靶面的实际焦点为锥尖的锥形射线束(图1-15)。

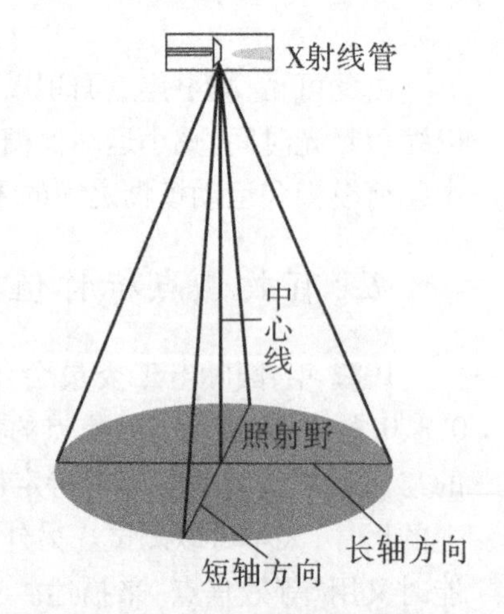

图1-15 摄影用X射线束示意图

在X射线照射野内，用一块厚为1.0 mm的铅板，在上面加工几排平行的针孔，并将此铅板放置于焦点和胶片正中。然后用适当的条件曝光，便可得到一张多个焦点针孔像的照片。通过观察可知，在平行于X射线管的长轴方向的照射野内，近阳极侧有效焦点小，近阴极侧有效焦点大，这一现象被称为焦点的方位特性。在短轴方向上观察，有效焦点的大小对称相等(图1-16)。

另外，若投影方向偏离管轴线和电子入射方向组成的平面，有效焦点的形状还会出现失真。因此，使用时应注意保持实际焦点中心、X射线输出窗中心与投影中心三点一线，即X射线中心线应垂直对准影像中心。

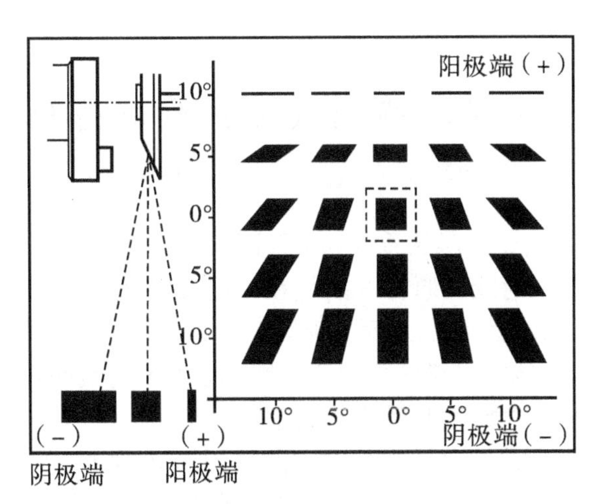

图 1-16　焦点的方位特性示意图

（三）焦点的阳极效应

当阳极倾角约为20°时，进行 X 射线量的测定，其结果是在平行于 X 射线管的长轴方向上，近阳极侧 X 射线量少，近阴极侧的 X 射线量多，最大值在 110°处，分布是非对称性的（图 1-17）。这一现象被称为 X 射线管的阳极效应。在 X 射线管的短轴方向上，X 射线量的分布基本上是对称相等（图 1-18）。

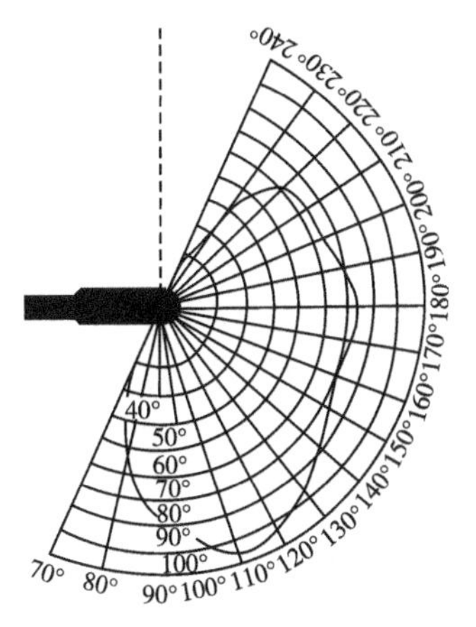

图 1-17　X 射线量的空间分布（长轴）

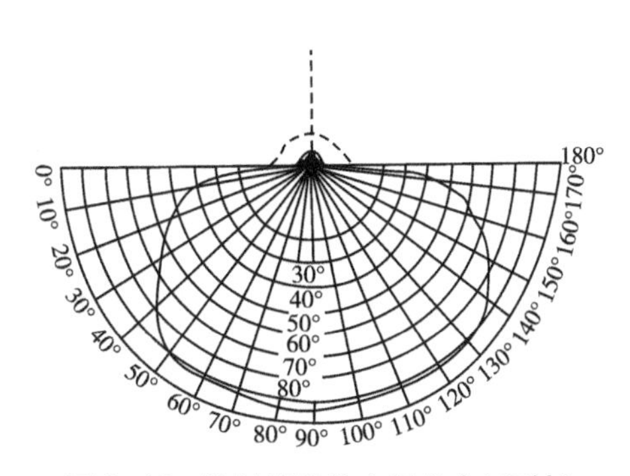

图 1-18　X 射线量的空间分布（短轴）

因此，临床摄影时应将厚度大、密度高的肢体组织放在 X 射线管阴极侧，而需重点观察的细微结构组织及厚度小的部位应放于阳极侧。

（徐　赞　徐耀琳）

链接 1-3
散射线的产生及消除

第三节　散射线的产生及消除

散射线是影响X射线照片影像质量的重要因素之一。通常把穿过人体时离开原发射线方向的辐射统称为散射线。原发X射线在穿过人体时由于会出现光电效应和康普顿效应,导致能量减低和发生反射,从而出现散射线。本质上散射线可以看作方向不定、能量较低的二次射线。如果这些散射线到达胶片,将使X射线照片灰雾增加,对比度受损,影像模糊,从而减少X射线照片的诊断价值。

通过人体的原发X射线99%会被吸收和散射,仅有不到1%的原发X射线带着人体内部组织信息到达胶片,从而形成影像。因此在实际拍摄中要尽量消除或抑制散射线的发生,以获得质量良好的X射线照片。

一、散射线的产生

经X射线球管发射出的原发X射线在透过人体时,一部分穿过人体各组织到达胶片,另一部分和组织产生光电效应和康普顿效应,被吸收和反射:①产生光电效应的X射线全部消耗在人体内,完全被人体吸收;②产生康普顿效应的X射线,一部分消耗在体内,一部分则成为散射线(图1-19)。

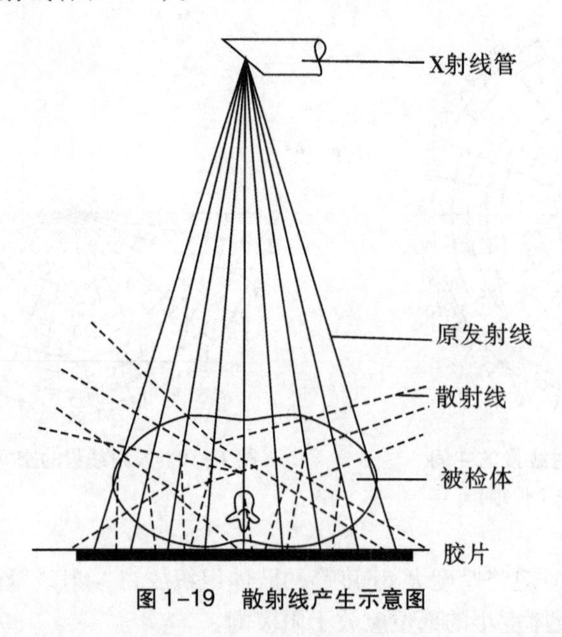

图1-19　散射线产生示意图

另外,X射线照射到暗盒、摄影台、建筑物等周边物体上时,也会产生散射线;并且X射线焦点外也会产生X射线,其射线能量与方向同散射线相似,有实验证明,焦点外X射线对照片质量的影响与散射线相同,所以也应当做散射线处理。

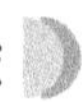

由于散射线产生后发射方向与主射线不一致,可向四周散乱发射,若防护不到位,可对周围环境和他人产生不可估量的后果。所以,我们应当想办法消除或抑制散射线的发生。

二、散射线含有率

透过人体组织最终到达胶片的 X 射线量包括两部分:被人体组织吸收减弱的原发 X 射线和同方向的散射线。其中散射线占作用于胶片上全部射线量的比率称为散射线含有率。

散射线含有率与原发射线和受检体有关,其产生和影响因素如下。

(一)照射野面积

照射野面积的大小是产生散射线的重要因素,与 X 射线照片影像密度、对比度有很重要的关系。一个小的照射野只照射一小块组织,只产生少量的散射光子,且可产生很大的逸出角,故大部分不能到达胶片,对照片影像影响小。随着照射野的增大,散射线也会大幅度增多。当照射野面积小于 2 cm×2 cm 时,散射线很少;当照射野面积达到 30 cm ×30 cm 时,散射线可达饱和。照射野增大了,大量的焦点外射线就会到达胶片,使照片对比度明显降低,出现模糊现象,致使照片影像细微结构无法清晰显示,从而干扰临床诊断。因此,在临床进行摄影时应最大限度缩小照射野面积;可使照射野面积比检查部位稍大或与胶片等大。

(二)管电压

在低电压摄影时,X 射线与被照物体之间相互作用形式以光电效应为主,原发 X 射线可完全被人体吸收,几乎不产生散射线,对照片影像也不产生影响。随着管电压的增加,X 射线与被照物体之间相互作用形式由光电效应逐渐转为康普顿效应,散射线也随之增加;并且由于原发射线的能量增加,导致散射光子的散射角变小,与直进形成影像的原发射线靠得很近,增加了到达胶片形成灰雾的概率。所以我们在进行人体各部 X 射线摄影时,不能随意增加管电压,以减少散射线的产生。但当管电压在 80 ~ 90 kV 及以上时,散射线的增加趋向平缓(图 1-20)。

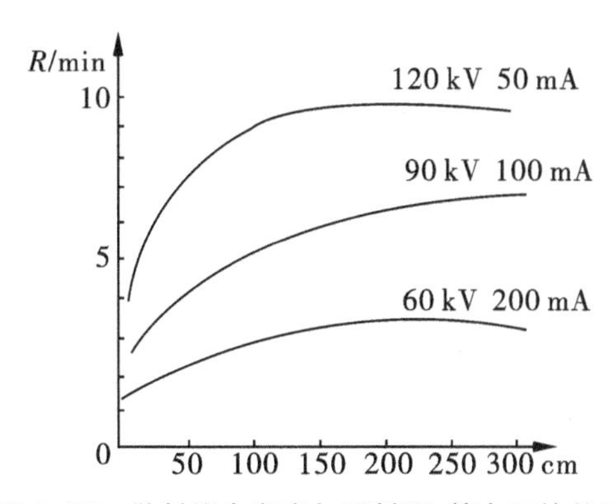

图 1-20　散射线含有率与照射野、管电压的关系

(三)被检体厚度

在管电压和照射野面积不变的条件下,被照体厚度增加,散射线也可大幅度增加。相同条件下,体模 15 cm 厚度的散射线比体模 5 cm 厚度时增加了近 1 倍;厚度在 15 cm 以下时,散射线趋于平稳;厚度在 15 cm 以上时,虽然散射线仍会增加,但每发生一次散射,X 射线能量均会有所丢失。所以当被检体厚度超过 15 cm 以上时,上层组织中产生的散射线因为能量的减少而被下层组织吸收,从而不能穿过人体到达胶片。此时,可以认为散射线不再增加(图 1-21)。被检体厚度产生的散射线对照片的影响,要比管电压产生的影响大。但是人体拍摄部位的厚度我们无法控制,所以只有想办法消除或抑制散射线。

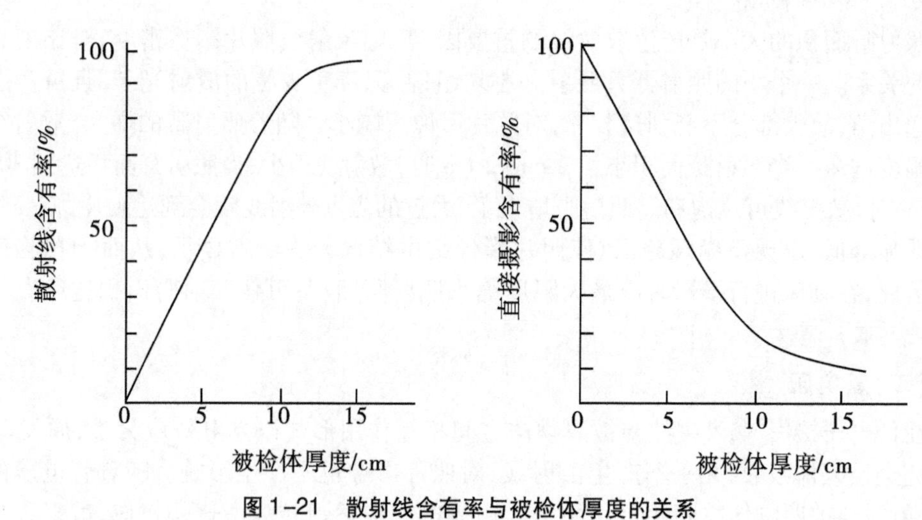

图 1-21　散射线含有率与被检体厚度的关系

三、散射线的抑制和消除

(一)散射线的抑制

1. 遮线器(缩光器)

遮线器是一个安装在 X 射线管窗口上,具有调节有用射线束矩形照射野大小的装置;通常以铅板为材料制成两组相互垂直的叶片。主要通过控制照射野的大小减少散射线;通过调节装置调节叶片的开闭而调节照射野面积,以适应不同的待检部位。每个叶片的防护能力至少不低于 2 mm 铅当量。

2. 滤过板

将适当厚度的金属薄板(如铝板、铜板等)置于 X 射线管窗口处,过滤吸收原发射线中波长较长的软射线和焦点外射线,同时也可减少射线对患者的辐射强度。

(二)散射线的消除

1. 空气间隙法

空气间隙法也称格罗德尔法,是利用 X 射线衰减与距离平方成反比的规律以及空气可吸收能量较低的 X 射线特点,从而减少到达胶片散射线量的方法。具体方法是将胶片放置于比普通投照位置稍远的位置，这样主射线和散射线到达胶片的距离就都增加了。由于主射线是以直线射入胶片，而散射线以一定角度射入胶片，所以散射线射入胶片增加的距离多，被空气衰减的就要多；同时距离的增加，一部分与原发射线成角较大的散射线偏出胶片以外，无法到达胶片（图 1-22）。这样，最终到达胶片的散射线总量就比主射线总量少，对照片影像影响也随之降低。

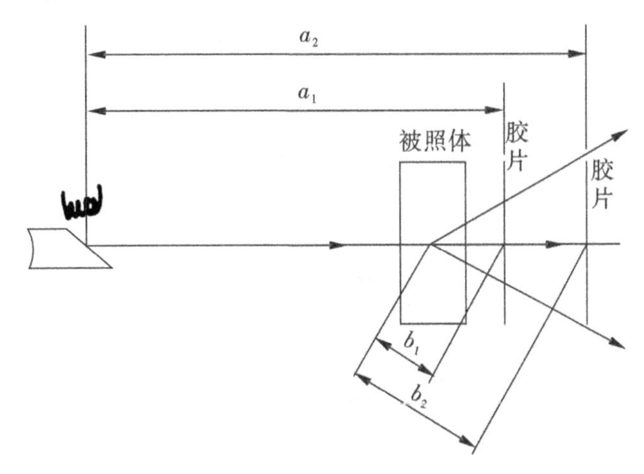

图 1-22　空气间隙法原理示意图

但因为空气间隙法的目的是消除散射线，需要增加肢体与胶片的距离；但肢-片距增加的同时也增加了照片的几何模糊，因而有必要增加焦-片距来弥补。这样就要求有大功率 X 射线球管和大面积摄影室，这在一定程度上会带来不便。

使用空气间隙法时应注意：①肢-片距一般为 15 ~30 cm，超过 30 cm 时，影像几何学模糊过大，影像难以辨认，同时原发射线也随之减弱；②此方法多用于管电压不超过 100 kV的 X 射线摄影；③照射野面积不宜过大。

2. 滤线栅法

滤线栅法是直接吸收消除散射线最有效的方法。滤线栅是将许多薄铅条（一般厚 0.05 ~0.1 mm）互相平行或按一定斜率排列固定起来的装置。铅条之间填充有易透过 X 射线的低密度物质（厚 0.15 ~0.35 mm 的铝或有机化合物），两面再附加铝板或合成树脂板起支撑和保护作用（图 1-23）。

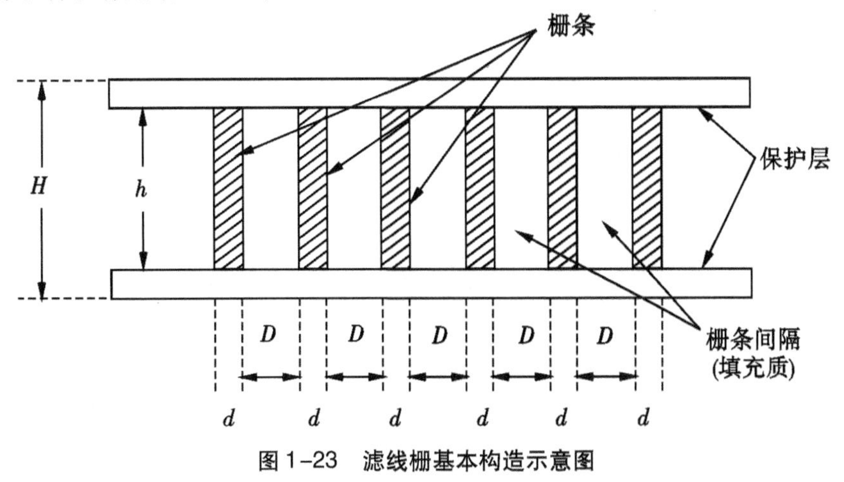

图 1-23　滤线栅基本构造示意图

(1)滤线栅的分类　按结构特点分为聚焦式、平行式和交叉式;按运动与否分为静止式和运动式。

1)聚焦式滤线栅　铅条以一定斜率排列,半径相同,沿铅条倾斜方向延长可聚焦于空间的一条直线上;此直线到滤线栅的垂直距离称为栅焦距(f_0)(图1-24)。

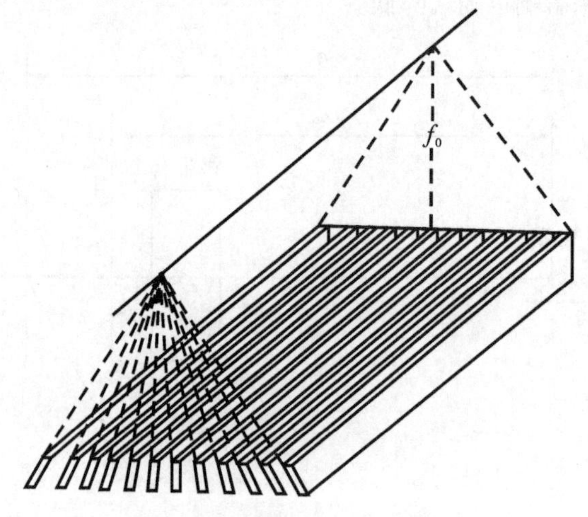

图1-24　聚焦式滤线栅示意图

X射线管至此滤线栅的距离应与栅焦距相近;距离过大时,滤线栅边缘的X射线入射角与滤线栅铅条倾斜角不一致,会被大量吸收,导致照片边缘密度降低。

2)平行式滤线栅　铅条纵轴相互平行排列(图1-25),并且铅条长轴与摄影床长轴平行,以便X射线管沿栅纵轴方向改变倾斜角度,使原发射线能够通过滤线栅。

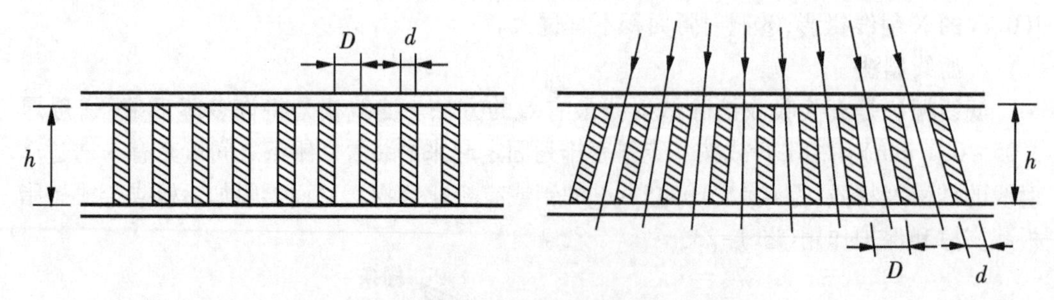

图1-25　聚焦式、平行式滤线栅结构示意图

3)交互式滤线栅　铅条相互垂直或斜交叉组成网格状。所以实际摄影当需要倾斜X射线管时,倾斜方向要与铅条纵向排列方向平行,否则X射线可与铅条成角而被大量吸收;X射线管焦点要对准滤线栅中心线,左右偏移不超过3 cm,否则也会造成相同效果。如若要求去散射率高时,可选用栅比大的或交互式滤线栅。

4)静止式、运动式滤线栅　静止式滤线栅在曝光过程中保持不动,会在照片上留下细小的铅条影。运动式滤线栅因与机械振动结构连接在一起,曝光时可减少铅条影像对

照片的影响，但会产生运动模糊。

（2）滤线栅的特性　滤线栅有很多特性，其中与摄影相关的有：

1）栅比（R）　指铅条高度 h 与相邻两铅条间距 D 的比值。栅比值代表了滤线栅消除散射线的能力，栅比值越大其消除散射线能力越强。常用到的栅比值有 8∶1、12∶1、16∶1、32∶1 等多种。

2）滤线栅焦距（f_0）　指聚焦滤线栅的倾斜铅条会聚于空中一直线到滤线栅板平面的垂直距离。X 射线摄影时，在聚焦式滤线栅有效面积边缘处，原发射线透射值在聚焦距离上的 60%（满足临床需要的 X 射线照片）时，允许焦点距离聚焦入射面的最低 f_1 和最高 f_2 的范围。此范围随栅比的增加而缩小。

3）滤线栅的曝光倍数（B）　指在照片上获得同一密度时，不用滤线栅与用滤线栅所需 X 射线强度的比值。曝光倍数越大滤线栅性能越好，但所需曝光量增加，患者接收到的 X 射线量也随之增加。B 值一般是在 2～6，而且进行 X 射线摄影时，肢体厚度一般超过 15 cm 就要使用滤线栅。

（3）滤线栅工作原理　摄影时，将滤线栅置于胶片与机体之间，X 射线中心线对准滤线栅中心，焦点至滤线栅的距离与栅焦距相等。这样，从 X 射线管发出的原发射线与滤线栅的铅条平行，大部分穿过铅条间隙到达胶片，小部分照射到铅条上被吸收（图 1-26）。散射线因与铅条成角度而不能通过铅条间隙，故绝大部分被铅条吸收，从而大大减少胶片上所接收的散射线，改善了影像的对比度，提高了 X 射线胶片的成像质量，减少了对人体的辐射损害。

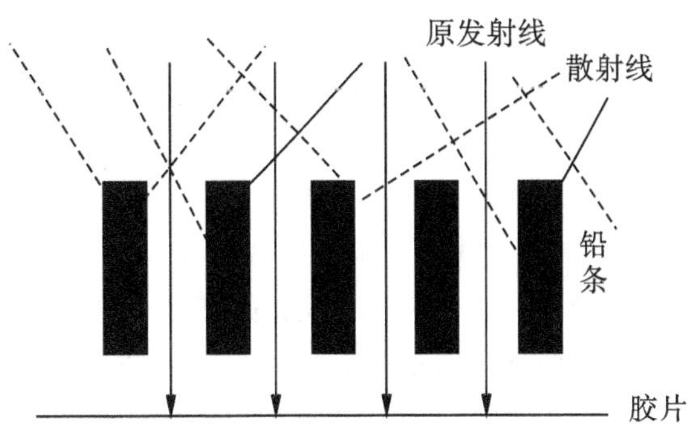

图 1-26　滤线栅工作原理示意图

（4）滤线栅的切割效应　即滤线栅铅条对 X 射线原射线的吸收作用。滤线栅切割效应的产生主要有以下 4 种情况（图 1-27）。

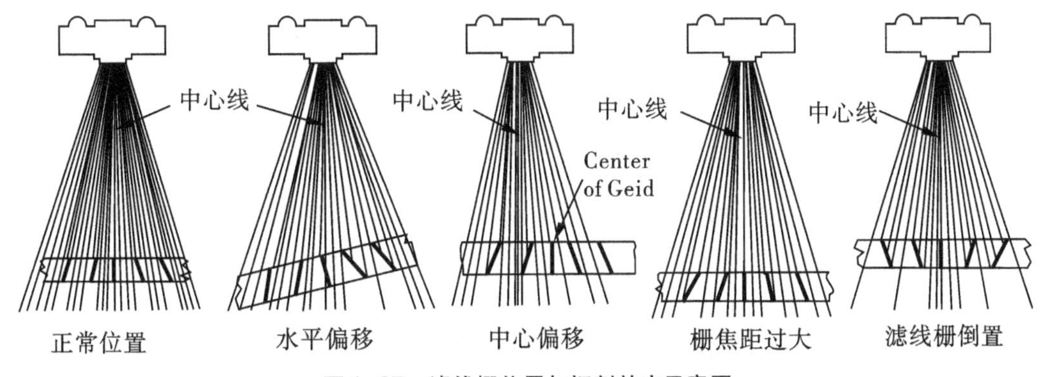

图 1-27　滤线栅位置与切割效应示意图

1)聚焦式滤线栅倒置使用　表现为照片图像中央密度大、四周密度小的不均匀现象。

2)侧向倾斜或侧向偏离滤线栅　包括两种情况:一是摄影距离与栅焦距一致,但X射线管向一侧偏离了聚焦线;二是摄影距离与焦栅距一致,但栅平面不与X射线束垂直,向一侧倾斜了一定角度。这样栅铅条切割不等量的原发射线,可产生一个密度不均匀下降的影像。一般从照片上很难辨认出来,可误认为是X射线摄影条件不足所致。

3)上、下偏离栅焦距　X射线管对准栅中心,但栅焦距过大或过小,使X射线管焦点位于聚焦线以上或以下,分别称为远栅焦距离和近栅焦距离。若偏离距离相等时,近栅焦距离切割效应造成的原发射线的损失大于远栅焦距离引起的损失。两者均可使图像影像密度均匀降低。

4)双重偏离　侧向偏离及上下偏离栅焦距同时发生,双重偏离可造成胶片不均匀照射,照片影像密度一边高一边低。特别是在肺部摄影时易误认为是肺部病变,需警惕。

产生双重偏离的原因比较复杂。主要是因为长期使用的X射线机的悬吊球管的机械臂变形,导致球管中心线不与滤线栅平面垂直而导致。解决办法是平常使用机器动作要清,打开移动开关后再移动球管延长机械臂变形时间。一旦发生双重偏离,应及时更换机械臂或重新调整球管角度,保持X射线中心线束与滤线栅平面垂直。

(5)滤线栅使用注意事项

1)聚焦式滤线栅不能反置使用。

2)X射线中心线要对准滤线栅中线,左右偏差不超过3 cm。

3)倾斜X射线管时,倾斜方向只能与铅条排列方向平行。

4)使用聚焦式滤线栅时,焦点至滤线栅的距离要在允许的焦距范围$f_1 \sim f_2$内。

5)使用调速运动滤线栅时,要调好与曝光时间相适应的运动速度,一般运动时间应长于曝光时间的1/5。

(徐　赞　徐耀琳)

第四节　X射线照片影像的模糊及影响因素

链接1-4
X射线照片影像的模糊及影响因素

在X射线成像过程中,由于被检体本身以及摄影技术等因素,X射线照片可出现模糊现象。其中由于被检体而产生的吸收性模糊及病理性因素而产生的模糊称之为非技术性模糊;由于X射线检查设备及摄影技术等引起的模糊为技术性模糊。X射线照片出现模糊会影响影像结构细节的显示,给临床诊断带来不便,可导致漏诊及误诊。

模糊现象尤其是非技术性模糊在临床实际工作中是无法完全避免的,但应尽可能减少技术性模糊。例如通过缩短曝光时间、固定被检部位、减小肢-片距、控制照片斑点等相应措施,均可降低技术性模糊对照片影像清晰显示的影响。

一、模糊的定义

X 射线照片上相邻两个组织的影像结构轮廓边界不清晰均称为模糊。它表示从一种组织影像密度过渡到相邻的另一种组织影像密度的移行幅度,其移行幅度的大小称为模糊度(H)。当模糊度超过 0.2 mm 时,人眼就会感到影像出现模糊。模糊值越大,表示两密度移行幅度越大,其边缘越模糊(图 1-28)。

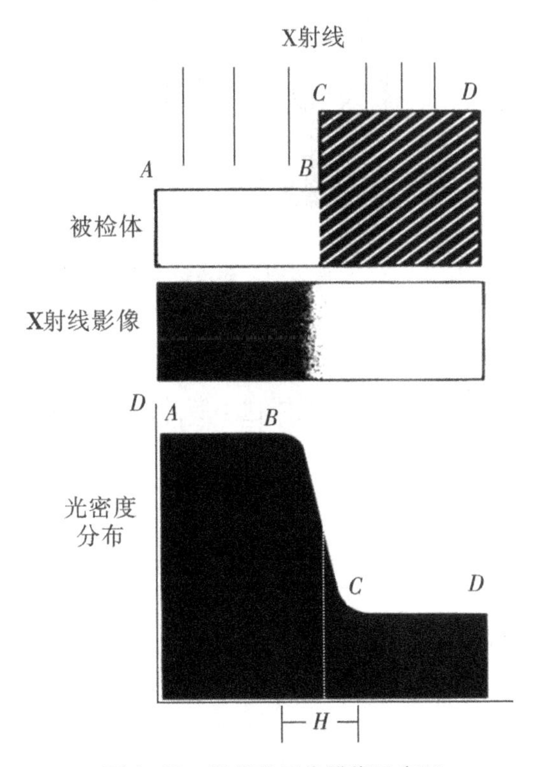

图 1-28　X 射线影像模糊示意图

模糊以及模糊度的反义词是锐利及锐利度(S),指 X 射线照片中相邻两种组织影像边缘的清晰及清晰程度。锐利度是建立在影像对比度基础上的,与对比度成正比,而对比度可以用相邻两种组织的密度差(K)来表示。例如有密度值为 D_1 和 D_2 的相邻两个组织,其密度差为 K,从 D_1 到 D_2 的移行距离为 H,则锐利度为

$$S=\frac{D_2-D_1}{H}=\frac{K}{H} \tag{1-1}$$

理论上讲,当 H 值一定时,K 值增大,锐利度增加;若 K 值一定,H 减小时,锐利度也增加(图 1-29)。但有时在实际观看影像照片时往往感觉并非如此。例如,当 H 和 K 值都相应增大时,S 值虽不变,人眼却感到锐利度下降;又如,当 H 值趋向于 0 时,不管 K 值如何小,S 值都应无限大,影像应该非常锐利,但此时人眼却感觉模糊。可见主观感觉的锐利度与理论上计算的锐利度并不完全吻合。

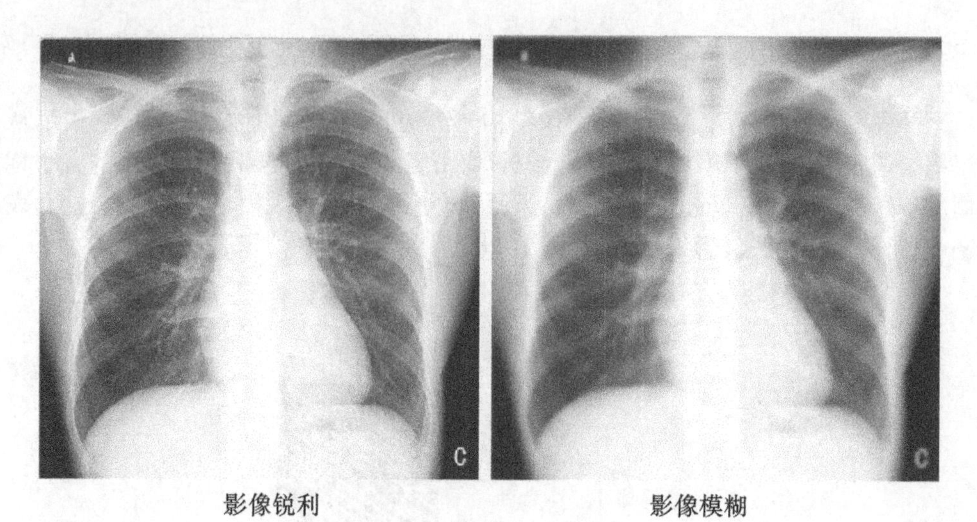

图 1-29　影像锐利度和模糊度示意图

当照片影像模糊值小于物体长度时，照片对比度尚能辨认，随着 H 值的增大，则照片对比度随之减小，照片模糊。因此，当被照体越小照片对比度越低时，被照体影像往往锐利度越差，影像很难显示。

二、影响照片模糊的因素

(一) 非技术性模糊

1. 被检体吸收性模糊

被检体吸收性模糊也称为物体吸收性模糊，主要是由于物体厚度的移行或边缘不锐利，造成物体边缘吸收的 X 射线量逐渐减少，边缘对比度也随之逐渐移行，最终物体边缘影像出现模糊(图 1-30)。也就是说，X 射线通过物体边缘时，其吸收是逐渐变化的。例如有三个同物质组成、同厚度的圆锥体、正方体、球体物体，在同等摄影条件下，接受同等高度的 X 射线光源照射：圆锥体的边缘与 X 射线平行，边缘吸收模糊度很小，影像边缘锐利度最高；正方体对 X 射线的吸收沿外缘逐渐改变，外上角吸收 X 射线少，向内侧逐渐增多，下角吸收最多；球体中心吸收 X 射线最多，向两侧逐渐减少，因而影像密度是逐渐变化的，影像边界模糊不清(图 1-30)。所以，判断组织边缘是锐利还是模糊，可以观察组织密度的转变是明确的还是逐渐的变化，明确就是锐利度高，逐渐就是锐利度低。

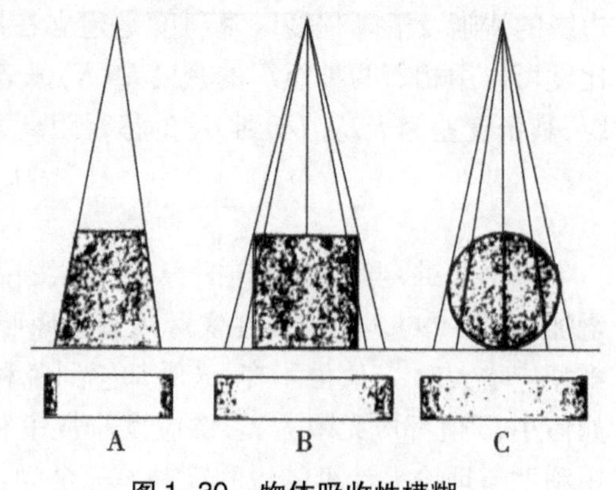

图 1-30　物体吸收性模糊

2. 病理性模糊

病理性模糊由于病理因素改变了被检

者肢体对 X 射线的吸收能力，造成肢体边缘对比度下降，使影像模糊。但此类模糊往往带有进行 X 射线诊断的信息（图 1-31）。如图1-31，右侧肋膈角模糊不清乃至消失，结合病史病情，可诊断为胸膜腔积液。

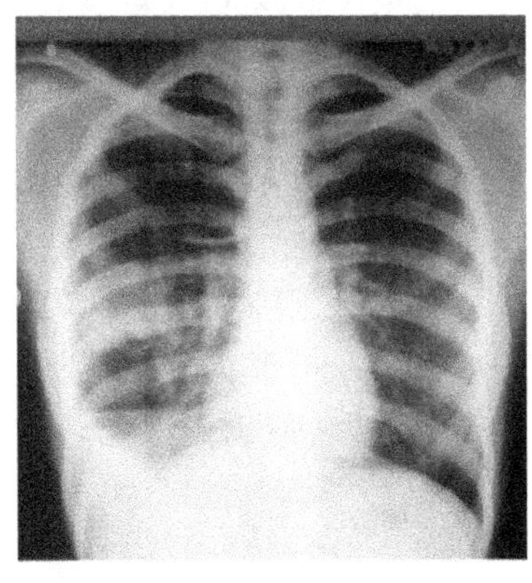

图 1-31　右侧胸膜腔积液

（二）技术性模糊

技术性模糊是指在摄影过程中由摄影设备或摄影操作技术而引起的影像模糊。此类原因可较为显著引起照片影像出现模糊，故对技术性原因引起模糊者，应作全面正确的分析，并采取有效措施来预防、降低影像模糊，提高照片质量。

1. 焦点几何学模糊

如果 X 射线管光源是一个点光源，那么在肢-片距不为零时，其发射的光束呈放射状，对组织仅有放大效果而不会导致影像模糊。但实际上，X 射线管光源是一个随着球管容量的改变而具有一定面积的发光源。因此，被照体在经 X 射线照射后所形成影像，必然由于几何学投影原因而形成半影（H），即几何学模糊。所以，凡经过 X 射线照射而形成的影像，都是由被照体本影（S）和半影共同构成的，而由于半影的存在会造成影像模糊（图 1-32）。

半影的产生取决于 X 射线管焦点的尺寸、肢-片距以及焦-片距三大要素，其大小（即模糊程度）为

$$H=F\cdot\frac{b}{a} \tag{1-2}$$

式中，F 表示 X 射线焦点大小；a 表示焦-肢距；b 表示肢-片距。

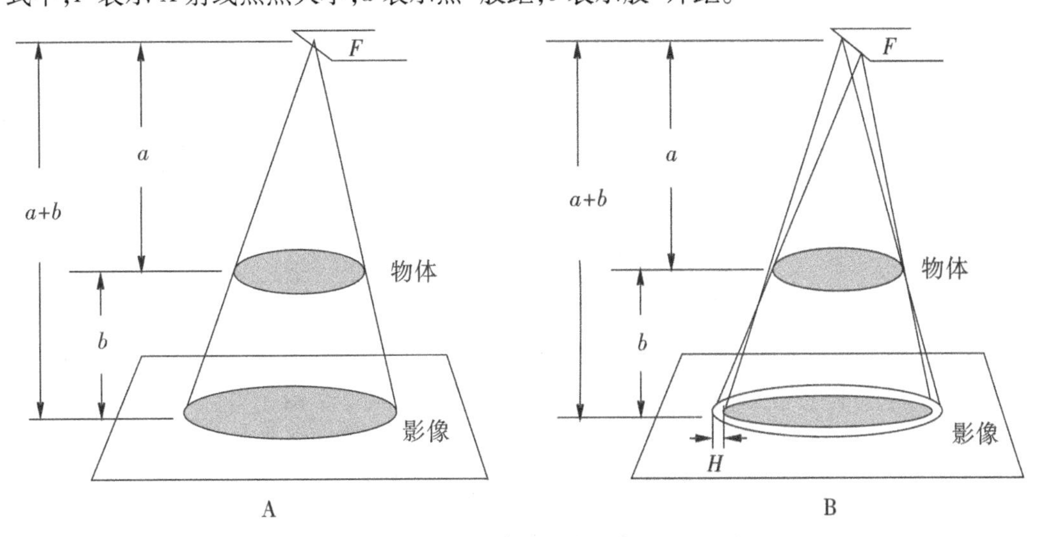

图 1-32　半影形成示意图

A-焦点为点光源；B-焦点为面光源

F-实际焦点；a-焦-肢距；b-肢-片距；$a+b$-焦-片距；H-半影

焦点尺寸越大，半影越大，影像模糊度越大；而焦点的大小往往受X射线管的管电压和管电流影响：管电压越低，管电流越高，焦点尺寸越大，反之越小。另外，由于X射线管阳极倾角的存在，X射线管阳极端的X射线强度和有效焦点面积均小于阴极端（即焦点的阳极效应和方位特性），故阳极端影像锐利度大于阴极端。

焦-肢距越大，X射线束就趋向于平行，半影就小（图1-33）；但在实际X射线摄影中，不可能无限制加大焦-肢距，因为X射线强度与距离的平方成反比。因此，实际工作中应根据不同部位的拍摄要求，在保证半影所产生的模糊不影响人眼识别的情况下确定摄影距离（焦-肢距）。

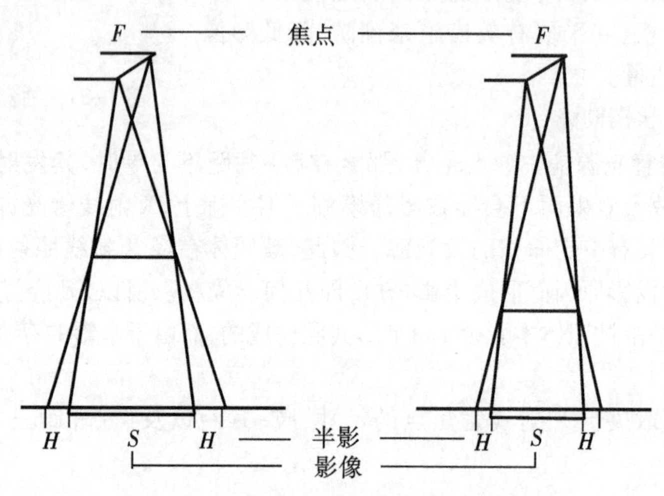

图1-33　不同焦-肢距对半影的影响

当焦点尺寸、焦-肢距固定不变时，半影随着肢-片距的增大而增大；反之，被照体越靠近胶片，半影越小，影像锐利度越好。

所以，在进行X射线摄影时，要充分考虑半影即几何学模糊对照片影像质量带来的影响。为尽可能减少半影，要求做到：被照体（或病变一侧）尽量紧贴胶片；尽量使用小焦点；尽量增加焦-肢距。其中选择小焦点尤为重要。

2. 运动性模糊

运动性模糊指在X射线摄影时，X射线管、被照体及胶片三者均应保持静止或相对静止，即三者之间的相互几何投影关系保持不变，若其中任一因素在此过程中发生移动，则会出现影像模糊（图1-34）。运动性模糊是产生影像模糊的最主要因素。

其运动模糊的程度取决于物体运动的幅度（m）与照片影像的放大率（M）的乘积。放大率为肢体在胶片上的影像S与肢体G之间的比值。因为若将被照体置于焦点与胶片之间时，由于几何投影的存在，所以肢体在胶片上的影像要比实际肢体大，从而造成影像被放大。可表示为

$$M=\frac{S}{G}=\frac{a+b}{a}=1+\frac{b}{a} \tag{1-3}$$

产生运动性模糊的因素分为两种：

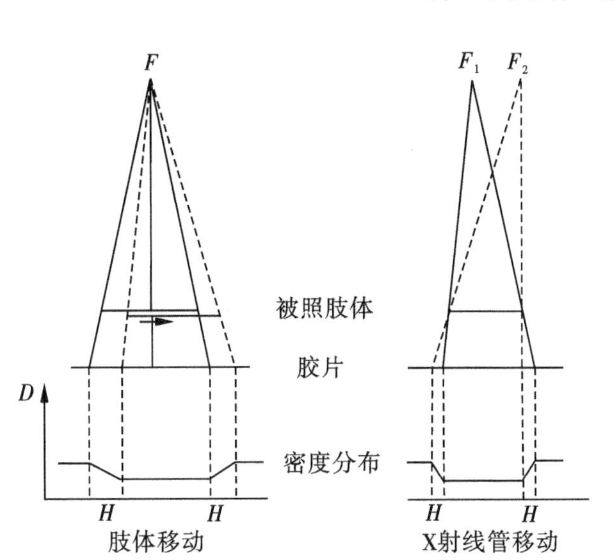

图 1-34　运动产生的模糊

(1)摄影设备的移动　如 X 射线管、暗盒、胶片或摄影台的移动。

(2)被照体的移动　包括组织脏器的生理性运动(如心脏大血管的搏动、胃肠道的蠕动、呼吸运动等)和病理性运动(如哮喘、肢体震颤、胃肠道痉挛等)两类。另外,被检者的不合作(婴幼儿的哭闹、精神病人、极度紧张的患者等)也会导致照片出现运动模糊。

为了控制和减少运动性模糊,在 X 射线摄影过程中可采取以下措施:

(1)保证 X 射线管、检查床等装置的机械稳定性,出现故障后及时报修。

(2)尽量缩短肢-片距。通过灵活的体位摆放使摄影部位与胶片紧贴。同时也尽量增加焦-片距。

(3)四肢部位摄影必要时可用沙袋或绷带作固定及束缚。其余部位务必嘱咐患者摄影时不许移动。

(4)对于活动性脏器和不合作者的摄影,应采用短时间曝光法。对于合作的胸腹部摄影患者,摄影前应说明屏气方式并训练患者进行屏气,以减少呼吸运动带来的运动模糊。

3. 屏-片系统产生的模糊

屏-片系统产生的模糊如图 1-35 所示。

(1)增感屏性模糊　是光的扩散现象引起的。当 X 射线照射到荧光屏中的荧光颗粒时,荧光颗粒可发出肉眼可见的荧光,这些荧光可向各个方向扩散。扩散过程中可通过光晕和光渗两种方式产生模糊(图 1-36)。

光晕指吸收了 X 射线的荧光粒子发出荧光,这些荧光通过增感屏表面等的反射而出现的光扩散,可导致荧光在传递到胶片之前有不同程度的反射;若反射层越大,荧光层越厚,模糊度越大。

光渗指吸收了 X 射线的荧光粒子发出的荧光散射形成的。散射程度越大到达胶片上的散射线越多,灰雾越明显,从而造成影像对比度、锐利度下降,模糊度增加。

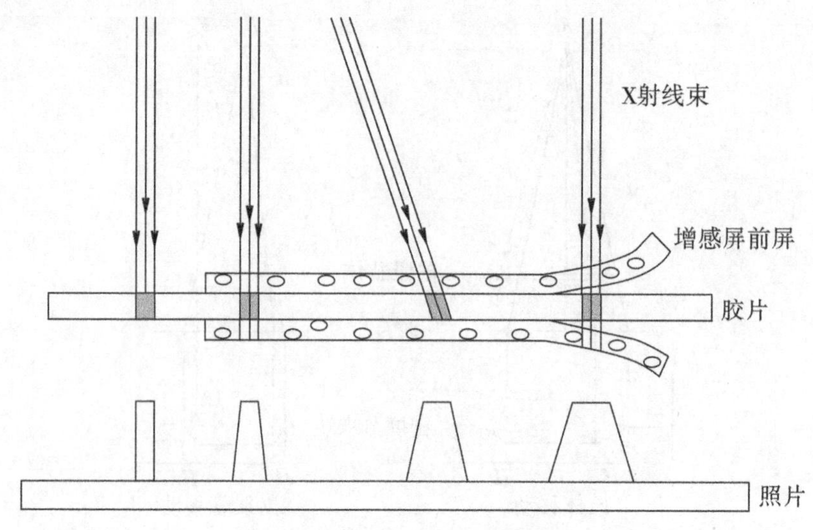

图 1-35　屏-片系统产生的模糊

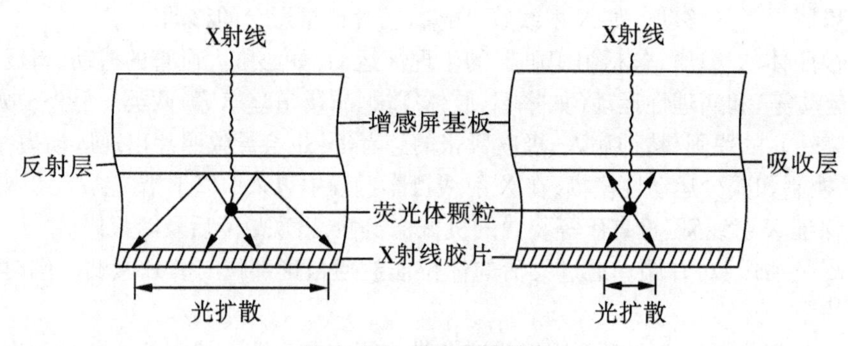

图 1-36　增感屏性模糊

（2）屏-片接触模糊　主要由两者接触不良引起。因此，屏-片组合必须密着，要求在粘贴增感屏后，进行屏-片接触性测试合格者，方可在摄影中使用。

（3）X 射线中心线斜射效应　在 X 射线摄影中，有时需要倾斜中心 X 射线来完成某些部位的摄影，导致 X 射线倾斜照射增感屏和胶片。因此对于双增感屏-双乳剂胶片构成的屏-片组合，必然会导致照片影像出现模糊。这是因为当 X 射线倾斜射入时，会在胶片乳剂膜两面分别记录下前后两屏被分开的影像，整个照片影像相当于被放大失真而导致模糊。

X 射线中心线倾斜角度越大，使前后增感屏影像错开幅度增大，胶片前后乳剂层的密度呈现大幅度逐渐变化，影像锐利度下降，模糊度也就增大。但当 X 射线垂直射入时，则不会出现上述斜射效应（图 1-37）。

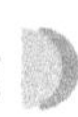

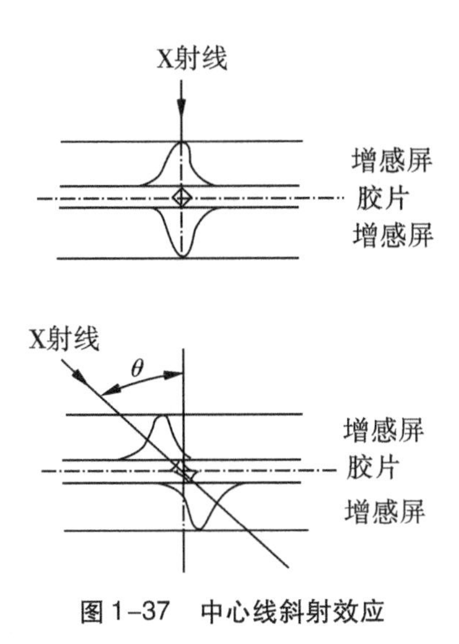

图 1–37　中心线斜射效应

（徐　赞　徐耀琳）

第五节　X 射线管焦点主要成像性能参量

链接 1–5
X 射线管焦点主要成像性能参量

X 射线管焦点成像性能是 X 射线成像设备的核心参数之一，焦点大小、焦点的极限分辨力、焦点的散焦值和焦点的调制传递函数等参数是描述 X 射线管焦点成像性能的主要参量。

一、焦点大小

影响像质优劣的主要因素之一是焦点大小。X 射线影像是由物体吸收 X 射线后产生的本影（S）和几何原因形成的半影（H）共同组成的。在现有技术条件下，受 X 射线管材料性能限制、X 射线产生原理、电子库仑力作用等因素的影响，实际焦点（F）必定是一个有一定面积的发光源。而 X 射线影像出现半影的根本原因正是 X 射线管实际焦点是一个面光源。若实际焦点为点光源，则 X 射线影像无半影出现，即 X 射线影像仅为被照物体的单纯放大影像。若焦点尺寸越大，则 X 射线影像半影越大，导致 X 射线影像也越模糊（图 1–38）。

针孔照相设备成像法和狭缝照相设备成像法是我们通常采用的两种具备一定操作性的焦点的测试方法。

（1）对于尺寸在 0.3 以上的焦点进行测试，一般采用国际放射委员会及测定委员会（ICRU）于 1962 年规定的针孔照相设备成像法。

（2）测试焦点大小可采用国际电工委员会（IEC）336 号出版物要求规定的狭缝照相

设备成像法,其测试方法如下:

1. 狭缝照相装置

狭缝照相装置所用的材料包括钨、铼钨合金、铂铱合金或金铂合金等。狭缝尺寸的具体结构参数要求如图 1-38 所示。

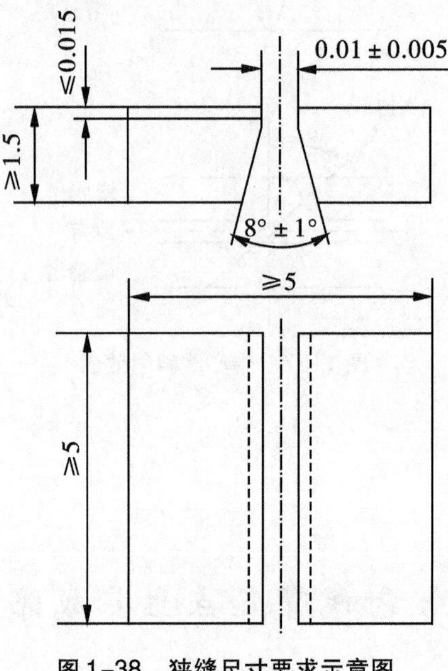

图 1-38　狭缝尺寸要求示意图

2. 测试方法

(1)测试时,应保证 X 射线中心线与狭缝装置入射面的中心垂直(狭缝装置入射面垂直基准线与 X 射线中心线的夹角≤10^{-3}弧度)。

(2)X 射线实际焦点与狭缝照相装置入射面的距离应满足≥100 mm,按表格要求放大率摄影(表 1-1)。

表 1-1　焦点狭缝照片的放大率

焦点的标称值	放大倍数(M)
F≤0.4	M≥3
0.4~1.0	M≥2
F≥1.1	M≥1

(3)若测焦点长度值,X 射线管长轴应与狭缝所在平面垂直;若测量焦点宽度值,X 射线管长轴应与狭缝所在平面平行。

(4)将影像接收器与狭缝装置平面平行,并与 X 射线的中心线相垂直。

(5)X 射线曝光条件按照规定选取(表 1-2),按上述要求分别摄取焦点长、宽方向照片影像,应满足 1.0≤照片最大密度值(D_{max})≤1.4,胶片本底灰雾(D_{min})≤0.2。

表 1-2　曝光条件

X 射线管标称电压/kV	曝光条件	
	管电压	管电流量
75～150	75 kV	50%标称电流，0.1 s
≥150	50%标称电压	

(6)焦点影像的长和宽可用带刻度的放大镜测量，结合下列公式计算：

$$焦点的宽=像的宽/放大率$$

$$焦点的长=(像的长/放大率)\times 0.7 \quad (1\text{-}4)$$

焦点的长度需乘以 0.7 作为修正(焦点长方向上线量呈单峰分布)。

二、焦点的极限分辨力

(一)定义

焦点的极限分辨力(R)即焦点所摄影像的最小空间频率值，是在规定测量条件下不能成像起始边界处的空间频率值，通常以每毫米中能够分辨出的线对数(lp/mm)来表示。用星形测试卡测试时，是星形测试卡影像内模糊带起始边界处所对应的空间频率值

$$R=\frac{1}{2d} \quad (1\text{-}5)$$

式中，$2d$ 为星形测试卡影像内模糊带起始边界处的一对楔条对应的弧长，通过上式可算得焦点的极限分辨力。相较于多峰，X 射线管焦点面上的线量分布为单峰时，R 值更大；相较于大焦点，X 射线管焦点为小焦点时，R 值更大；实际应用中，R 值越大时，成像质量越理想。

(二)测试方法

矩形波测试卡(图 1-39)或星形测试卡(图 1-40)为主要采用的测试设备。

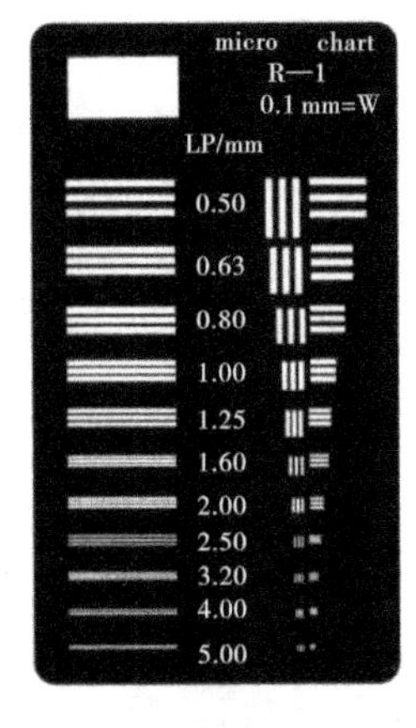

图 1-39　矩形波测试卡

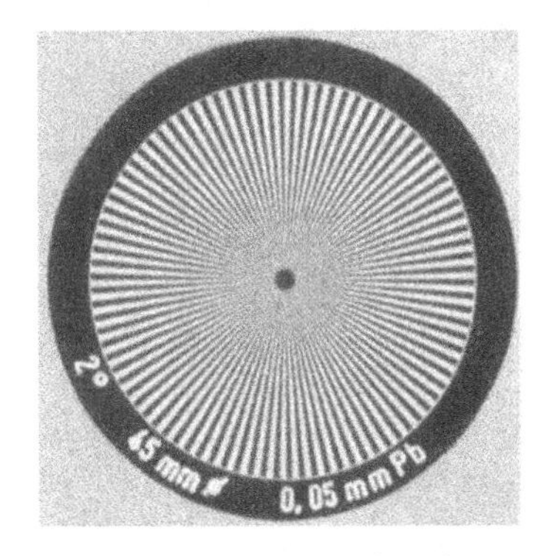

图 1-40　星形测试卡示意图

(1)摄取的矩形波测试卡影像上,所能观察到的最小线径对应的线对数(lp/mm)即为 X 射线焦点的极限分辨力(R)。

(2)使用星形测试卡(简称星卡),摄取星卡照片时,应按要求先做好准直,使 X 射线中心线与星卡平面垂直,且与星卡中心的垂直基准线夹角必须≤10^{-3} rad。调节 X 射线焦点至星卡以及星卡至胶片的距离,使星卡照片的两个正交轴上所测得的模糊区外起始边界尺寸 Z_W 和 Z_L(图 1-41)应大于或接近星卡影像直径总长的 1/3,且应≥25 mm。曝光条件应满足 1.0≤照片最大密度值(D_{max})≤1.4。

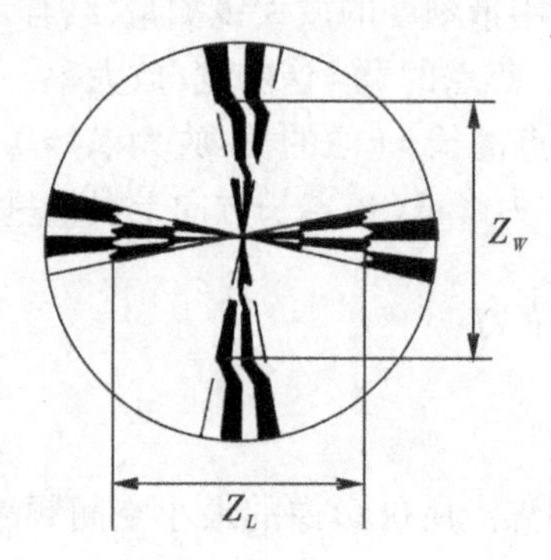

图 1-41 星形测试卡照片的模糊带示意图

(三)计算方法

$$R_F=R_P(M-1)=\frac{M-1}{Z\cdot\theta} \tag{1-6}$$

当 $\theta=2°$(0.035 rad)时,则

$$R_F=\frac{28.65}{Z}(M-1) \tag{1-7}$$

$$R_{FL}=\frac{(M-1)}{Z_L\cdot\theta}=\frac{28.65}{Z_L}(M-1) \tag{1-8}$$

$$R_{FW}=\frac{(M-1)}{Z_W\cdot\theta}=\frac{28.65}{Z_W}(M-1) \tag{1-9}$$

式中,θ 为星卡的楔条顶角;M 为星形测试卡照片放大率;R_F 为焦点面的极限分辨力,R_P 为焦点像面的极限分辨力,R_{FL}为焦点面长方向上的极限分辨力,R_{FW}为焦点面宽方向上的极限分辨力,Z 为星卡照片上模糊区外起始边界直径;Z_L 为星卡照片上模糊区平行于 X 射线管长轴方向上的线径,Z_W 为星卡照片上模糊区垂直于 X 射线管长轴方向上的线径。

三、焦点的散焦值

(一)定义

焦点的散焦值(B)又称晕值,描述的是 X 射线管焦点的极限分辨力(R)随 X 射线管负荷条件的调节相应变化的参量。

有效焦点的尺寸并非固定不变，而是随 X 射线管负荷条件的调节相应变化：在 X 射线管管电压一定且数值较低时，其大小随管电流大小变化而有较大的变化，即管电流越大，焦点的尺寸越大，管电流越小，焦点的尺寸越小；当管电流不变且为高毫安时，管电压越高，焦点的尺寸越小，管电压越低，焦点的尺寸越大。焦点的这种特性对成像质量有很大的影响。

焦点增涨的原因主要是由于电子间库仑斥力的作用。随管电流（mA）增高，X 射线管灯丝附近的电子数量增多、密度增大，电子间库仑斥力随之增加，造成阳极靶面电子轰击面积增大即有效焦点尺寸增大；当管电流减低时则相反。当管电压升高时，电子束能量增大、速度加快，其向阳极靶面撞击方向矢量增大，则阳极靶面电子轰击区域分布范围减小；当管电压降低时则相反。

X 射线管焦点尺寸随 X 射线管负荷条件的调节而相应变化，情况可参考表 1-3 ~ 表 1-5。

表 1-3　某 X 射线管 1.0 焦点随管电压的变化情况

管电流 200 ~ 1 200 mA	
管电压/kV	焦点增涨
40	70%
80	30%
120	15%

表 1-4　某 X 射线管 1.0 焦点随管电流的变化情况

管电压 40 ~ 120 kV	
管电流/mA	焦点增涨减少
200	13%
600	55%
1 200	67%

表 1-5　某 X 射线管 1.0 焦点的尺寸变化

管电压/kV	管电流/mA	焦点长度	焦点宽度
40	200	1.95	2.93
80	200	1.89	2.61
120	200	1.91	2.58
40	600	2.15	4.04
80	600	1.95	2.63
120	600	1.98	2.61

续表 1-5

管电压/kV	管电流/mA	焦点长度	焦点宽度
40	1 200	2.25	4.95
80	1 200	2.25	3.39
120	1 200	2.15	2.97

通过分析测量的数据可以得出，X 射线管有效焦点的尺寸随负荷条件的调节而相应变化，尤其是在 X 射线管管电压较低时，焦点尺寸随着管电流的调节而有较明显的改变。管电压相同时，管电流越大，焦点的尺寸越大，焦点的极限分辨力越低。若 X 射线管管电流数值不变，特别是高毫安时，管电压越高，焦点的尺寸越小。

（二）计算

根据国际电工委员会（IEC）规定的公式，可确切地计算焦点的散焦值：

$$B=R_{50}/R_{100} \tag{1-10}$$

式中：R_{50}为在规定的负荷下所测得的焦点的极限分辨力（表 1-6）；R_{100}为在规定的负荷下所测得的焦点的极限分辨力（表 1-7）。

表 1-6　R_{50}的负载因素

X 射线管的标称电压/kV	管电压/kV	管电流/mA
≤75	标称电压	50% 额定管电流（0.1 s）
75～150	75	
150～200	50% 标称电压	

表 1-7　R_{100}的负载因素

X 射线管的标称电压/kV	管电压/kV	管电流/mA
≤75	标称电压	在规定的管电压下，曝光时间为 0.1 s 的最大管电流
75～150	75	
150～200	50% 标称电压	

通常情况下，X 射线焦点的散焦值 $B\geqslant1$，若某一焦点的散焦值越接近 1，则表示此焦点的极限分辨力受 X 射线管负荷条件变化的影响越小，焦点性能相对更加稳定。

四、焦点的调制传递函数

（一）定义

焦点的调制传递函数（modulation transfer function，MTF）描述的是 X 射线管焦点作为面光源对被检者肢体进行影像学检查且形成图像时，肢体影像相对于被检者内部信息的再现率即信息准确反映程度的函数关系。

(二) *MTF* 域值范围

MTF 域值范围理论上应为 $0 \leqslant MTF \leqslant 1$。观察图 1-42 可知，当 $MTF = 1$ 时，表示输出对比度与成像系统的输入对比度相等，即肢体信息的再现率为 100%；当 $MTF = 0$ 时，表示成像系统的输出对比度为 0，即肢体信息的再现率为 0%，代表影像消失或图像完全不能反映肢体内部信息。对于同样的空间频率值，焦点的 *MTF* 值越大，成像性能好；焦点的 *MTF* 值越小，成像性能差。其他条件相同的情况下，所用焦点的尺寸越小，其 *MTF* 值越大，即焦点成像性能就越好。

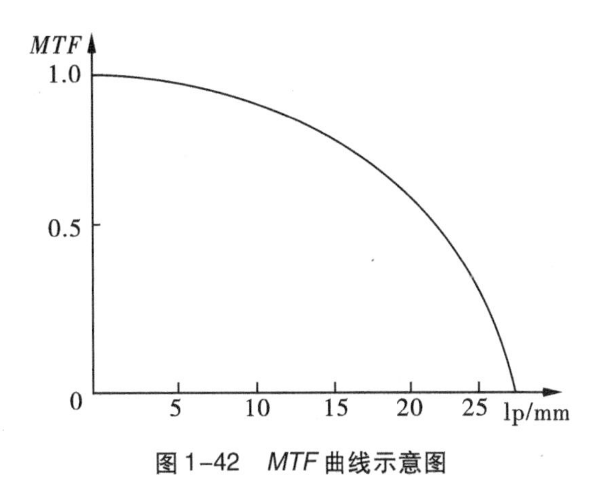

图 1-42　*MTF* 曲线示意图

（黄　巍　刘红霞）

第六节　X 射线胶片感光原理

链接 1-6
X 射线胶片感光原理

一、感光作用

X 射线与可见光的化学特性相同，具有光化学作用，能与多种物质发生光化学反应。X 射线照射到胶片上时，胶片中的乳剂层（即卤化银）发生光化学反应，出现银颗粒的沉淀，称为感光作用。在化学元素周期表中，氟、氯、溴、碘等元素的化学性能相似，与银的化合物统称为卤化银（AgX）。在受 X 光照射后，卤化银析出银原子并形成显影中心，具有记录影像的作用。

二、溴化银特性

1. 溴化银感光原理

溴化银是胶片乳剂中常用的物质，它是由银离子（Ag^+）和溴离子（Br^-）化合后形成的。溴化银按照对称的晶体结构排列，呈一定大小的颗粒状分布。每个银离子周围有6个溴离子，每个溴离子周围又有6个银离子。在乳剂制备过程中，晶体颗粒的成熟往往伴随着结构排列的不平衡，在晶体点阵缺陷或错位都会失掉一个离子，这就导致周围六个离子带有负电荷，能够吸引带正电荷的质点，这是形成感光中心的必要条件。溴化银晶体颗粒是感光与显影的最小单位。在其他条件相同的情况下，溴化银晶体颗粒的大小形态会影响图像质量，晶体颗粒大时，感光度高；晶体颗粒小时，分辨力高；晶体颗粒分布均匀时，对比度高；晶体颗粒大小不等时，宽容度大。溴化银颗粒的平均颗粒约为1.71 μm，符合诊断用胶片标准。

2.乳剂层的构成

X射线胶片结构包括保护层、乳剂层、底层、片基层和防光晕层（图1-43）。其中，溴化银与明胶共同参与到了乳剂层的构成。卤化银中除氯化银（AgCl）极易溶于水外，其他卤化银都可用于制备感光材料。但是用于制备感光材料的卤化银均不溶于水，导致无法直接涂布于片基上，因此需要明胶使卤化银晶体处于永久悬浮状态。方法是将卤化银与明胶混合后（呈淡黄色的乳状物）涂布在片基上，使其与其他物质互不接触，干燥后即形成乳剂层。

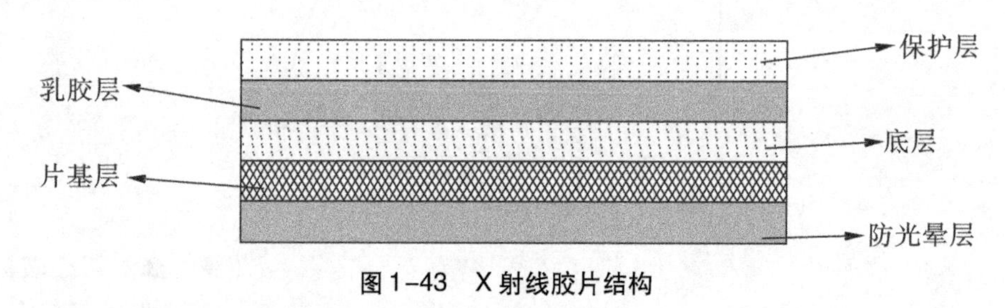

图1-43　X射线胶片结构

三、光化学反应

卤化银感光材料受到光照后会在乳剂层发生感光作用。这种感光作用就是光化学反应所致。所谓光化学反应是指某些物质遇光照射后，引起化学变化的现象。光化学反应，也即光化学氧化还原反应。光子与物质发生碰撞后，光子的能量恰好或者足够使物质原子低能级的电子跃迁至高能级或者逃逸原子核束缚，最终使原有的物质结构发生改变，引起化学反应。

物质对光的吸收取决于光能和物质本身的结构，不被吸收的光能会被透过或反射。但是，即使被吸收的光能也不一定能引起光化学反应，有时只是发生了光化学变化。例如，涂抹在纸板上的荧光物质，在经过X射线的照射后，X射线光子激发出被照物质原子的内层轨道电子，为了维持稳定状态，较外层轨道电子会自发向内层轨道电子空穴填充，电子从高能级跃迁至低能级会释放能量，从而产生了特征X射线（或称二次特征辐射）的现象。电子吸收了部分X射线光能而激发出能量较低的荧光使自己恢复到稳定状态，并未引起化学反应。当物质中存在杂质时，如果这类杂质也能吸收某种光引起反应，则一些有价值的光子能量就会被白白浪费，减低了光能的利用率。此外，虽然被吸收的光能已引起光化学反应，但是由于生成物未被除去，在一定条件下容易产生逆反应，因而光化学反应也受到影响。光化学反应生成的物质与被吸收的光的强度成正比,光强度大,析出的银原子数量多,反之则少。

四、潜影的形成

感光胶片被曝光后,乳剂层中的卤化银发生光化学反应,生成在一定条件下能引起显影作用的银原子,此物质肉眼难以辨别,这种客观存在的光化学反应产物,实质就是银原子集团,通常称之为潜影,又称潜像。但 AgX 晶体经曝光后,不一定能引起光化学反应,只有当晶体在乳剂制备过程中存在感光中心,曝光后才能产生光化学反应形成潜影。所谓感光中心,就是在乳剂制备过程中形成的微量银质点(也称灰雾中心)。形成感光中心的原因有 3 种:其一,晶体结构中的物理不完整性,AgX 晶体的不完整性破坏了晶体的固有平衡,对于理想的晶体来说,电荷是平衡的,而对不完整的晶体来说,晶体若失掉1 个离子,其周围的6 个带负电的离子能够吸引带正电荷的质点,正是因为晶体结构存在薄弱环节,使 AgX 具有感光性能;其二,乳剂中含有杂质质点,如微量醛、氯化亚锡、亚硫酸盐等还原剂,AgX 在还原剂的作用下还原出银原子,形成感光中心;其三,自发还原,乳剂在化学成熟过程中自发还原形成银质点。总之,感光中心不是由于曝光所致,而是乳剂在制备过程中形成的。感光中心的数量越多,胶片感光速度越快,但同时加重了照片灰雾度,对比度和清晰度均下降,影响照片质量。

AgX 被曝光后,AgX 吸收光量子能量,溴离子吸收了光能,使溴离子的电子能量加大,最终脱离了溴离子,即

$$Br^{-}+(h\nu)\longrightarrow Br+e$$

此电子又与 AgX 中的银离子发生还原反应,使之成为银原子。

$$Ag^{+}+e\longrightarrow Ag$$

从上述光化学反应方程式可看出,胶片上感光中心的周围产生了银原子,当银原子的数量增加到一定程度,就会催化显影剂对感光银盐的化学反应。随着光化学反应的不断进行,感光中心的银原子聚集到一定大小时(至少 3 ~6 个银原子),它就成了显影中心。

潜影中心的形成过程包含显影中心的形成过程。潜影中心的形成分为如下 3 个步骤。

(1)电子迁移过程:溴化银晶体颗粒的溴离子,受到光量子的冲击后,会释放出若干电子,这些电子会被感光中心吸陷,感光中心因带负电荷成为“陷阱”。

(2)离子迁移过程:银离子被带有负电荷的感光中心强力吸引,引起电性中和,银离子变成银原子,感光中心银原子聚集到一定数量时,形成显影中心。

(3)银离子与感光中心的电子聚集中和,形成不显电性的银原子,最终沉积在感光中心上,无数的显影中心分布于胶片上便形成了潜影。潜影在显影过程中起催化和加速显影的作用。感光中心、显影中心和潜影三者的联系和区别见表 1-8。

表 1-8 感光中心、显影中心和潜影三者的联系和区别

区别	形成阶段	银原子数量	作用	三者联系
感光中心	乳剂制备过程	少	显影的前提	感光中心多,显影中心也多;感光中心少,形成的显影中心也少
显影中心	曝光时	多	催化作用	
潜影	曝光时	最多	形成可见光	

五、感光效应

感光效应是指 X 射线对胶片感光作用的大小,显示为胶片上曝光的强弱。光对胶片产生的感光作用通常用感光效应(E)表示。感光效应受诸多摄影因素的影响,可近似的用下式表示

$$E=K\cdot\frac{V^n\cdot I\cdot t\cdot S\cdot f\cdot z}{r^2\cdot B\cdot D} \tag{1-11}$$

式中,V 为管电压(kV);I 为管电流(mA);t 为曝光时间(s);f 为增感率;S 为胶片感光度;Z 为焦点物质原子序数;r 为焦-片距(cm);B 为滤线栅曝光倍数;D 为照射野面积(cm^2);K 为除上述因素以外所有能影响感光效应的因素,例如电源质量、整流方式、显影液性能等。

影响感光效应的主要因素是管电压、管电流、曝光时间及焦-片距,它们之间的关系可简化为

$$E=K\cdot\frac{V^n\cdot I\cdot t}{r^2} \tag{1-12}$$

即感光效应(E)与管电流(I)、曝光时间(t)以及管电压(V)的 n 次方成正比,而与焦-片距(r)平方成反比。

影响感光效应的因素特别复杂,根据这些因素的特点,将其按照因素变动与否分为两类,即经常变动的因素,如管电压、管电流、曝光时间、焦-片距等,其余的因素就是相对固定的因素。

(马静芳 刘红霞)

链接 1-7 胶片特性曲线及感光特性值

第七节 胶片特性曲线及感光特性值

一、感光材料的照相性能

照相性能是指影响或直接决定图像质量的感光材料中的各种因素,主要为三大类:①反映胶片感光性能的参数,如感光材料的感光度(S)、本底灰雾(D_{min})、宽容度(L)、反差系数(γ 值)、平均斜率、最大密度(D_{max})、灰雾度等参数,以上参数可通过感光测定获

得的胶片特性曲线得出；②反映胶片物理性能的参数，主要包括感光材料的厚度、熔点、保存性、感色性、色温性等，以上参数可通过相应物理性测定方法获得；③反映胶片成像性能的参数，主要包括感光材料的分辨力、清晰度、颗粒度、*MTF* 等参数，可通过成像质量测定方法获得。

本节内容主要通过讲述特定感光测定方法、分析胶片特性曲线、学习胶片感光性能相关概念，讨论感光材料即胶片的感光性能。

二、胶片特性曲线

（一）光学密度与曝光量

学习 X 射线胶片感光性能的前提是认识和掌握胶片特性曲线，而理解掌握光学密度与曝光量的概念则是认识胶片特性曲线的基础。

光学密度（D）是指胶片乳剂层在对 X 射线感光及后续洗片等显影过程作用下的黑化程度。胶片乳剂层在对 X 射线感光后，在洗片显影过程中，卤化银晶体发生光化学还原反应，生成金属银，并沉积在胶片感光乳剂层内，金属银颗粒可吸收和遮挡透射胶片的光线。金属银颗粒越多，吸收和遮挡的光线越多，遮光效应越显著，照片透射光强度越低，照片影像越黑，胶片黑化度即称之为光学密度。以阻光率的常用对数值表示其数值大小，记作

$$D=\lg\frac{I_0}{I} \tag{1-13}$$

式中，D 为光学密度；I_0 为入射光强度；I 为透过光强度；I_0/I 为阻光率；I/I_0 为透光率。如图 1-44 所示。

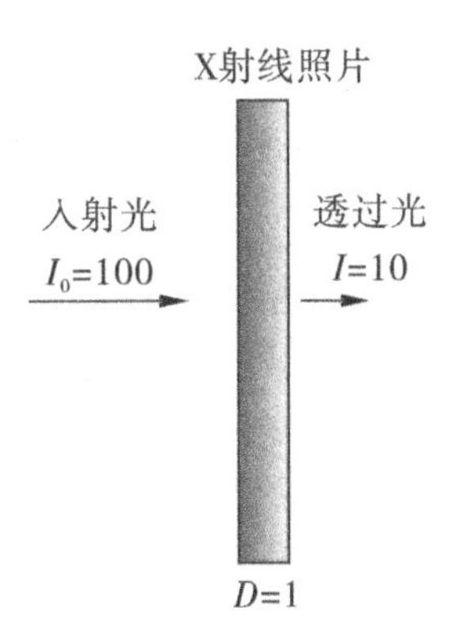

图 1-44　光学密度示意图

光强度与曝光时间的乘积称为曝光量，记作

$$E=I\cdot t \tag{1-14}$$

式中，E 代表曝光量；I 代表光强度；t 代表曝光时间。在实际应用中，我们常用管电流（mA）与曝光时间（s）的乘积来表示曝光量。依此，上式也可写为

$$E=I\cdot t=\text{mA}\cdot\text{s} \tag{1-15}$$

通过改变光强度或改变曝光时间可以改变曝光量。需要特别说明的是，使用屏-片系统进行X射线胶片感光测定时，无法得到确切的曝光量数值，因此一般用相对曝光量的常用对数值(lg*RE*)来表示。

(二)胶片特性曲线

胶片特性曲线是指反映曝光量与曝光量在胶片上产生的光学密度之间变化关系的一条曲线，胶片特性曲线可以较完整地反映感光材料的感光特性(图1-45)。

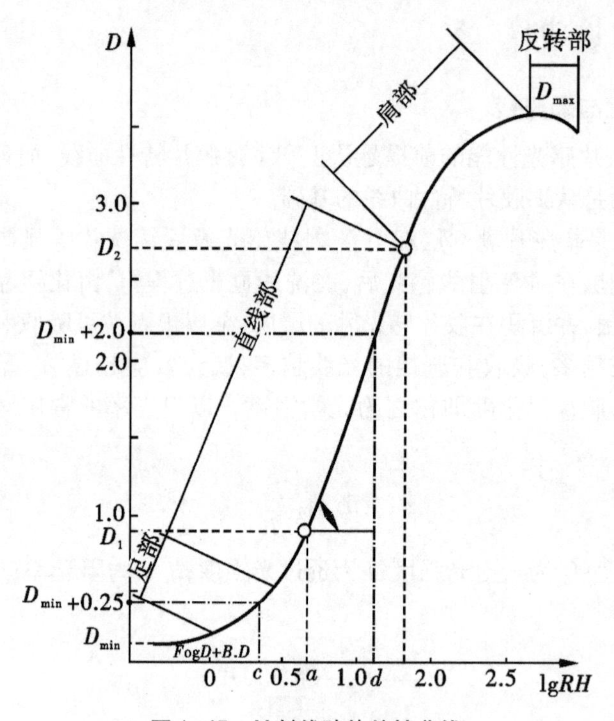

图1-45　X射线胶片特性曲线

X射线胶片特性曲线中，以相对曝光量的常用对数值lg*RE*(或lg*RH*)为横坐标；以光学密度(*D*)为纵坐标。以对数值表示曝光量，这样就可以在有限尺寸的图纸内记录较大范围的曝光量，继而分析记录胶片特性曲线纵轴对应的光学密度值，并最终形成特性曲线。如曝光量增加1倍，相对曝光量的对数值相应增加0.3。

(1)足部位于特性曲线起始部，其初段走行与横坐标近似平行，对应光学密度也较低且上升不明显，末段随曝光量增加后，足部曲线开始以弧形缓慢上升，对应光学密度也随之上升，但与曝光量的增加不成正比，即此节段曝光量增加较多，对应光学密度只有较小的增加。足部反映的是曝光条件过低，且难以成像。此节段对应影像表现为感光不足，图像辨别困难。使感光材料开始产生感光反应的曝光量这一点，称为初感点。若曲线越靠近纵坐标，反映胶片初感点越低、感光速度越快。足部起始端在特性曲线上的光学密度最低，但不为0，此处表示即使胶片未发生感光，但经显影处理后，胶片上也会呈现出一定的光学密度值，此光学密度值即称为胶片最小密度(D_{min})，也称本底灰雾。

(2)直线部位于特性曲线中部，是整个特性曲线中曝光正确的部分。此节段光学密

度的增加与曝光量的增加呈正比关系，光学密度增长比例也为固定值，曲线表现为呈一定斜率上升的直线。因此，直线部是在X射线摄影中尽力满足的节段。

(3)肩部位于特性曲线上部，肩部的光学密度的增加与曝光量的增加不成正比，越接近曲线顶端，曝光量增加的趋势越趋于放缓，即随着曝光量显著增加而光学密度上升不明显。因此，此节段在照片影像上显示为曝光过度。至曲线顶点处，光学密度不再因曝光量的增加而上升，顶点对应的光学密度即最大密度(D_{max})。

(4)反转部位于特性曲线顶点之后节段，在照片影像上也显示为曝光过度区域。此部光学密度随曝光量的增加反而下降，影像密度呈现逆转。乳剂层发生潜影溴化是其主要原因。一方面，乳剂层内卤化银晶体数量虽多，但总量不会增加，假设一定曝光量足够使所有银离子还原，则在此基础上即使曝光条件继续增加，光学密度也不再上升。另一方面，当曝光量超过一定数值之后，在卤化银光化反应中产生的大量溴不能被明胶全部吸收，造成已还原的银周围环境中溴浓度升高，高浓度溴使潜影中的银重新溴化，与其化合为卤化银。一部分潜影中心被这些新生卤化银包围，不能与显影液接触，于是就产生了影像密度降低的反转现象。

(三)感光特性值

感光材料的本底灰雾(D_{min})、感光度(S)、宽容度(L)、反差系数(γ)、平均斜率、最大密度(D_{max})、灰雾度等参数，可通过感光测定获得的胶片特性曲线得出。

1. 本底灰雾(最小密度 D_{min})

X射线胶片即使未发生感光，经显影处理后，胶片上仍会呈现出一定的光学密度值，此光学密度值即称为胶片本底灰雾，也称最小密度(D_{min})。本底灰雾包括片基灰雾和乳剂灰雾。

X射线胶片未曝光，在洗片时不使用显影液，直接进行定影处理，此时可将胶片乳剂层内所有卤化银晶体全部溶解，此时胶片的密度称为片基灰雾。

在胶片乳剂制作中，一部分感光中心为保证胶片具备一定的感度即使未曝光也可在显影加工时被还原成银，从而产生光学密度值，由此部分感光中心产生的光学密度值称为乳剂灰雾。带有这种较大的卤化银结晶的感光中心称为灰雾中心。由本底灰雾减去片基灰雾可得到乳剂灰雾。乳剂中灰雾中心的量越大，灰雾度越大。

胶片本底灰雾与照片灰雾不同。在进行照片质量评价时，我们经常提及的“照片灰雾”是包括本底灰雾和由散射线等各种原因所致灰雾的总和。

2. 感光度(S)

感光材料达到一定密度值所需曝光量的倒数称为感光度，反映感光材料对感光作用的响应程度，常用产生密度1.0所需曝光量的倒数定义为医用X射线胶片感光度。

$$S=\frac{1}{E_{(D_{min}+1.0)}} \tag{1-16}$$

为了更有利于X射线摄影条件的正确选择，我们将X射线胶片与感度为100的特定胶片相比较，从而引入X射线胶片相对感度的概念(图1-46)。

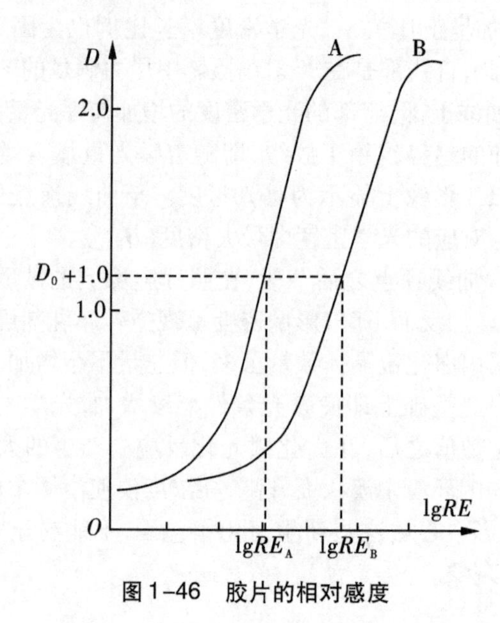

图 1-46 胶片的相对感度

X 射线胶片相对感度的计算方法：在胶片 A 的特性曲线中确定密度 1.0(D_{min}+1.0)的曝光量对数值($\lg RE_A$)，在胶片 B 的特性曲线中确定相同密度的曝光量对数值($\lg RE_B$)，两者之差的反对数值乘以 100。如 3 种胶片 A、B、C 产生密度 1.0 对应曝光量对数值分别为 0.9、0.75、0.6，若设 A 的相对感度为 100，则胶片 B、C 对胶片 A 的相对感度分别是：

$$S_{BA}=10a-b\times100=100.9-0.75\times100=100.15\times100=1.4\times100=140$$

$$S_{CA}=10a-c\times100=100.9-0.6\times100=100.3\times100=2\times100=200$$

3. 反差系数(γ)

亦称对比度系数，特性曲线直线部分的斜率称为反差系数。γ 值的计算为

$$\gamma=\frac{D_2-D_1}{\lg RE_2-\lg RE_1} \tag{1-17}$$

X 射线胶片若具有较大的反差系数，则可获得较大的影像对比效果。在组织间肢体对比度相同时，γ 值越大的 X 射线胶片，其对射线对比度的放大能力将越大。γ 值越大，图像的影像锐利度越高；γ 值越小，图像信息增多，影像层次丰富，摄影条件的通融性也增大。反差系数(γ 值)为一固定值，反映的是特性曲线直线部的斜率(曲线的最大斜率)。但在实际摄影中，同一照射野内被检体的组织类型、密度、有效原子序数和厚度的差别常常很大，有可能出现当大部分组织呈现出来的光学密度位于直线部，而组织密度较高、厚度较大的区域，所呈现出来的光学密度可能落在足部。因此有必要引入平均斜率(用 $\overline{G}$ 表示)的概念，我们通常以肉眼可识别光学密度范围(0.25～2.0)为参照，取特性曲线上 D_{min}+0.25、D_{min}+2.00 两点密度值，计算两点连线与其横坐标夹角的正切值。记作

$$\overline{G}=\frac{(D_{min}+2.00)-(D_{min}+0.25)}{\lg RE_2-\lg RE_1} \tag{1-18}$$

式中，$\lg RE_1$ 为 $D_{min}+0.25$ 对应的相对曝光量的对数值；$\lg RE_2$ 为 $D_{min}+2.00$ 对应的相对曝光量的对数值。

4. 最大密度（D_{max}）

感光材料的光学密度一般随曝光量增加而升高，当光学密度达到一定值后不再因曝光量增加而升高，此光学密度值为感光材料的最大光学密度（D_{max}）。

5. 宽容度（L）

代表正确曝光量的范围，在特性曲线内表现为在横坐标上直线部的投影区域。A、B 两种胶片宽容度 a、b 的大小比较可用图 1-47 表示，其中 $a<b$。在实际应用中，有时虽然曝光量位于直线部的投影区域内，但当其对应的光学密度值超出人眼可识别范围，即小于 0.25 或大于 2.0，则图像无法识别。因此，需引入有效宽容度的概念。有效宽容度指是 X 射线摄影时产生光学密度值在 0.25～2.0 范围内（即诊断密度）所对应的曝光量范围。宽容度 L 与反差系数 γ 成反比。同时，L 越大，图像信息增多，影像层次丰富，摄影条件的通融性也增大；而 L 变小，图像的影像锐利度提高。

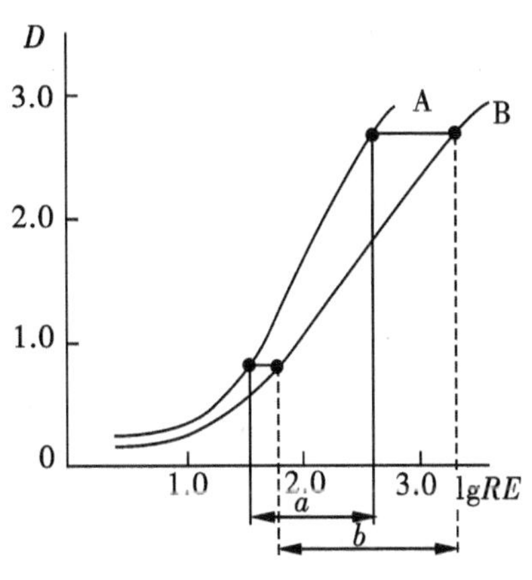

图 1-47　X 射线胶片的宽容度

三、感光测定

（一）定义

感光测定包括感光材料感度及相关性能（如显影液性能、洗片机因素、增感屏感度、X 射线物理特性对影像影响等）的测定，运用特定的定量测定方法对感光材料接受的曝光量及相应出现的光学密度之间的关系进行记录、描述、分析等。

（二）测定应用原则

感光测定应遵循两大原则：①测试条件应具有高度代表性及客观性，与临床摄影实际情况符合；②测试条件必须固定不变。

（三）方法

X 射线胶片接收正确曝光的光源有两类：一是不可见光（高能量 X 射线光子）；二是可见光（增感屏受 X 射线激发产生的荧光）。因此，X 射线胶片的感光测定有两个方面：一是 X 射线胶片本身的感光测定；二是屏-片系统的感光测定。相应的，感光测定方法分为不可见光感光测定及可见光感光测定两类。

屏-片系统由 X 射线胶片和与其匹配的增感屏组合成一个系统，它作为透过受检体后带有人体信息的接受介质，即接收器，或称作带有人体信息的 X 射线探测器。其工作原理是：透过人体的 X 射线到达增感屏的荧光体层时激发荧光体发出荧光，并将荧光强度分布传递给 X 射线胶片，与 X 射线胶片感光乳剂层中的卤化银发生光化学反应，即形成银颗粒分布的潜影（Ag 原子）；在潜影的催化下，经过 X 射线曝光的胶片经显影加工处理，将胶片上大量的 Ag 离子还原成 Ag 原子；大量的 Ag 原子形成二维的光学密度（density，D）分布，形成了模拟 X 射线影像的 X 射线照片。

屏-片系统中增感屏中的荧光体经 X 射线激发产生荧光，荧光对胶片产生增感作用。用增感屏进行 X 射线摄影时，由屏发出的荧光是胶片感光作用的最主要部分，占到 95% 以上，胶片的感光作用只有不到 5% 直接由 X 射线产生。因此，使用增感屏大大减少了 X 射线曝光条件。

可见光感光测定受测定条件及测定方法的限制，测得的感光参数与 X 射线摄影的实际情况难以吻合，故已很少应用。现主要对不可见光（仅以 X 射线为曝光源）感光测定法做简介。胶片 X 射线感光测定的三种方法如下。

1. 时间阶段曝光法

时间阶段曝光法是一种通过限时定量对胶片进行 X 射线曝光而将其他条件固定的方法，经显影、定影处理后，进行光学密度的测量，依此可绘制出胶片特性曲线。这种方法易出现测量误差，受限时器误差、互易率失效等影响较多。

2. 铝梯定量测定法（也称自举法）

这是以 $\log2=0.3$ 的等式关系为数学依据，对光学密度值加以测定的方法，到达胶片的 X 射线曝光量的调整是通过改变铝梯厚度来实现的。铝梯厚度与 X 射线衰减是非线性关系，为了取得近似的线性关系，可将一层 0.5 mm 厚的铜片加在铝梯与焦点之间。具体步骤如下：

（1）如果只对单纯 X 射线胶片的感光性能进行测定，则胶片放于纸夹暗盒内进行曝光。如果针对屏-片体系的感光性能进行测定，则胶片应放在装有增感屏的暗盒内。对两张放有相同铝梯光楔模板的 X 射线胶片分别进行 X 射线曝光，所用铝梯级数一般为 21 级，两次曝光中其中一次的曝光量是另一次的 2 倍。

（2）将这两张胶片进行程序标准相同的显影、定影处理。

（3）得到照片后，用光学密度计分别测量两张铝梯像的各级光学密度值。

（4）依照各级铝梯的光学密度值绘制特性曲线（图 1-48），绘制出曲线Ⅰ、Ⅱ，分别代表各铝梯级数在 2 倍曝光和 1 倍曝光条件下与相应光学密度的变化关系。坐标图的纵坐标轴为照片密度 D，横坐标轴分别为各级铝梯和相对曝光量对数（$\lg RE$）的坐标。图（B）中 $\lg RE$ 轴上“0”点相对应的密度 a' 与图（A）中曲线Ⅱ的 a 点密度相同，而图（A）的 a 点为 1 倍曝光量，曲线Ⅰ的 b 点接受的曝光量是 a 点的 2 倍，依据 $\log2=0.3$ 的数学关系，图（B）相对曝光量轴上“0.3”点相对应的密度 b' 与曲线Ⅰ的 b 点密度相同。接着，通过图（A）曲线Ⅰ的 b 点作一条与横坐标平行线，与曲线Ⅱ相交点设为 c，再过 c 点作横坐标轴垂线，与曲线Ⅰ相交于 d 点。依据 $\log2=0.3$，且 d 点是 c 点的 2 倍曝光量，所以图（B）曝光量轴上的 0.6 点相对应的密度 d' 与曲线Ⅰ的 d 点密度相同。依此法找出曲线Ⅰ、Ⅱ存在 2 倍关系的各密度值，再分别对应于图（B）曲线，由此可绘出测试胶片的特性曲线。

铝梯定量测定法可测定单纯 X 射线胶片、屏-片系统的感光性能，此法简便易行。但需要特别注意的是，铝梯厚度的改变与 X 射线衰减不呈线性关系，铝梯受到 X 射线照射时必然存在散射线，且无法避免其对胶片特性曲线的影响，此法还可能受间歇效应、作图误差、两次曝光时高压输出重复性能等因素的影响。

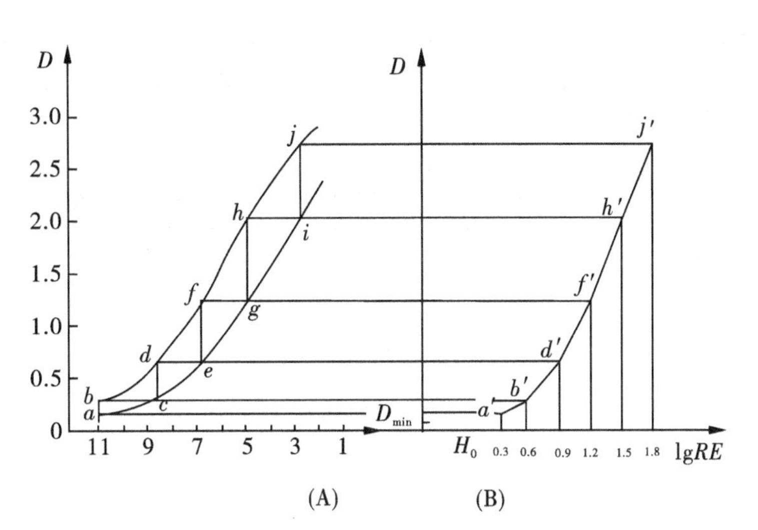

图 1-48　铝梯法胶片特性曲线制作示意图

3. 距离法

此法是根据 X 射线强度与摄影距离(焦-片距)平方成反比的规律,运用阶段曝光法,在胶片上取得不同光学密度。

测试平台的配置可参考图 1-49。X 射线管中心线投射方向为水平方向,在 X 射线管前方放置一可移动的稳固的金属托架,其上可固定放置暗盒(屏-片系统),并在暗盒前放一块 50 cm×30 cm×3 mm 厚、中心有 3 cm×2 cm 小孔的铅板。确保 X 射线中心线与暗盒垂直。在 X 射线准直器输出窗口侧放置一块厚 3 mm、中心有 3 cm×3 cm 方孔(与暗盒前放置的铅板共同控制测试照射野)其余区域完全覆盖输出窗口的铅板。

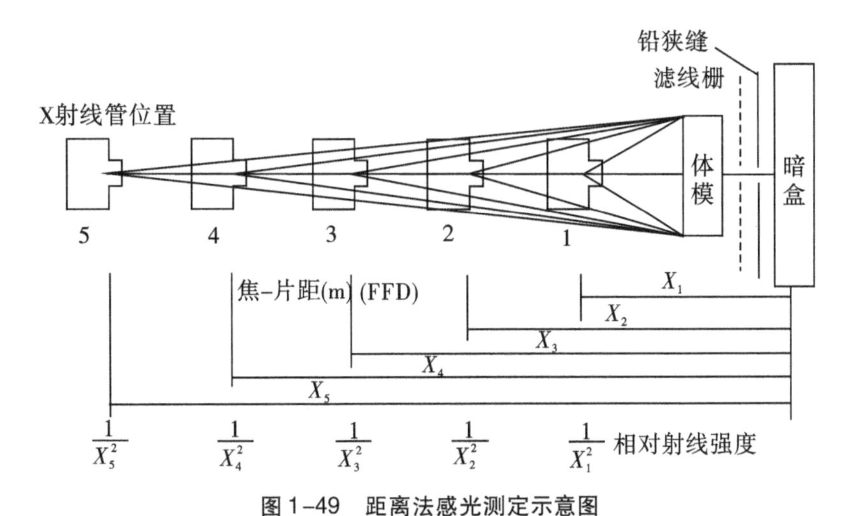

图 1-49　距离法感光测定示意图

阶段曝光中摄影距离的确定:本法是利用摄影距离的改变进行分阶段多次曝光。首先要根据曝光级数和相邻两个阶段曝光距离的曝光量对数比,计算出实际的摄影距离。

根据测定环境，一般摄影距离在 40～400 cm 取 21 级（lg*RE*0.1）、11 级（lg*RE*0.15）或 7 级（lg*RE*0.3），例如，摄影距离取 7 级曝光时，其摄影距离（*FFD*）、相对曝光量对数值（lg*RE*）、相对曝光量（*RE*）的对应关系如表 1-9 所示。

表 1-9　7 级曝光时焦-片距、相对曝光量对数值及相对曝光量关系

摄影距离（*FFD*）/cm	相对曝光量对数值（lg*RE*）	相对曝光量（*RE*）
320.0	0.0	1.00
226.1	0.3	2.00
160.4	0.6	3.98
113.5	0.9	7.95
80.3	1.2	15.88
56.9	1.5	31.63
40.1	1.8	63.68

测试中相对曝光量出现误差的原因是理论计算值的误差。而理论计算值出现误差的原因是距离反平方定律的相关计算出现错误。因此，可在测试中引入剂量仪随摄影距离的改变相应测量出各点的曝光量，在双对数坐标纸上作图，当摄影距离与曝光量两者间的关系直线斜率为 2±0.4 时，可认为距离平方反比定律在此次测试中成立。

距离测定法的优点：一是测定方法与实际 X 射线摄影操作接近，可获得更具指导意义的测量参数；二是此法比其他阶段曝光方法重复性更好，摄影距离也可以根据特性曲线的使用目的灵活选择。缺点是测试空间和 X 射线管容量都应足够大，测定操作时间也较长。

（黄巍　胡勇）

第八节　模拟 X 射线胶片及增感屏

链接 1-8 模拟 X 射线胶片及增感屏

因人眼不能直接观察 X 射线，故需要通过特定的影像信息接收器（成像介质），将带有受检体信息的 X 射线转换成人眼可见的图像形式。模拟成像系统常用的影像信息接收器包括增感屏-胶片系统、荧光屏-X 射线电视系统。

一、医用 X 射线胶片

（一）种类

医用 X 射线胶片因种类繁多，分类方法也各异，总的可归纳为以下几种。

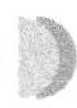

1. 直接摄影用 X 射线胶片

（1）感绿胶片　这是一种正色胶片，与发绿色荧光增感屏配合使用，可吸收峰值约为 550 nm 波长的光谱。感绿胶片感度最高可达 1 200，尤其在与发绿色荧光的稀土增感屏组合下，使用这种屏-片系统可使受检者 X 射线的接受剂量大幅度减少，这是其最大特点。感绿胶片包括 3 种：①T 颗粒胶片，由 Kodak 公司在 20 世纪 80 年代初期首推的一种新型乳剂颗粒的 X 射线胶片。为增加胶片影像的清晰度，卤化银颗粒被规律切割成扁平状后，被以预期方式排列在乳剂层，并且在乳剂中加入了防止交叠效应的染料。②普通感绿正色胶片，此种胶片也需配合发绿色荧光增感屏使用，乳剂中的卤化银晶体仍是传统颗粒，此类胶片已逐渐被各方面性能更好的 T 颗粒胶片取代；③乳腺摄影专用胶片，此种胶片是专为乳腺摄影用的系列胶片，具备高对比度，其产品有高分辨力、高感度、单层或双层乳剂等数种主要类型。

（2）感蓝胶片　此类胶片不添加色素，故也称色盲片，与发蓝色荧光增感屏配合使用，其吸收峰值以 420 nm 左右的蓝色为主的光谱区。感蓝胶片包括两种：①标准感度胶片，适用于大部分的一般摄影，与各种发蓝紫色荧光的增感屏匹配，是标准感度的通用型胶片。其特点是性能适中，高对比，低灰雾，可增强骨骼、空气及对比剂之间的对比度，既可手工冲洗，也适用于自动冲洗。②大宽容度胶片，此类胶片具备大宽容的密度范围，因此摄影条件有较大的通融性，感蓝、中速、对比度相对较低，但图像层次丰富，适用于胸部及腹部摄影等人体结构复杂、组织类型多样、摄野范围较大的 X 射线摄影检查。此类胶片是专为一般摄影中要求具有大宽容范围的部位而设计。

2. 激光打印及热敏成像胶片

（1）激光胶片　激光胶片属于对可见光敏感的银盐感光材料，用于激光扫描图像的记录。按激光种类分为两种：氦氖激光胶片、红外线激光胶片。按后处理形式分为两类：干式激光胶片和湿式激光胶片。

激光胶片的主要特点是具有极微细的乳剂颗粒，属超微粒单层乳剂胶片，片基为蓝色或透明无色聚酯，背底涂有防光晕层；可体现高对比度、高锐利度图像特点；可感受红色激光、红外线激光或记录氦氖激光图像。

（2）热敏胶片　用于干式打印方式，常使用炭黑材料，不对可见光感光，多属非银盐材料。直接热成像方式使用的胶片，不用注意避光问题，在可见光下暴露后仍可使用，不影响成像效果。

激光打印及热敏成像是目前普及速度最快、应用最多的一种照片成像形式。在临床上，采用激光曝光/热显影技术的打印成像，一般习惯上称其为“干式激光打印”；而采用非激光、直接热成像技术的打印成像，一般称其为“干式打印”。

3. 多幅相机胶片

多幅相机胶片又称 CRT 记录图像，其单面涂布感光乳剂，为减小荧光物质造成的模糊，使成像清晰、细腻，在其背面涂有防光晕层。能摄取 CT、MRI、DSA、ECT、超声等显示器屏幕的记录影像。在核医学的动态研究中，能以低剂量而显示出高清晰的图像效果。

4. 影像增强器记录胶片

（1）荧光电影胶片　此类胶片既有很高的感光度，又有颗粒细腻的特点，适用于摄取动态荧光电影图像，常应用于对荧光电影成像技术要求更加广泛和严格的心脏血管放射学中。

(2)荧光屏图像及荧光缩影胶片　用于体检荧光缩影或荧光屏下的(点片)摄影。

除上述各种胶片外，还有如自动冲洗机辊轮清洁片、直接复制用反转片、手术摄影专用胶片、直接反转型幻灯片等特殊种类胶片。

目前，医用银盐感光胶片的发展动向是低银、薄层、聚酯片基、扁平颗粒技术和系列化。CT、MR、DSA、SPECT、PET 等均已是数字成像，CR、DR 等数字化成像设备的应用，将取代传统摄影的模拟成像，全部数字化成像技术通过 PACS 系统加以存档、传输和再现。因此，未来的发展将使胶片的应用越来越少，直至进入无胶片时代。

(二)模拟 X 射线胶片的结构

直接摄影用 X 射线胶片都为银盐感光材料，主要由保护层、感光乳剂层、片基、附加层等结构构成(图 1-50)。

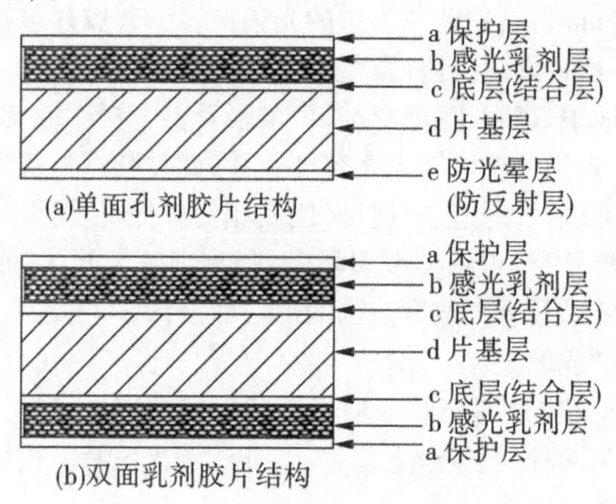

图 1-50　银盐感光胶片结构示意图

1. 保护层

涂布于感光乳剂层表面，为一层较为坚韧的明胶材料，其作用是保护胶片核心层——感光乳剂层，避免质地柔软的感光乳剂层在感光前后受到机械性损伤，以致影响胶片的感光效应。

2. 感光乳剂层

感光乳剂层主要由卤化银(AgX)和明胶组成，为胶片的核心结构层。

(1)卤化银　卤化银是一类具有感光性能的化合物，通过发生光化学还原反应，可记录影像形成图像。卤族元素氟、氯、溴、碘与银的化合物，统称为卤化银。其中氯化银(AgCl)为白色固体，溴化银(AgBr)为乳白色固体，碘化银(AgI)为淡黄色固体，这三种卤化银都可应用于感光材料。因氟化银极易溶于水，故不能应用于 X 射线胶片。溴化银加上微量的碘化银常应用于传统 X 射线胶片的感光物质，而溴化银是唯一应用于 T 颗粒胶片的感光物质。因氯化银(AgCl)发生光化学还原反应会产生有毒的氯气，故传统 X 射线胶片及 T 颗粒胶片均未采用。

胶片产生影像的核心是卤化银。胶片的制作、运输、保存、曝光、冲洗等环节都是围绕卤化银进行的。卤化银呈微晶体状态存在，以每个晶体为单位发生感光作用，胶片记录下来的影像效果是千千万万个发生感光作用的微小卤化银晶体的总和。

以掺杂微量碘化银的溴化银为例，它典型的晶体结构是由溴离子（Br^-）和银离子（Ag^+）以对称形式进行排列。每个 Ag^+ 周围又被 6 个 Br^- 包围，而每个 Br^- 周围也有 6 个 Ag^+ 包围，Ag^+ 及 Br^- 周围掺杂微量碘 I^-。其晶体架构如图 1-51 所示。

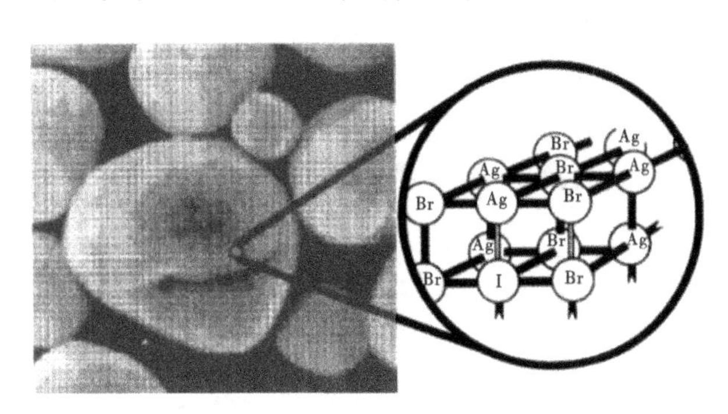

图 1-51　溴化银晶体的晶格结构

溴化银晶体颗粒在实际使用中通常形态多样，大小不一，在作为普通乳剂时多呈马铃薯状。典型的溴化银晶体结构没有光敏度，缺损的溴化银晶体才有感光性能。常见的缺损有两种类型：一种是溴化银中的碘离子的存在造成的错位；另一种是银离子在晶体内离开它的正常位置自由移动，造成的点缺损。感光中心的形成必要条件正是晶体排列的这种错位或点缺损造成的不平衡。

溴化银一般是以晶体颗粒为单位进行感光与显影的。在其他条件相同的情况下，影像效果会受到晶体颗粒的大小、分布的影响。晶体颗粒大小不一，胶片宽容度大；晶体颗粒分布均匀，影像颗粒性好；晶体颗粒小，影像分辨力高；晶体颗粒大，胶片感光度高。在感光材料中最大的是 X 射线胶片卤化银晶体，其平均颗粒直径约为 1.71 μm。

（2）明胶　由于感光材料的各种卤化银均不溶于水，不能直接涂布于片基上。因此，卤化银晶体需要借助明胶使其处于互不接触的、在片基上均匀涂布的、永久性的悬浮状态。明胶由精选的动物骨皮提炼而成，将其涂于片基上，干燥后即形成乳剂层。在感光材料的制备中，明胶用量最大、性能最复杂，为胶片的制作、冲洗提供了必不可少的有利条件，其具有独特的物理、化学性能，对胶片感光特性也有着重要影响。因动物生长条件的不同，明胶的性能不稳定，这也给胶片的感光特性带来不稳定因素。卤化银之所以称为“乳剂”，就是由于加入明胶后呈淡黄色的乳状物。

明胶的作用：①有利于提高感光乳剂的感光度。一是明胶参与构成感光中心。感光中心相当于潜影形成的“催化剂”，感光中心越多，潜影形成越快；二是明胶是可作为吸收卤化银感光时产生的卤原子的吸卤剂，防止银原子重新被卤原子化合成卤化银，间接地提高了胶片的感光度。②对卤化银晶体起保护性胶体作用。被明胶包围的卤化银晶体，互不接触，并能在片基上均匀涂布，且不沉淀、不结块，使未感光卤化银晶体不被显影。③吸水膨胀后具有多孔性。在洗片时，明胶形成的孔道为显影液渗透及冲洗掉多余的盐类提供了路径。④具有热熔冷凝性。这点主要体现在胶片制作及使用中。明胶在流体形态下有利于满足配液及在片基上涂布的要求，其在固体形态下有利于满足摄影程序的使用要求。⑤具有很强的黏性。使乳剂层与片基牢固附着。⑥参与坚膜作用。加入坚膜剂后明胶熔点可从 30 ℃提高到 70 ℃，明胶可增强乳剂层的机械强度。

色素是一种调节胶片的吸收光谱范围(感色性)的有机染料。但感蓝胶片不含有色素，称为色盲片，其吸收光谱范围大都集中于蓝、紫色光区域，波长限制在 500 nm 以下，此光谱吸收范围称为卤化银“固有感色波长域”。

与发绿色荧光增感屏配合使用的直接摄影用感绿胶片以及荧光缩影片、多幅相机和激光相机所用胶片等间接摄影用的胶片，以上胶片对绿色荧光最敏感，为使乳剂的吸收峰值移向波长 550 nm 绿色光谱范围，需要在胶片乳剂中加入某种色素(如碳菁)以提高感光度(图 1-52)。

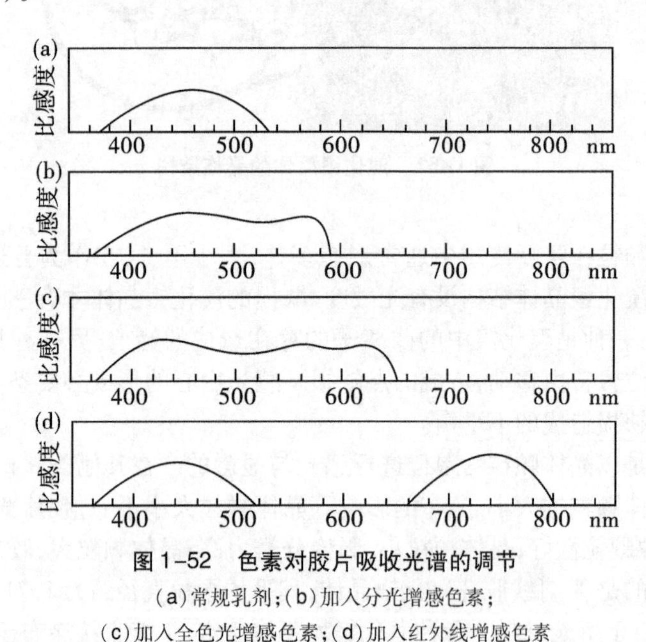

图 1-52　色素对胶片吸收光谱的调节

(a)常规乳剂；(b)加入分光增感色素；

(c)加入全色光增感色素；(d)加入红外线增感色素

直接摄影用 X 射线胶片乳剂层的涂布特点：片基两面均涂有乳剂，以加大其感光度，并可获得影像对比度加倍的效果。间接摄影用胶片因接受的是荧光，不具有穿透性，故乳剂单面涂布，而另一面涂有防光晕层。

3. 片基

片基是乳剂层的支持体，承载感光乳剂的涂布。

(1)选择片基材料应满足相关性能片基的物理性能：坚韧而不易脆裂，在使用过程中能维持胶片的固有几何形态，具备一定机械强度和几何尺寸稳定性，热变形尺寸小，导电性好，有耐热性，软化温度高，且不易燃烧。化学性能：化学性质稳定，不与同乳剂显影液、定影液等冲洗药液起任何化学反应，与乳剂层有良好附着力，有耐湿性，合适条件下长期存放不易变质，具有制造适宜性。光学性能：片基本身通常呈无色透明状。X 射线胶片片基加染料时多呈浅蓝色，阅片时可达到较好视觉效果。聚酯片基透光率 87% ～

90%，醋酸片基透光率 90%。片基要求均一性、平面性良好，且无晕残影。

（2）片基种类根据片基所采用的材料，可分为硝酸纤维素片基、醋酸纤维素片基、聚酯片基等三类。聚酯片基（又称涤纶片基）的特点是熔点高，热稳定性好，弹性高，吸收性小，收缩性低，平整度好，化学稳定性好。现在直接摄影 X 射线胶片均以聚酯片基为其支持体，特别是用于自动冲洗机冲洗的胶片。其余种类片基的胶片，逐渐被聚酯片基胶片取代。

4. 附加层

附加层包括底层（结合层）及防光晕层（防反射层）。

（1）底层（结合层）　由于片基表面有疏水性，不易与亲水的乳剂层粘连。为防止乳剂层在加工时脱落，通过在片基表面涂有一层黏性很强的胶体，使乳剂层牢固地黏附在片基上。

（2）防光晕层　间接摄影用的荧光缩影片、影像增强器纪录片、多幅和激光图像胶片的结构中，有一层防光晕层，其作用是防止光线从片基反射回乳剂层，避免乳剂层二次感光，以减少影像灰雾。一般在此类胶片背面涂一层深颜色的光吸收物质和粘胶，用以吸收产生光渗现象的光线，防止光晕。防光晕层中的这些物质在冲洗加工中自行褪去。防光晕层还有防卷曲作用。其中的光吸收物质主要有胶体银、防光晕染料和炭黑。对染料颜色的选择，依胶片的感色性而定，一般多为深色如蓝、绿、玫瑰色等。

此外，随着技术的不断发展，我们在 X 射线胶片中还涂有防静电层，防腐层或在保护层、乳剂层中加入防静电剂、防腐剂、坚膜剂、防灰剂等成分，以获得更高质量的 X 射线影像。

二、增感屏

增感屏是屏-片系统的重要组成部分之一，“屏-片”中的“屏”即指增感屏，是一种与特定胶片配合使用，受到 X 射线照射后能释放特定荧光以增加胶片感光作用的荧光屏。在 X 射线摄影中，增感屏的使用大大降低了 X 射线曝光条件。进行 X 射线摄影时，对胶片的感光作用超过 95% 以上来自于增感屏发出的荧光，而仅有不到 5% 的感光作用直接依靠 X 射线形成。

（一）荧光现象

某些物质在紫外线、X 射线等高能射线的激发下，可将射线能量如光量子能量吸收，再以可见光形式向外释放，这种现象叫荧光现象。这种能发荧光的物质叫荧光体。荧光现象是光能量在荧光体内部被吸收、转换的过程，荧光现象不伴有荧光体性质的变化。

（二）增感屏的种类

1. 钨酸钙屏

钨酸钙屏是从 1897 年至今仍在使用的标准通用型增感屏。以钨酸钙（$CaWO_4$）晶体为荧光体，受到 X 射线照射可发射光谱在 350 ~ 560 nm，峰值在 420 nm 左右的蓝色荧光，与感蓝胶片组合使用。按钨酸钙晶体颗粒直径的大小，钨酸钙屏又分为低速、中速、高速三种。钨酸钙屏的主要缺点是它的 X 射线光子的吸收效率和荧光转换效率较低。

2. 稀土增感屏

1972 年开始,增感屏从传统的钨酸钙屏跨进稀土屏的时代。这是一类由稀土元素组成的“赋活型”荧光体增感屏。稀土元素是指钇系和镧系 15 种元素的总称。稀土增感屏最大特点是在 X 射线激发下发光效率高于钨酸钙屏。稀土增感屏又分两大类:一类是发光光谱为峰值在 550 nm 的黄绿色光区,以需与感绿片匹配的硫氧化钆/铽增感屏为代表;另一类是发光光谱为峰值在 420 nm 的蓝紫色光区,以需与感蓝片组合使用的氟氯化钡/铕增感屏为代表。现临床仍使用屏-片系统的设备中,最常用的稀土增感屏正是硫氧化钆/铽(绿光)和屏氟氯化钡/铕(蓝光)屏。

3. 特殊增感屏

(1)超清晰屏　特别适用于重点观察骨纹理细节的远端四肢关节影像。

(2)高电压摄影用屏　适用于 120 kV 以上高电压摄影。充分利用穿透性很强的 X 射线。而且为减少散射线的影响,该屏加有一层很薄的铅合金箔。

(3)同时多层屏　以 2 mm、5 mm 或 10 mm 为间隔,在同一个多层暗盒内,有 3 ~7 层增感屏,用于同时多层体层摄影。这种增感屏各层有不同增感率。

(4)感度补偿型屏　此种增感屏较常规增感屏尺寸更长,由不同感度的荧光体组合而成。它用于脊柱全长摄影、上下肢全长摄影、血管造影等照射野跨度特别大的 X 射线摄影。

(5)乳腺摄影专用屏　乳腺摄影专用屏-片系统是以单层乳剂胶片与单张软 X 射线增感屏组合使用,也有将单层微粒可塑型稀土增感屏专用于乳腺摄影的组合方式。乳腺摄影专用屏-片组合可将照射剂量减少到 1/15 ~1/30,并且在照射剂量减少的同时,又保证了影像质量。

(6)连续摄影用屏　是一种用于快速连续换片装置中的增感屏。特点是增感率高,同时为适应胶片在装置中的高速传递,其表面的物理强度高,防静电性能好。

(三)增感屏的结构

构成增感屏的四层主要结构包括基层、荧光体层、反射层或吸收层、保护层(图 1-53)。

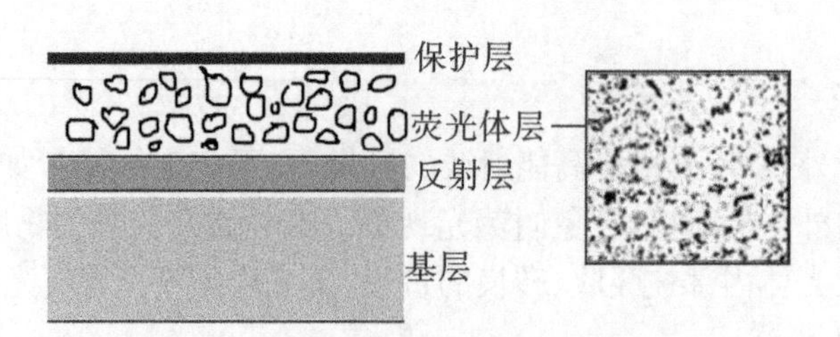

图 1-53　增感屏结构及荧光体显微照片

1. 基层

基层一般由树脂加工处理的硬纸板或聚酯塑料板制成。基层是荧光体的支持体,相当于增感屏的“支架”,能维持增感屏的固有几何形态,具备一定机械强度和几何尺寸稳

定性，其尺寸与各尺寸规格胶片相匹配。

2. 荧光体层

荧光体层是增感屏内荧光体集中布置的结构层，大量荧光体颗粒悬浮于一种胶结剂（如硝化纤维树脂）及另一种能保证塑胶弯曲时不致断裂的物质中，使其分布状态更加稳固、均匀。常用的主要有单纯型（如钨酸钙）和赋活型（如稀土类）两大类荧光体。其中，赋活型应用更广泛，由荧光母体、赋活剂和融剂三种成分组成。赋活型荧光体基本成分母体，是维持荧光体特性的基础，常见成分如 CaS、BaS 等。在荧光体中形成发光中心并增强荧光体活性的物质的是赋活剂，常见成分如 Tb、Eu 等。促进母体的结晶化并增加发光效率的成分称融剂，常见成分如 KCl、NaCl、$BaCl_2$ 等。

3. 反射层或吸收层

反射层是在高感度增感屏的基层上涂有一层光泽明亮的无机物，常见成分如二氧化钛、硫酸钡、氯化镁等。反射层可把背向胶片方向的原发荧光重新反射向胶片，从而使胶片接收到的荧光量增大，因此其作用是反射荧光，提高发光效率。但被反射层重新反射向胶片的荧光相较于朝向胶片方向的原发荧光，前者扩散程度更大，会使影像模糊度增大。而吸收层是在高清晰型增感屏的基层上加涂一层吸光物质，常见成分如炭黑、颜料等，以吸收由荧光体向基层照射的荧光，防止背向胶片方向的原发荧光反射向胶片，减少了荧光的扩散程度，提高影像清晰度，但使增感屏发光效率相对降低，胶片接收到的荧光量相对减少，胶片的感光效应也相对减弱（图 1–54）。

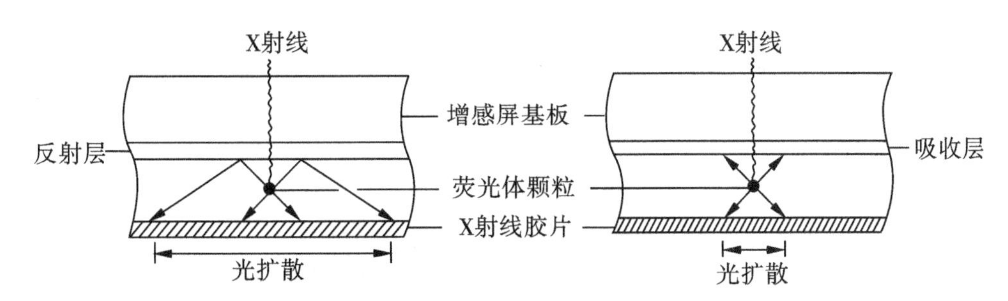

图 1–54　高感度增感屏（左）与高清晰型增感屏（右）

4. 保护层

荧光体层质地较脆，在使用过程中易受到污染及物理损伤。因此，在荧光体层表面设置主要由高分子聚合材料制成的保护层，对荧光体起到物理保护、防止污染、便于清洁、减少静电产生等作用。

（四）增感屏的性能

1. 增感率

增感率常用以表示增感屏的增感作用。在照片上产生同为 1.0 的光学密度时，未使用增感屏与使用增感屏所需照射量之比称为增感率，也称增感倍数或增感因数，记作

$$f=\frac{t_0}{t} \tag{1-19}$$

式中，f 为增感率；t_0 为无屏照射量；t 为有屏照射量。

在实际摄影中，经常变换不同种类的增感屏。因此，现在多采用比较屏与屏之间增

感率的方式，即增感速度（或感度）的概念。一般以增感率为 40 的中速钨酸钙屏为 100，其他种类增感屏均测量产生光学密度 1.0 的感度，再计算相比于中速钨酸钙屏的倍数。例如，氟氯化钡稀土增感屏产生光学密度 1.0 的感度为 400～500，其增感倍数为中速钨酸钨屏的 4～5 倍。影响增感率大小的两个主要因素是荧光体发光效率、增感屏结构及工艺。

（1）荧光体发光效率（η）

$$\eta=\eta_a \cdot \eta_c \cdot \eta_t \cdot \eta_f \qquad (1-20)$$

式中，η_a 为 X 射线吸收效率；η_c 为荧光转换效率；η_t 为荧光传递效率；η_f 为屏-片匹配效率。

1）X 射线吸收效率（η_a）　不同的荧光体，其对线吸收效率也不同。在 X 射线摄影的能量范围内，稀土屏荧光体的 X 射线吸收效率普遍较高，X 射线的吸收率高，则发光效率也高，以硫氧化钆屏的 X 射线吸收率最高，溴氧化镧屏次之，氟氯化钡屏再次之。钨酸钙的 X 射线吸收率最低。

荧光体不同，吸收峰值的激发能量不同，即增感屏在某一特定能量的 X 射线激发下，吸收效率急速上升。荧光体不同，管电压特性不同。钨酸钙屏的感度受管电压影响不大，而稀土屏的管电压特性表明，其感度在 70 kV 以上明显增强。

2）荧光转换效率（η_c）　增感屏的增感率与荧光转换效率成正比。荧光的产生是高能量 X 射线光能量在荧光体内部被吸收、转换为低能量的可见荧光的过程。

3）荧光传递效率（η_t）　增感屏发出的荧光，并非直接到达胶片，在此之前存在一个传递过程。荧光由于在增感屏中的散射和吸收会导致一定程度的损失。这种损失越小，荧光传递效率也就越高。另外，还需考虑到增感屏与胶片的密着程度的影响，荧光传递效率与之成反比。

4）增感屏发光光谱与胶片吸收光谱的匹配效率（η_f）　增感屏在 X 射线激发下均产生荧光，但不同的荧光体发出的光谱范围却不同。这中间存在着一个屏的发射光谱与胶片吸收光谱相匹配的问题，只有两者匹配得当，胶片才能获得自身应有的最大感光度。例如，发出黄绿色荧光的增感屏应与感绿胶片匹配使用，发蓝色荧光的增感屏应与感蓝胶片匹配使用。若屏-片匹配不当，则胶片将无法获得最大感光度。使用稀土屏后，这一问题显得更为突出，特别是有的稀土屏的发光光谱，在某一特定波长下有最高的发光强度，若胶片的吸收光谱能与之相匹配，则可获得最大感度（图 1-55）。

（2）结构及工艺因素　增感率与增感屏的结构及制作工艺对的关系：①增感率与荧光体的颗粒大小成正比；②结合剂使用量大，对荧光吸收小，增感率高；③增感率与支持体的荧光反射率成正比；④荧光体涂布厚度的增加，在适当数值下可提高增感率。

2. 增感屏的影像效果

（1）影像对比度增加。使用增感屏所获得的照片对比度高于无屏的照片影像。

（2）影像清晰度降低。由于荧光体的光扩散（图 1-56）、增感屏与胶片的密着状态、X 射线斜射效应（图 1-57）等原因，使用增感屏后，照片影像的清晰度大为降低，这是增感屏使用的最大弊端。

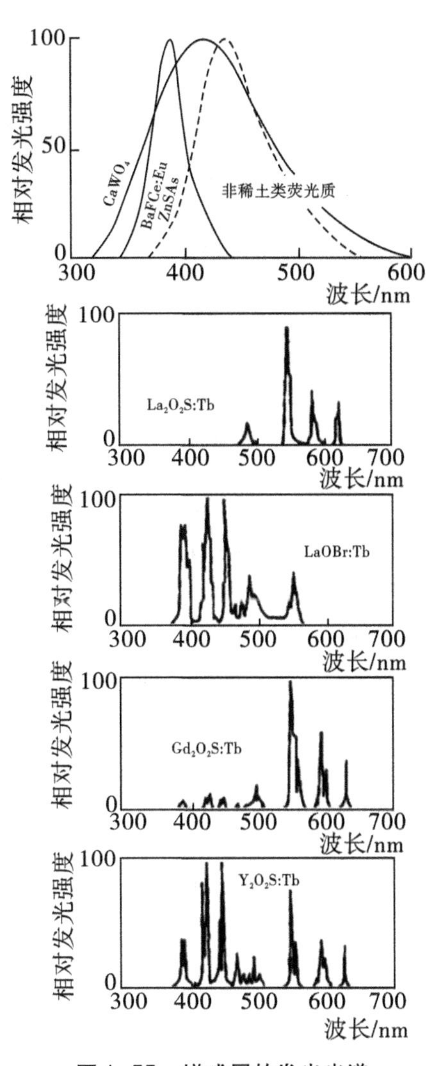

图 1-55　增感屏的发光光谱

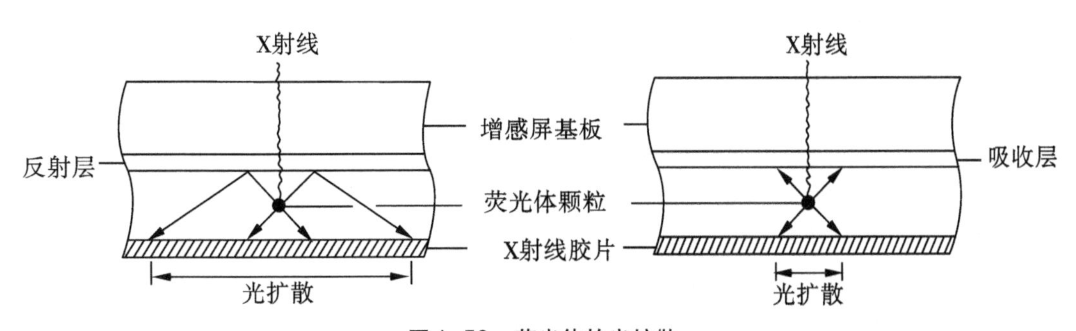

图 1-56　荧光体的光扩散

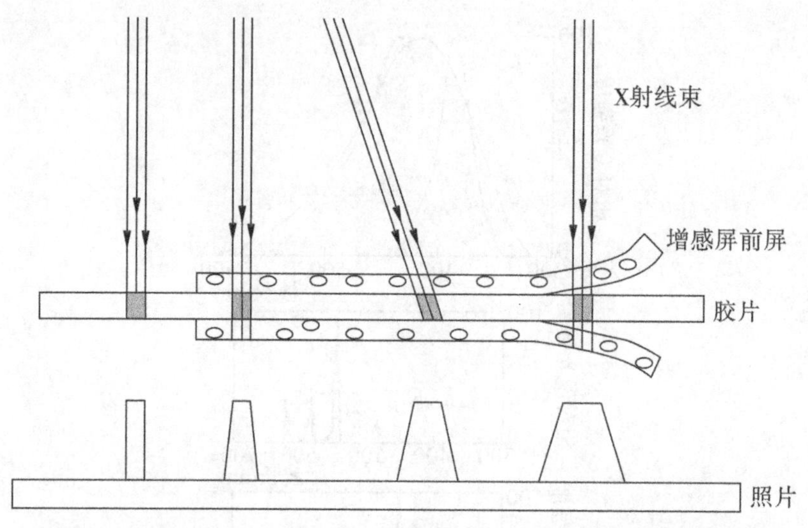

图1-57　增感屏与胶片密着状态、X射线斜射效应对影像清晰度的影响

(3)影像颗粒性变差。当人眼观察X射线照片时,会看到在一定区域内大量集中的不规则的颗粒,这些有颗粒聚集的区域称为照片斑点(噪声)。这些颗粒并非由乳剂中单个银颗粒或增感屏荧光体颗粒组成。照片斑点由量子斑点、屏斑点及胶片颗粒性三要素构成。

(4)增感屏的使用提高了X射线胶片的感光效应,可大幅度降低对人的辐射剂量。

(5)为拍摄高密度、厚部位的组织提供了条件。

(6)缩短了曝光时间,对活动性器官摄影时减少了运动性模糊。

(7)延长了球管的使用寿命。

(8)扩大了小容量X射线机的使用范围。

三、屏-片系统

Kodak公司于20世纪80年代初率先将扁平颗粒(T颗粒)乳剂技术应用于医用X射线胶片上,配合使用硫氧化钆稀土增感屏,形成“T颗粒技术”的一种新型屏-片体系。

(一)扁平颗粒胶片

其结构特点是卤化银晶体颗粒被规律切割成二维的扁平状并与片基平行排列在乳剂层,并且在乳剂中加入了防止交叠效应的品红染料包绕晶体颗粒,用来吸收可能产生交叠效应的荧光,此设计可降低约50%的荧光交叠效应,增加影像清晰度。将传统三维颗粒切割为扁平颗粒后,溴化银晶体可获得相较于传统三维颗粒四倍的感光面积,光的采集容量更高,配合使用硫氧化钆稀土增

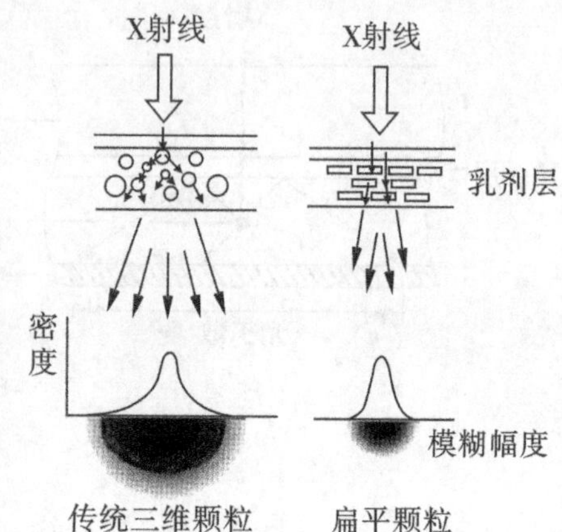

图1-58　不同颗粒胶片对像质的影响

感屏可获得最大感光效应(图 1-58)。

(二)LANEX 稀土增感屏

LANEX 稀土增感屏内的硫氧化钆荧光体受 X 射线照射发出绿色荧光。硫氧化钆的 X 射线吸收效率、荧光转换效率、量子斑点数量都明显优于普通钨酸钙屏,即使只有极少的 X 射线光子到达屏内,也可转换出大量荧光,在未减少胶片单位面积上的受照荧光光子数的前提下,使光子分布更加均匀,与扁平颗粒胶片使用,影像更加清晰。

(黄　巍　胡　勇)

第九节　计算机 X 射线体层成像

链接 1-9 计算机X射线体层成像

X 射线计算机体层成像(X-ray computed tomography),简称 CT。从 1971 年 9 月英国工程师豪斯费尔德研制出世界上第一台 CT 到如今已经过去了近半个世纪。CT 从最初的平移加旋转的扫描方式开始,在扫描速度和成像质量方面都有质的飞跃。2005 年,双源 CT 的研制大大提高了心脏等运动器官扫描的时间分辨率。近年来又与功能成像(PET)融合,构成 PET-CT(正电子发射计算机断层显像),临床主要应用于肿瘤、脑和心脏等领域重大疾病的早期发现和诊断。CT 成功解决了 X 射线投影成像的重叠问题,密度分辨力高,实现了数字化,借助处理软件的后处理可以获得三维图像,并且可以做定量分析,图像质量更清晰,扫描速度更快速,很大程度上提高了病变的检出率和诊断的准确率。

一、CT 发展简史

从 X 射线的发现到第一代 CT 的问世,科学家们经历了漫长的研究过程。这与数学与物理学科的进步是分不开的。美国物理学家柯马克在 1963 年和 1964 年的《应用物理》杂志上发表了题为《用线积分表示一函数的方法及其在放射学上的应用》的文章,为成功制造 CT 奠定了理论基础。1971 年,英国工程师豪斯费尔德研制成功了世界上第一台临床专业 CT 机。CT 的问世在放射学界引起了爆炸性的轰动。1979 年,柯马克和豪斯费尔德共同获得了诺贝尔生理学或医学奖。由此,CT 进入了高速发展阶段。根据扫描方式和探测器数目的不同,将 CT 的发展分为五代。

第一代采用单束平移(translate)+旋转(rotate)(T+R)的扫描方式,由一个 X 射线球管与 2 ~3 个探测器组成,每次扫描旋转角为 1°,扫描速度慢(图 1-59)。

第二代也是采用平移+旋转的扫描方式,不同的是 X 射线束由第一代的单束变为窄扇形束,探测器的数目增至 3 ~30 个,每次扫描旋转角为 5° ~20°,扫描速度有所提高(图 1-60)。

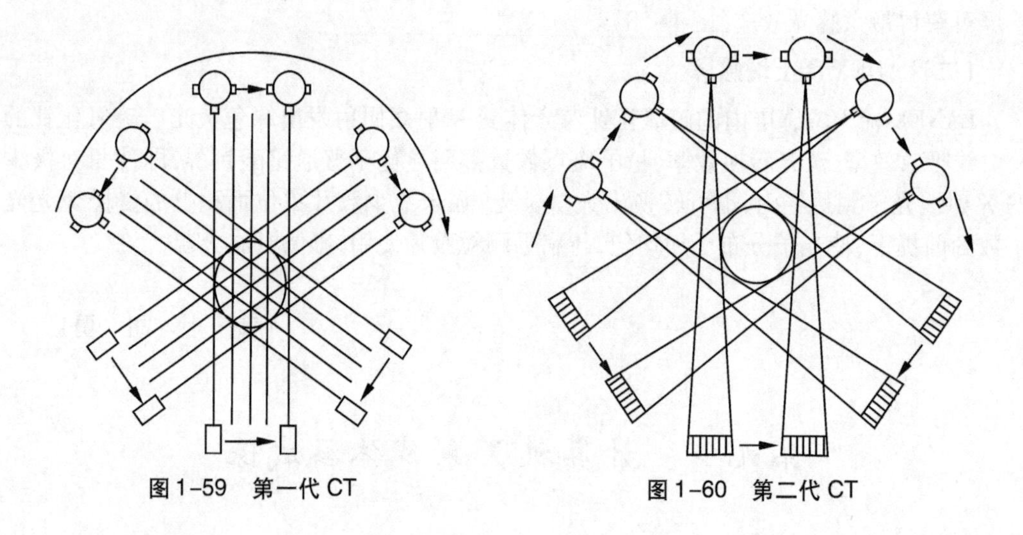

图 1-59　第一代 CT　　　　图 1-60　第二代 CT

第三代采用旋转+旋转(R+R)扫描方式,X 射线扇形束夹角为 30°~45°,患者的整个扫描平面可被囊括,探测器数目增至 300~1 000 个。第三代 CT 基础上发展起来的螺旋 CT(slice CT, SCT)早已由单螺旋 CT(single-slice CT, SSCT)发展到多层螺旋 CT(multisliecs helieal CT, MSCT),实现了 X 射线球管与探测器围绕人体一周能同步获得多幅断面图像的目的,大大缩短了扫描时间。它是大功率 X 射线球管、直流逆变和滑环等技术综合应用的成果。目前,MSCT 已大量应用于临床(图 1-61)。

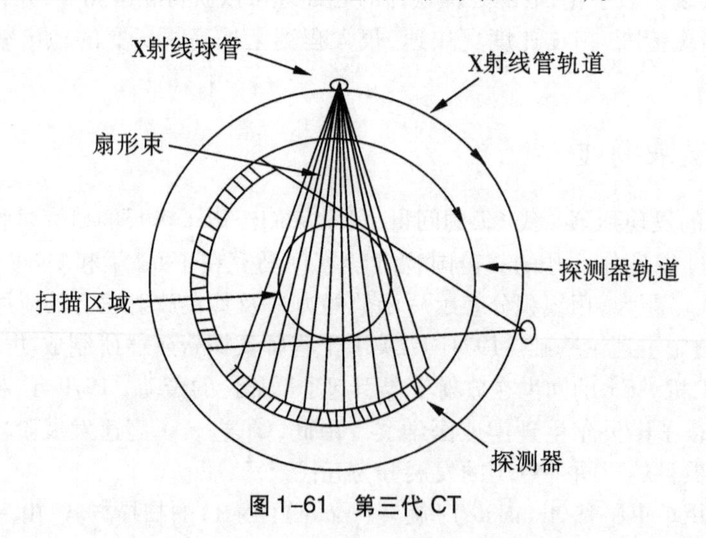

图 1-61　第三代 CT

第四代采用静止+旋转(S+R)的扫描方式,探测器数量增至 600~2 000 个,这些探测器成环形排列分布,探测器固定不动,X 射线管绕患者做 360°旋转运动(图 1-62)。

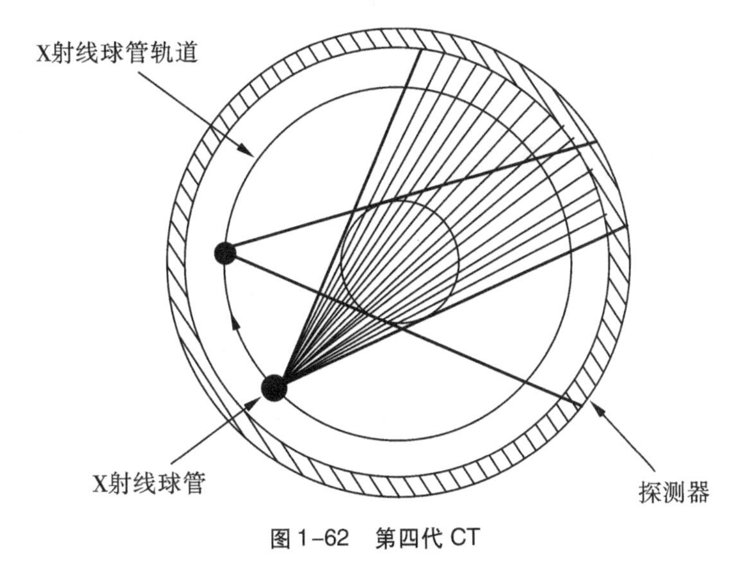

图 1-62　第四代 CT

第五代 CT 的扫描方式与前四代有着本质区别，普通 CT 的扫描机架可做旋转运动，而电子束 CT 的扫描机架则是固定不动的，它与常规螺旋 CT 相比，扫描速度快、时间分辨率高，可获得运动器官在短时间内多层、多幅清晰图像，故人们又将其称之为电子束 CT 或电影 CT（图 1-63）。

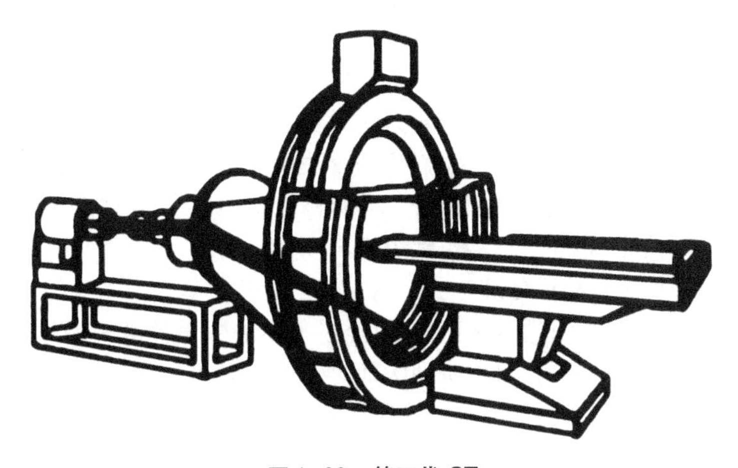

图 1-63　第五代 CT

各代 CT 的主要特性如表 1-10 所示。

表1-10 各代CT的比较

	第一代CT	第二代CT	第三代CT	第四代CT	E-Beam CT	SCT
扫描方式	T+R	T+R	R+R	S+R	S+S	R+R
探测器数	2~3	3~30	256~720	450~7 200	≥1 500	≥512
X射线束	笔形	窄扇形	扇形	广角扇形	锥形	扇形成锥形
扇角		3~36	21~45	48~120	30~45	30~45
扫描时间	240~300	20~210	3~10	1~5	0.03~0.1	0.35~1
每次层数	1	1	1	1	2~8	1~64

二、CT成像特点

(一)CT成像优点

1.断层显示解剖

常规X射线摄影是重叠成像,很多低密度的结构被高密度的结构遮盖,厚度薄的结构被厚度厚的结构遮挡,导致无法分辨病灶的具体位置,很容易漏诊。CT是断层图像,可以把常规X射线摄影所遮挡的解剖或病理结构显示得非常清晰,所以被称为影像学发展史上的一次革命。

2.密度分辨力高CT

与其他影像学相比,图像的密度分辨力相对较高,仅次于磁共振影像,是普通X射线影像的20倍。通过窗宽、窗位的调整对灰阶进行控制,加大人眼的观测范围。CT检查在一些部位具有很大的优势,例如肺部检查,CT明显优于MRI及常规X射线摄影,有利于分清各种正常解剖结构、病理组织和正常组织。

3.可做定量分析及各种后处理

CT能够准确测量各组织的衰减系数,再经过复杂的数学计算来做定量分析。CT系统中包含有各种图像处理软件,可以协助医师对病灶的形状及结构进行分析。在放射治疗方面,CT还可以帮助放射物理师制订治疗方案和评价疗效。

4.经济效益高

检查费用相对便宜、安全、迅速,适合首选检查;检查速度快,尤其适合于急诊检查,如外伤、脑血管意外等。

(二)CT成像缺点

(1)伪影较多　有些部位骨骼伪影太多,影响其周围软组织结构的显示,如颅底部及椎管。受呼吸运动的影响,容易漏诊小的病状,如肺、肝脏等。重建图像伪影较多,高速CT使CT机固有缺陷大有改善。

(2)空间分辨率低　空间分辨率不如常规X射线成像。有些X射线机极限分辨率可达30 lp/cm,而普通的CT机极限分辨力仅为10 lp/cm。

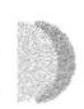

（3）辐射量较高　CT相比普通X射线检查辐射量较高。

（4）不能进行功能成像　目前的CT图像主要反映的是解剖学结构，几乎没有脏器功能的相关资料。与PET技术结合后的PET-CT，利用PET功能代谢显像技术和CT扫描技术融合在一起，既可以显示出病灶功能代谢的状态，又可以显示出病灶的空间位置、大小与形态。从宏观上显示出全身各脏器功能代谢的病理、生理特征，更易于发现早期病灶。

三、CT的临床应用

1. 各部位CT临床应用

（1）头颅CT　常用来观察脑先天性畸形、脑血管意外、颅脑外伤、颅内感染、颅内肿瘤、颅骨骨折、寄生虫病等。

（2）头颈部CT　可观察眼与眼眶、耳与乳突、鼻窦、鼻咽部、喉部以及头颈部软组织疾病。

（3）胸部CT　适用于观察气管、纵隔、肺、胸膜、胸壁、膈肌、心与心包、主动脉疾病等。用肺窗和纵隔窗来分别观察肺和纵隔组织的病变，骨窗用来观察骨骼病变。

（4）腹部CT　适用于观察肝脏、胆道、胰腺、肾脏、肾上腺、胃肠道、腹腔、腹膜后病变，对于腹腔大血管病变。胃肠道肿瘤、腹膜炎症、腹膜后肿瘤以及腹部手术后并发症等进行CT扫描有非常重要的诊断作用。

（5）盆腔CT　适用于观察男、女性的生殖器官、膀胱、直肠肿瘤、炎症及外伤等。

（6）脊柱CT　适用于观察椎管狭窄、椎间盘病变、先天变异、脊柱结核、脊椎和脊髓肿瘤、外伤等。

2. CT增强扫描的应用

CT增强扫描就是将对比剂注入患者静脉后的CT扫描，目的是增加组织对比度，以便更好地观察及区别组织结构。CT增强扫描在提高病变检出率方面有很大优势，有利于确定病变性质，有助于诊断和鉴别诊断，有助于判断肿瘤位置，对手术路径的选择提供了直观的影像资料和参考。

3. CT定量分析的应用

有些疾病需要利用CT值的测量来诊断，例如通过CT值测量患者骨矿含量情况，可帮助医师诊断骨质疏松；通过对冠状动脉钙化的测量，有助于冠心病分级诊断。

四、CT的基本结构

CT主要由扫描机架系统、计算机系统和外围系统三大部分组成（图1-64）。

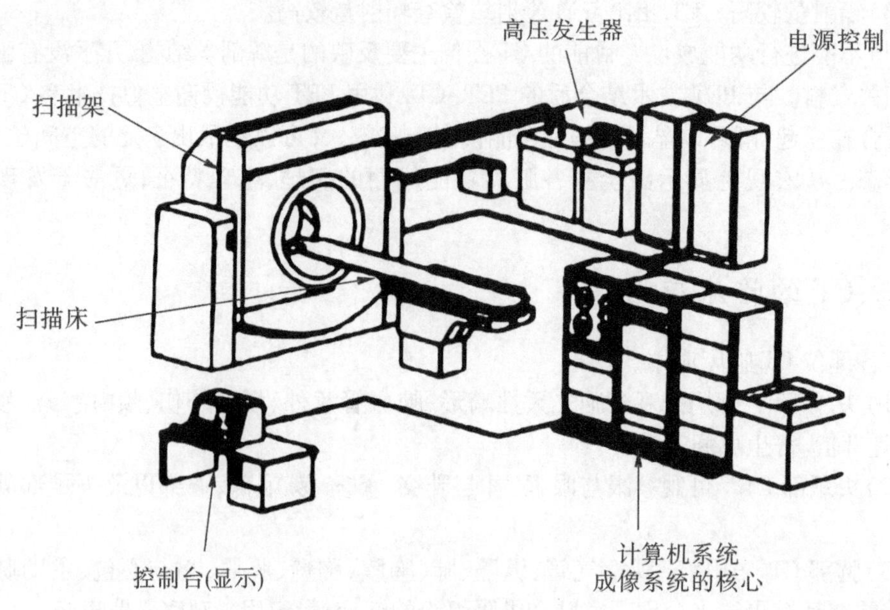

图 1-64　CT 的基本结构

(一)扫描机架系统

(1)X 射线管　也称 X 射线球管,是发出 X 射线的重要器件。曾被制成固定阳极 X 射线管,因其热容量小,寿命短,故已淘汰。现常用的旋转阳极 X 射线管焦点小、热容量大、寿命长、扫描次数可达 2 万次以上。部分医疗机构的 CT 已采用飞焦点技术,即采用 2 个焦点交替工作,曝光次数可上升至 25 万次 ~50 万次。

(2)X 射线发生器　CT 机对高压电源的稳定性要求较高,必须采用高精度的稳压器装置。

(3)探测器　接收来自于人体的 X 射线信息并将其转变为电信号。

(4)准直器　准直器分两种:一是 X 射线管端的准直器,作用是控制 X 射线束在人体长轴平行方向上的宽度,即层厚;二是靠近探测器端的后准直器,作用是使探测器只接收垂直入射探测器的 X 射线,以减少其他方向上的散射线的干扰。

(5)滤过器　亦称为补偿器,滤过器的作用有两个:其一为吸收低能射线;其二为使穿过滤过器和受检者的透射 X 射线束的能量分布达到均匀硬化。

(6)模/数转换器(A/D 转换器)　模/数转换器的作用是将来自探测器的电信号放大,积分后多路混合变为数字信号送入计算机处理。

(二)计算机系统

计算机系统由主计算机和阵列计算机两部分组成。

(1)主计算机主　计算机的作用:控制和监视扫描过程,并将扫描数据送入存储器;CT 值的校正和输入数据的扩展;与操作人员交互信息并控制信息的传送;图像重建的程序控制;故障诊断与分析。

(2)阵列计算机　阵列计算机的作用是在主计算机的控制下进行图像重建等处理。

(三)外围系统

(1)扫描床 又称检查床,其作用是准确地将患者送入预定的位置以适应 CT 扫描的需要。为适应不同身高的患者,扫描床还附有升降床面的功能。为方便 CT 检查需要,与 X 射线束射出同方向的位置上还设有定位光源,便于定位。

(2)操作台 完成扫描参数的设定、扫描过程的控制、观察和分析、患者资料输入等操作。

(3)图像存储与显示 完成对数据的记录、调用、打印及显示等工作。

五、CT 成像基本过程

CT 成像的主要工作过程:自 X 射线管发出的锥形 X 射线首先要经过前准直器准直后形成窄的扇形束,扇形束透过患者再经后准直器准直后仅可照射到与之相对应的探测器上,探测器将含有人体信息的 X 射线信号转换为对应的电信号。此信号经模/数转换器转换后,变为计算机可识别的数字信号,送至计算机进行图像重建的运算。计算完成后,再由 D/A 转换器将数字信号转换成模拟信号,以不同的灰阶显示于计算机屏幕上,再以激光打印机打印成片(图 1-65)。

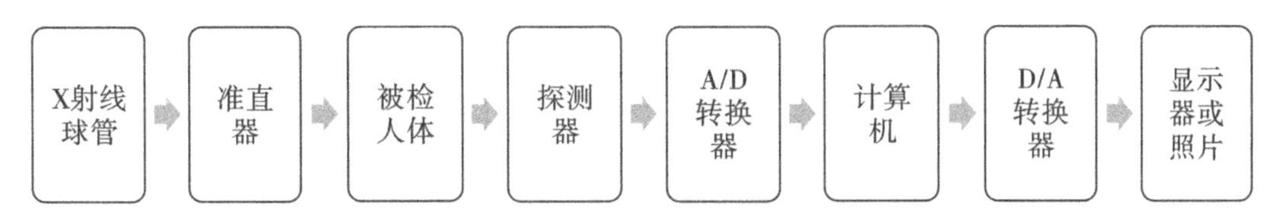

图 1-65 CT 成像流程图

CT 成像是一个复杂的数据采集与数学计算的过程,可以简单理解为以下 3 个步骤:①数据采集与处理;②图像重建与处理;③图像存储与显示。

(一)数据采集与处理

从 X 射线的发生到探测器的数据采集,模拟信号到数字信号的转换,此过程会获得大量的数字数据,我们通常称其为原始数据。数据采集系统包括 X 射线发生装置(X 射线管和高压发生器)、准直器、滤过器、探测器、模/数转换器等。数据的处理是将原始数据经过复杂的数学运算处理得到准确的重建图像数据,为图像重建做准备。如对数变化,通过内插等多种方式对数据进行正常化的处理。

(二)图像重建与处理

CT 计算机系统负责整个 CT 系统的运作和数学运算。CT 计算机系统分通用计算机(又称主计算机)和专用计算机(又称阵列处理机或阵列处理器)两部分。通用计算机主要来执行系统管理、任务分配、外设控制等;专用计算机主要来执行图像重建和处理的任务,且无法独立工作,必须与主计算机相连,在主计算机的控制下完成图像重建和处理(图 1-66)。完成图像重建功能的单元称快速重建单元,它由许多微处理器组成,每一个微处理器都有属于自己的运算器、指令存储器和数据存储器等,并且按照相同的程序分别运行且互不干扰,此过程便称之为重建过程。图像重建的数学处理过程非常复杂,采用的数学运算方法也很多。不同的运算方法,重建速度和重建后的图像效果各不相同,需要根据不同的扫描方式和诊断目的来选择运算方法。

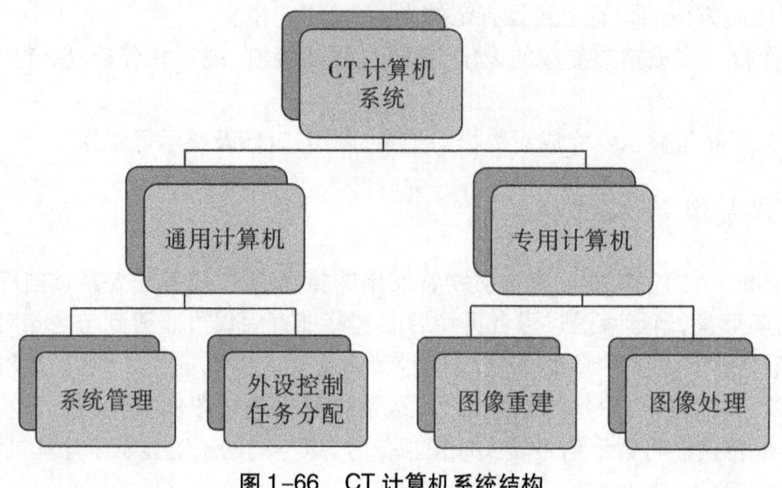

图1-66　CT计算机系统结构

(三)图像存储与显示

完成图像的重建与处理后,数字图像的存储和呈现就显得尤为重要。

(1)图像的存储　按照存储媒介的不同,可将图像存储分为软存储和硬存储两大类。软存储就是将数字图像存储于硬盘、光盘、磁盘或者PACS系统网络介质中。最理想的软存储介质要兼顾存储容量大和存储速度快的特点。PACS网络存储量大,功能升级、容量拓展方面发展较迅速,目前已广泛应用于临床,随着MSCT(多层螺旋CT)的广泛应用,CT图像调阅形式的改变,PACS的软存储方式将被普及。硬存储就是将数字图像打印在胶片上,主要为患者保存病情信息,提供诊断依据。目前激光相机应用较多。

(2)图像的显示　计算机系统输出数字图像可以通过D/A转换器,将数字矩阵中的各像素CT值转换成灰阶,通过黑白显示器或彩色显示器显示出来,而且还可以在监视器上进行图像的后处理。重建过后的图像记录在硬盘或直接传至PACS系统,最后也可以通过激光打印机打印胶片。

六、CT成像原理

(一)X射线衰减过程

X射线是CT成像中起着关键作用的放射线,因其具有一定的能量和穿透作用,在经过物体时X射线的部分能量会被物体吸收和散射,即X射线的衰减。物体对X射线吸收和散射的多少与物体的密度、原子序数和X射线本身的能量有关。物体对X射线的吸收作用是CT成像的基础,而散射作用会造成X射线照片灰雾增加,对比度受到损害,影像模糊,严重影响X射线照片的诊断价值,同时患者会受到不必要的辐射伤害。

物理实验证明，在均匀介质中，X 射线的衰减符合指数规律。一束单能窄束经过均匀介质后，其强度随着介质厚度按指数规律衰减，除此之外还包括介质密度、衰减系数的不同而变化，即

$$I = I_0 e^{-ux} \tag{1-21}$$

式中，I_0为入射 X 射线的强度；I 为出射 X 射线的强度；u 是该介质的衰减系数。由上式可以看出，u 越大，X 射线强度在介质中的衰减速度越快，X 射线能量被该介质吸收越多，反之亦然。u 的大小与介质的密度有关，密度越大，u 越大，密度越小，u 越小。

当 X 射线经过人体时，因人体各组织的成分和密度各有不同，为了计算方便，在被检体内欲成像的层面上按一定大小人为划分成若干小单元，我们称这些小单元为体素，厚度均为 x。设 x 足够小，则每个体素可视为密度均匀的介质（图 1-67）。

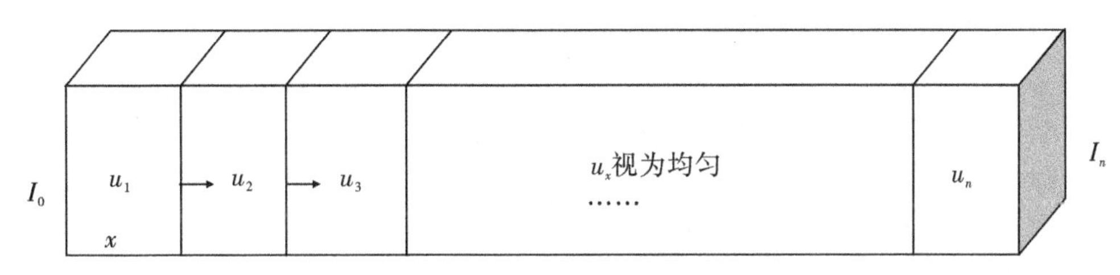

图 1-67　X 射线透过 n 个小单元密度体

图 1-67 中，每个体素的厚度为 x，假设第一个体素的衰减系数为 u_1，第二个体素的衰减系数为 u_2，以此类推，最后一个体素的衰减系数为 u_n。入射 X 射线的强度为 I_0，经过第一个体素后，强度衰减变为 I_1，经过第二个体素后，强度衰减为 I_2，以此类推，经过最后一个体素后，强度衰减为 I_n，即

$$I_1 = I_0 e^{-u1x} \quad I_2 = I_1 e^{-u2x} \quad I_3 = I_2 e^{-u3x} \cdots \tag{1-22}$$

通过最后一个体素后的 X 射线强度为

$$I = I_n = I_0 e^{-(u_1+u_2+u_3+\cdots+u_n)x} \tag{1-23}$$

由上式可变为

$$u_1+u_2+u_3+\cdots+u_n = -\frac{1}{x}\ln\frac{I}{I_0} \tag{1-24}$$

由上式分析可知，若已知 I_0、I_1、I_2…I_n和 x，则可以求出该束 X 射线经过人体时，在其传播方向上的各体素的衰减系数之和（$u_1+u_2+u_3+\cdots+u_n$）。若需求出每个体素的衰减系数，必须建立 n 个独立方程。

吸收系数 u 受 X 射线波长、物质的原子序数和密度的影响。对于一定能量的 X 射线，物质的原子序数越小，吸收系数就越小，物质的原子序数越大，吸收系数就越大。对于相同原子序数的物质来说，物质的密度越大，吸收系数越大，物质的密度越小，吸收系数越小。所以，u 可反映出物质的原子序数、密度、物质的构成特征。X 射线的能量与其波长相关，波长越长，能量越低，波长越短，能量越高。可见光因其波长较长，能量较低，在经过不透明物质时，可见光无法穿透，能量被完全吸收。与可见光相比，X 射线因其波长较短，能量较高，在经过相同物质时，X 射线可穿透（仅有部分能量被物质吸收），故可知 X 射线能量越大，u 越小，u 随 X 射线能量的增大而减小。

上述表明，X 射线在穿透物体的过程中，能量会逐渐降低，特别是能量较低的软射线。低能 X 射线比高能 X 射线更容易被物质吸收，在经过某种均匀介质时能够更快地将低能 X 射线过滤掉，这种现象称为 X 射线束的硬化效应。

英国工程师豪斯费尔德定义了 CT 值的概念，用来表达人体组织密度的高低，单位为 HU（Hounsfield Unit），通过计算机运算出的 CT 值的高低，观察组织密度的大小。人体密度最高的组织为骨骼，CT 值为+1 000 HU；水的 CT 值为 0 HU；软组织的 CT 值为 20～50 HU；脂肪的 CT 值为-70～-90 HU；血肿的 CT 值为 60～80 HU；空气密度最低，为-1 000 HU。最终，一个 CT 值的矩阵就是一个层面上的 CT 图像，CT 值的大小对应不同程度的亮暗程度，即灰阶，最终呈现在显示器上供医师观察诊断。

（二）CT 数据采集的基本原理

CT 成像与普通 X 射线摄影的主要区别是需经过复杂的数据采集过程，其由 X 射线管和探测器的扫描同步完成。目的是为获取重建图像的原始数据。

X 射线从球管以锥形束发出，经过准直器的校准后，射线束呈现扇形的扁平束，在经过人体后，射线会正好落在与之对应的探测器上。在这里，准直器的作用与遮线器的作用有相同之处，都是为了让 X 射线管辐射出来的 X 射线束透过人体后仅照射到与之相对应的探测器上。其他部分的 X 射线，因被准直器屏蔽，从而减少了散射线进入探测器，提高了探测器的效率和测量精度。

在成像系统中，X 射线发生系统和信息接收系统是整个 CT 成像设备必不可少的两大重要元素。CT 成像是射线以特定的方式经过被检人体的某断面，再由探测器接收到对应信息，将此信息，也就是射线衰减信号送至计算机进行复杂的数学运算，经计算机重建处理后形成一幅人体某断面的图像。

下面以第一代 CT 的扫描方式为例，阐述数据采集的基本原理。

第一代 CT 由 1 个 X 射线球管和 2～3 个探测器组成，在进行扫描时，被检人体的1 个体层平面厚度是由准直器来限定的（图 1-68）。从图中可看出，体层是被检体的 1 个薄层，此薄层的两个表面可视为是平行的平面，在建立一幅图像的 CT 扫描过程中，被 X 射线束透射的被检体部分就是体层。

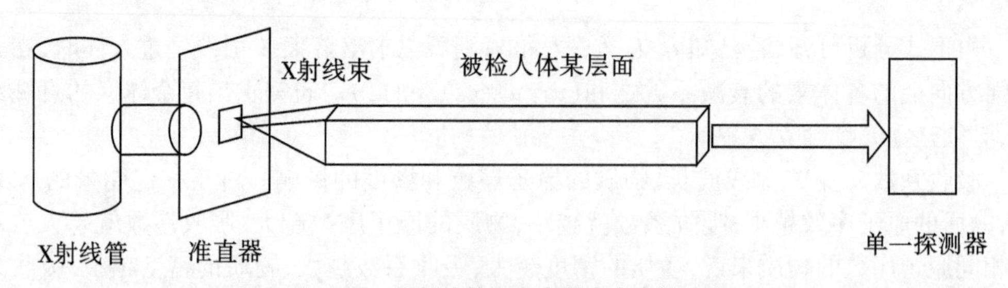

图 1-68　X 射线管经准直器发出直线波束

在整个扫描过程中，X 射线进入人体前的入射强度被视为一个常值（滤过器可吸收低能 X 射线，使 X 射线平均能量升高）。这时，吸收系数之和只与检测出的 X 射线透射

强度有关。首次扫描时，X射线管与探测器由被检人体某一侧按照预定的方向和相同的间隔进行同步直线平移，间隔的长度与体素的宽度相同(图1-69)。

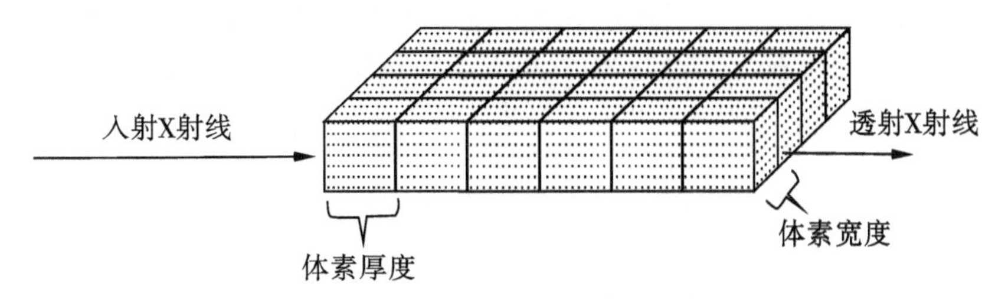

图1-69　X射线球管与探测器直线平移

X射线束每扫描一个间隔，透射出的X射线强度就会被检测出来，这些信号经过可得到该处吸收系数之和。不同组织器官对X射线有不同的吸收系数，而吸收系数也是最基本的CT成像数据。吸收系数u除受X射线波长、物质原子序数和物质密度影响外，还与X射线束的空间位置有关。当按直线平移扫描完一个体层后，就获得一个方向上的一组吸收系数之和的数值与之对应的X射线衰减曲线(图1-70)。我们把这个曲线称作X射线束经被检人体吸收后在该方向上的投影，其数值大小称为投影值。假设每一个方向上直线平移扫描180次，这样在一个方向上就可得到180个投影值。为了不造成重复扫描，避免无用射线的干扰，每次旋转角度为1°。第一次直线平移后，扫描系统旋转1°做第二次直线平移扫描，在此方向上又可得到180个投影值。以此类推，旋转180°后就可得到被检人体整个体层平面在所有方向上的X射线束投影，继而可得到整个平面所有方向上的180×180个投影值。最终，可以建立180×180个方程，并通过计算求出180×180个单元体所对应的吸收系数。

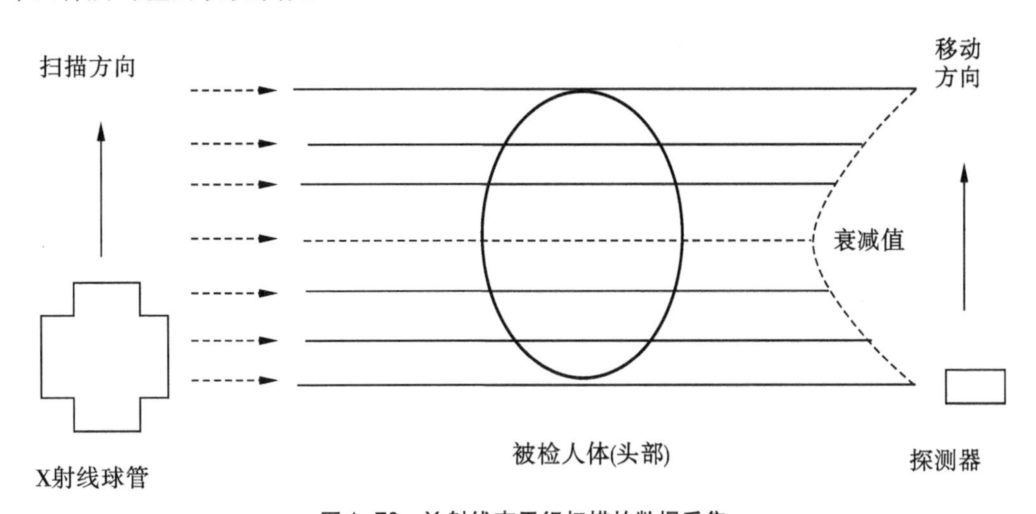

图1-70　X射线束平行扫描的数据采集

通过计算机，对获取的投影值进行数学计算，可得到各个体素的衰减系数值，获取衰减系数值的二维分布(衰减系数矩阵)。再按CT值的定义把各个体素的衰减系数值转换为对应像素的 CT 值,然后将图像面上各像素的 CT 值转换为灰度,即数字信号转换为模拟信号(D/A)。以此,根据灰度分布得到 CT 影像。

目前使用的 CT 机,有逐层采集和容积采集数据两种不同的数据采集方法:①逐层采集法,是非螺旋 CT 的扫描方式,X 射线管和探测器同步扫描完一个体层后,将停止转动并保持静止状态,X 射线管同时停止发射 X 射线,待扫描床移动一定距离到达下一个预定扫描层面时,重复进行下一次扫描,一直进行到全部预设部位扫描完成为止。扫描期间每一次只扫描 1 个层面。②容积数据采集,是螺旋 CT 的扫描方式。数据采集时扫描机架单向连续旋转,X 射线管和探测器围绕患者持续发射射线和接受透射射线,扫描床同时匀速单向移动,其采集的是一个扫描区段的容积数据。

在理解数据采样过程中,还必须注意:①根据患者病情需要,设置相应的层厚大小,通过准直系统严格准直,使射线束的宽度与层厚相等;②X 射线管与探测器同步围绕人体旋转,发射射线的同时采集数据;③滤过器具有硬化作用,X 射线管产生的射线在经过滤过器后会提高射线的平均能量;④探测器接收的是透过人体后的衰减射线;⑤探测器接收的衰减射线将被转换为电信号。

CT 扫描成像从数据采集到一幅 CT 图像形成分以下 5 个步骤:①扫描,根据检查要求,为患者进行体位摆放并静止于扫描床上(常为仰卧位或俯卧位),X 射线管和探测器围绕患者做同步单向匀速旋转运动,此过程即为扫描;②接收,X 射线管负责发射射线,其发射的 X 射线束经过 X 射线球管前端的准直器高度准直,射线通过人体后,探测器负责接受衰减射线;③转换,探测器接收透射线后,能产生与 X 射线强度成正比的电信号,经过前置放大器、对数放大器、积分器和多路转换器后将微弱的电信号转换放大,再经模数转换器(A/D 转换器)转换成为计算机可以识别的数字信号,并经接口电路将此信号输入计算机;④计算,计算机对这些数据经过复杂的数学运算后(图像重建),再由数模转换器(D/A 转换器)转换成模拟图像的灰阶;⑤输出,送入显示器显示,或以数字形式存入硬盘或 PACS 系统,或送至激光打印机打印胶片,以便患者留存。

(三)CT 数据采集的原则

CT 成像的数据采集是为重建图像提供依据的,是 CT 成像整个过程中的第一个环节,也是最关键的环境之一。数据采集应遵循以下原则:

(1)投影是 X 射线束扫描位置的函数　采集数据是按照被检体层平面的空间位置进行,图像重建同样也是。

(2)扫描应满足“无缝对接”或局部重叠　在预先规划好被检测体层平面的体素位置后,每个体素应被 X 射线束扫描一次以上,这样才能确保得到各个位置上的投影数据,计算出各个体素的吸收系数。否则,未被扫描的体素将不能确定它的吸收系数,在重建图像中无法计算,无法保证 CT 图像的完整性。

(3)提高数据采集的扫描速度　因为人体正常的生理状态,有的脏器运动比较快,如心脏,只要将扫描速度提高到比脏器的运动速度还要快,在脏器下一次的运动还没有来临之前,完成扫描过程,就可近似地认为这些运动脏器或组织是静止的。如此,可避免运动伪影的出现。

(4)数据采集要精确　在进行重建计算的过程中,数据会在传递与计算的过程中造

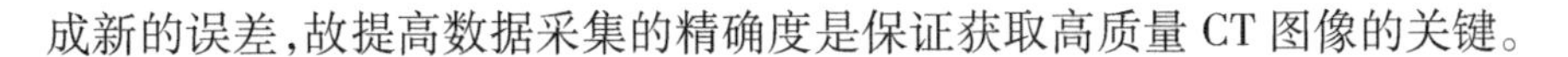

成新的误差,故提高数据采集的精确度是保证获取高质量 CT 图像的关键。

(马静芳　任　娟)

第十节　磁共振成像

链接 1-10
磁共振成像

磁共振成像(magnetic resonance imaging,MRI)是利用生物体内特定原子磁性核在磁场中所表现出的共振作用而产生信号,经空间编码、重建而获得图像的一种医学影像技术。因射频脉冲激发的是物质的原子核(大多为氢质子),故又称核磁共振成像。

一、磁共振成像的特点

(一)磁共振成像的优点

磁共振在医学成像运用方面拥有许多优势:①主要受射频脉冲和主磁场磁性影响,无电离辐射,对人体不产生电离损伤,安全可靠;②磁共振成像对脑和软组织分辨力非常好,可以清楚地显示脑白质、脑灰质、肌肉、脂肪等软组织及软骨结构,解剖结构和病变形态显示清楚;③多方位成像,矢状位、冠状位、轴位以及任何倾斜方位层面成像都可以扫描,技术优于其他检查技术;④多参数成像、多序列成像和选择性成像,通过分别获取 T_1 加权像(T_1 weighted image,T_1WI)、T_2加权像(T_2 weighted image,T_2WI)、质子密度加权像(proton density weighted image,PDWI)以及 T_2*WI、重 T_1WI、重 T_2WI,在影像上取得组织与病变之间的信号对比,提高兴趣区组织结构和病变组织结构显示的敏感性,多层次多渠道地增加诊断信息;⑤通过参数、成像序列和特殊成像技术的选择和应用,可以选择性地抑制人体组织的磁共振信号,如水成像、脂肪或水的抑制成像;血管成像也可以在不使用对比剂的情况下进行,成像质量与微创的数字减影血管造影技术(DSA)媲美;⑥除了进行影像形态学研究外,还能进行功能成像、组织化学和生物化学方面的研究。这些优势使得该技术的潜力具有无限的拓展空间,是目前发展最为迅速的医学成像技术之一。

(二)磁共振成像的缺点

磁共振成像的缺点包括:①磁共振图像的空间分辨力较低,对细小病变不易显示;②成像速度慢,对急危重病人和不配合的患者来说,此检查技术不作为首选;③禁忌证较多,装有心脏起搏器、动脉瘤夹、金属假肢等患者不宜进行磁共振检查;④不能进行定量分析,磁共振成像不能对成像参数值进行有效测定;⑤多种伪影因素,造成图像伪影的原因有很多,包括化学位移伪影、卷褶伪影、运动伪影、截断伪影、磁化率伪影等;⑥显示骨组织的能力要比 CT 差,在观察颈椎骨刺、韧带钙化及椎管狭窄等组织的退变情况时,不如 CT 清楚,含气脏器检查效果不良;⑦磁共振成像设备价格昂贵。

二、磁共振成像设备的基本硬件

磁共振成像设备通常由主磁体系统、梯度磁场系统、射频发射与接收系统、计算机系统及其他辅助设备等五部分构成。

(一)主磁体系统

主磁体系统是磁共振成像设备的核心部件,是营造磁场环境非常重要的硬件设备,其制造和运行成本在整个系统当中也是最高的。主磁体的作用是产生一个均匀的、稳定的静态磁场,使处于磁场环境的被检者体内的氢原子核被磁化而形成磁化强度矢量,并以拉莫尔频率沿磁场方向进行自旋。

1. 主磁体的分类方法

主磁体按材料的不同分为常导磁体、超导磁体、永久磁体和混合磁体;按规模大小分为小型磁体(内径为 2 ~ 20 cm)、中型磁体(内径为 30 ~ 100 cm)、大型磁体(内径大于 100 cm);按磁体线圈的供电方式分为直流磁体、脉冲磁体、交流磁体;按磁体线圈的绕线方式分为直螺线管线圈磁体、横向型磁体、鸟笼型磁体;按成像范围分为局部磁体、全身磁体;按场强大小,0.5T 以下的为低场强磁体,0.5T ~ 1.0T 的为中场强磁体,1.0T ~ 3.0T 的为高场强磁体,其中 3.0T 属超高场强磁体。

2. 主磁体的技术指标

(1)磁场强度　磁场强度是指磁共振设备中静磁场的强度。磁场强度大小的确定需要从三方面综合考虑,信噪比(S/N)、射频对生物的穿透作用和人体安全性。0.4T ~ 3.0T的场强范围即可满足对人体疾病的检查。需要注意的是,中低场强虽然能够满足基本的医学诊断需求,但是在成像性能方面,3.0T 要比 1.0T 设备扫描时间快很多,成像质量也有很大提高。如需获得足够的化学信息,则必须使用 1.5T 以上的高磁场,现主流产品的场强大多在 1.5T ~ 3.0T。磁场强度的增加能使氢质子所产生的磁矩增大,MR 信号增强。故高磁场强度的特点有:①提高磁场强度,能够显示更多的解剖结构、器官功能、生物化学等方面的信息;②高场强可提高质子磁化率,图像信噪比增加;③缩短扫描时间,高速成像;④可进行频谱分析;⑤磁敏感效应增强,脑功能成像信号变化更明显;⑥共振频率变高,自旋加快,同样运动的相位漂移变大,使运动伪影和化学伪影增多;⑦MR 的运行成本提高;⑧逸散磁场增大,高斯线的边界更远,机房增大,建筑费用增加。

(2)磁场均匀度　主磁场均匀度对磁共振成像的影响:①高度均匀的磁场对提高图像信噪比有利;②磁场强度均匀可确保磁共振空间定位准确;③高度均匀的磁场可减少多种类型的伪影,尤其是磁化率伪影;④高度均匀的磁场可增大扫描视野,对于偏离磁场中心的部位也可进行检查;⑤高度均匀的磁场能充分利用脂肪饱和技术进行脂肪抑制扫描;⑥高度均匀的磁场可有效区分不同代谢产物。

(3)磁场稳定度　磁场稳定度受磁体类型、设计质量、磁场环境等因素的影响。这些因素的变化会导致磁场均匀性和场强值也随之发生变化,称为磁场漂移。磁场稳定度下降无法满足图像的一致性与可重复性,最终影响图像质量。

(4)有效孔径　待专业工程师将梯度线圈、匀场线圈、射频体线圈和内护板等安装完

毕后的柱形空间即是有效内径。此内径需要以容纳人体为前提。目前,内径的长度一般大于65 cm,空间太狭窄会导致患者舒适度下降,有些患者的幽闭恐惧症较严重,无法适应相对狭小的空间环境,故很多设备生产商会尽力将孔径增大,以提高患者的检查舒适度(图1-71)。但事实上,增加磁体孔径的难度要比增加场强还要困难。开放式永磁MR在近些年发展较为迅速,这种磁体为开放式(图1-72),患者不会产生恐惧心理,易为儿童或其他不适患者所接受。除此之外,患者还可选择坐姿甚至站姿的体位来接受检查,有些单位还可开展磁共振的介入检查治疗项目。

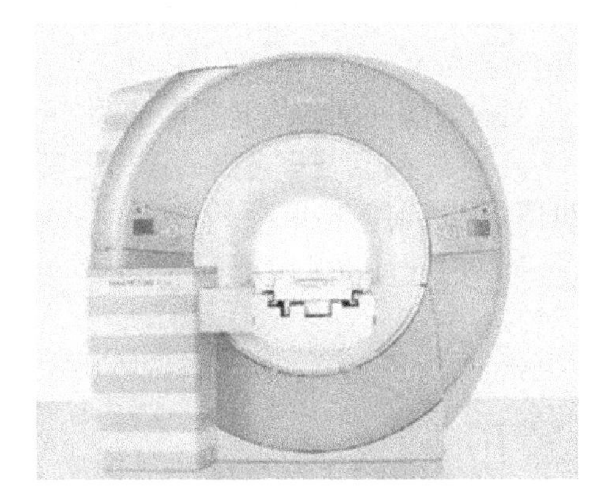

图1-71　封闭式核磁共振设备

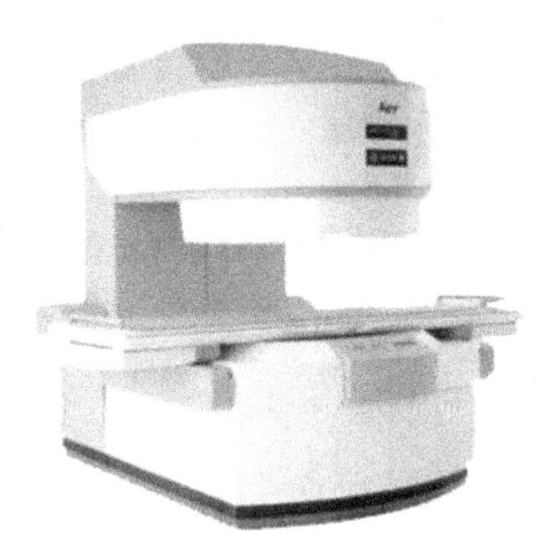

图1-72　开放式核磁共振设备

(5)磁场的安全性　主磁体周围的逸散磁场会对周围的建筑物、运动物体等产生很强的磁力作用。若主磁体放置的位置不恰当,周围的其他医疗设备会受到不同程度的影响而导致无法正常使用,同时影响主磁体的各项性能,尤其是磁场均匀度会大幅下降。对周边经过的人群也会产生不利影响。所以,需要限制磁场周边的逸散程度,对磁体采取必要的屏蔽措施。

(二)梯度磁场系统

1. 梯度磁场的概念和结构梯度

磁场系统是为磁共振设备提供满足线性度需求、可快速开关的梯度磁场,以提高MR信号的空间位置信息,实现成像体素的空间定位。此外,在梯度回波和其他一些快速成像序列中,梯度磁场的翻转还起着RF激发后自旋系统的相位重聚作用。梯度磁场系统由梯度控制器(GCU)、数模转换器(DAC)、梯度放大器(GPA)、梯度线圈和梯度冷却系统等部分组成(图1-73)。

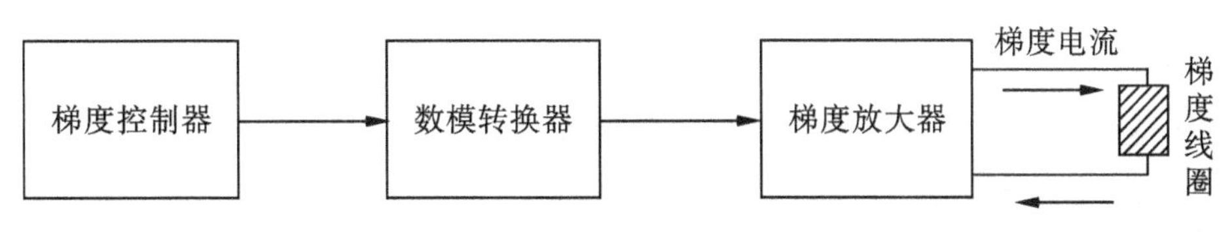

图1-73　梯度磁场结构

2. 梯度磁场的主要作用

梯度线圈是磁共振成像仪最重要的硬件之一，主要作用：①进行磁共振信号的空间定位编码；②产生磁共振梯度回波；③施加扩散加权梯度场；④进行流动补偿；⑤进行流动液体的流速相位编码。

3. 梯度磁场的性能指标

衡量梯度磁场系统的参数有磁场梯度、梯度切换率、梯度磁场工作周期、有效容积、梯度磁场线性等。

(1)磁场梯度　是指单位长度内磁场强度的差别，通常用每米长度内磁场强度差别的毫特斯拉量(mT/m)来表示。

(2)梯度切换率　是指单位时间及单位长度内的梯度磁场强度变化量，常用每秒每米长度内磁场强度变化的毫特斯拉量(mT/m·s)来表示，切换率越高表面梯度磁场变化速度越快，梯度线圈通电后梯度磁场达到预设值所需要时间越短。

(3)梯度磁场工作周期　指在一个成像周期的时间即重复时间(repetition time，TR)内梯度磁场工作的时间所占的百分数(图1-74)。

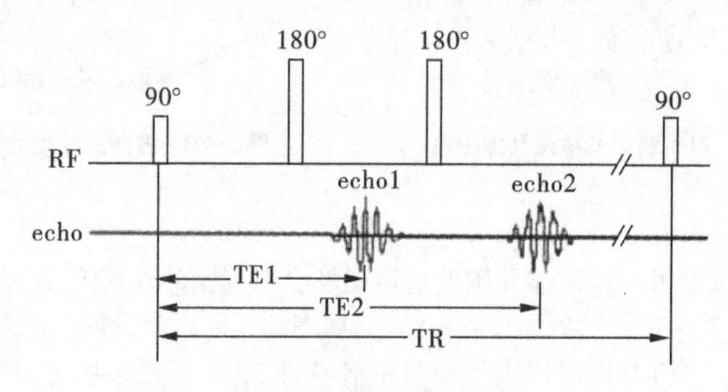

图1-74　重复时间(TR)

(4)有效容积　梯度线圈通常采用所谓的鞍形线圈。有效容积就是指鞍形线圈所包容的、其梯度磁场能够满足一定线性要求的空间区域，与主磁场的有效容积同心(图1-75)。

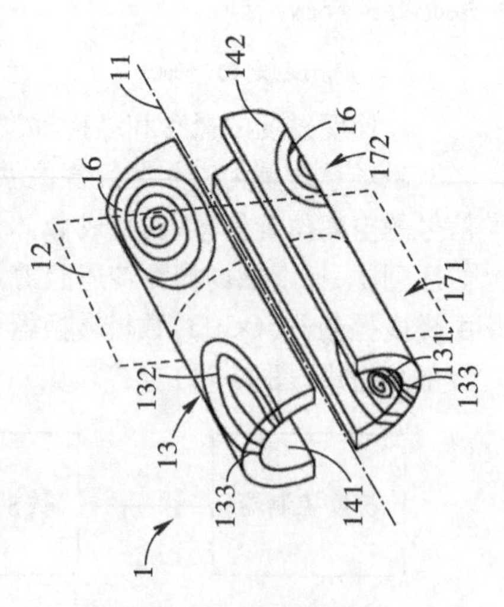

图1-75　鞍形线圈

(5)梯度磁场线性　是衡量梯度磁场平稳性的指标。线性越好，表面梯度磁场越明确，图像的质量就越好。

(三)射频发射与接收系统

1. 射频脉冲

射频磁场在系统控制下对人体以射频脉冲波的形式进行激发，射频脉冲波可通过改变射频场强度和脉冲宽度两个量将磁化向量翻转至预设角度。通常以翻转角的度数来命名射频脉冲，如磁化向量偏转至

90°时的射频脉冲就称之为90°射频脉冲。脉冲的宽度和幅度由射频控制单元和计算机协同控制实施。

2. 射频线圈的功能

射频线圈也称脉冲线圈，是磁共振成像设备重要的硬件之一，射频线圈分发射线圈和接收线圈两部分。发射线圈发射射频脉冲激发人体内的质子产生共振；接收线圈接收人体内发出的磁共振信号，最后得到数字化原始数据，送给计算机进行图像重建（图1-76）。在实际应用中，发射线圈和接收线圈常为同一个，形成既能发射又能接收的两用线圈，如装在扫描架内的体线圈和头颅正交线圈。

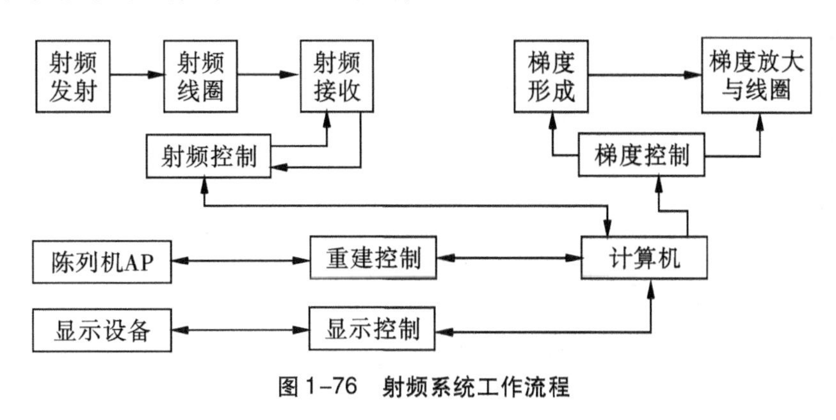

图1-76　射频系统工作流程

3. 射频线圈的性能指标

（1）射频场均匀度　磁共振成像要求发射线圈应尽可能均匀地发射射频脉冲，激发感兴趣容积内的质子。

（2）信噪比（SNR）　即信号与噪声的比值。当信号高而噪声低时，就可得到比较良好的信噪比，图像质量也相对理想。

（3）线圈的灵敏度　即接收线圈对输入信号的响应程度，信号微弱时接收线圈也能检测到则表明线圈的灵敏度高，但同时噪声会相应增大，影响信噪比。

（4）线圈的有效范围　即发射射频脉冲可以到达的空间范围，它取决于线圈的几何形状，有效范围越大，成像视野越大，接收的信号越低，信噪比也将降低。接收线圈离检查部位越近，所接收到的信号越强，线圈内体积越小，所接收到的噪声越低，信噪比就越高，因此在工作中常根据检查部位选择不同的接收线圈，以提高图像质量，如头颅线圈、体线圈、脊柱线圈、小关节线圈、高分辨线圈、乳腺线圈、心脏线圈等。

（四）计算机系统

计算机系统是核磁共振设备的核心，控制着脉冲激发、信号发射与采集、数据运算和图像显示等功能。

（1）结构　计算机系统是由主机、控制台、磁盘存储器、主图像显示器、辅助图像显示器、图像输出设备、网络适配器及测量系统的接口组成。

（2）图像重建　计算机系统将采集到的数据经过复杂的数学计算来进行对图像的重建。其运算量大，重建速度较慢，影像处理器是专用的并行计算机，目前多用影像处理器来对图像进行重建,其速度较快,重建一幅图像的时间仅需几十个毫秒。

(3)图像显示　影像重建结束后,磁共振影像的数据立刻被传入计算机系统硬盘中或PACS中,需要时可随时调出并在显示屏上显示或用激光打印机打印出来,供医师诊断和患者病历留存。近年来,具备DICOM标准接口的MRI设备,可顺利接入PACS,从而具有图像数据的数字化、资源共享、大容量存储、远程会诊等重要功能。主图像显示器通常又是控制台的一部分,用于监视扫描和机器的运行状况。影像显示的调取一定要简单快速,并且在影像显示的过程中,经常使用到影像的缩放、窗宽和窗位的调节、标注说明性的字符和数字等操作。

(五)辅助设备

辅助设备主要为方便患者检查和为核磁共振设备提供适宜环境而设置的,包括高压注射器、液氦及水冷系统、空调、胶片处理系统等。

三、磁共振成像工作流程

将患者按检查需要摆好体位(通常为仰卧位或俯卧位)安置在检查床上后,将射频线圈放置在患者身体的相应部位。患者准备好后,通过初始扫描来获取定位像,然后利用软件提供的拖拽功能,选用扫描协议列表中预先设定序列进行扫描,或者调整参数并保存作为患者自定义的扫描协议以备将来使用,接着就可以进行磁共振扫描成像。通常情况下扫描序列越多整个扫描时间就越长。人体经磁共振扫描得到的原始数据,通过计算机后处理后,再进行适当的图像调节,就可得到所需图像并进行诊断。

四、磁共振成像原理

(一)磁共振成像物理学基础

磁共振成像的物理学基础为核磁共振理论,本质是一种能级跃迁的量子效应。

1. 共振现象与磁共振信号

所有共振现象的产生,均具有特征性的条件:①外力的频率与共振系统的固有频率相同;②外力对系统做功,系统内能增加;③外力停止后,系统释放能量,这就是共振现象(图1-77)。在MRI设备中,当射频脉冲的作用消失后,发生共振跃迁的原子核会逐渐恢复到初始状态,并释放出电磁能量,这就是磁共振信号。磁共振信号的产生必须满足3个条件:①具有磁矩的自旋原子核;②稳定的静磁场;③特定频率的射频脉冲。

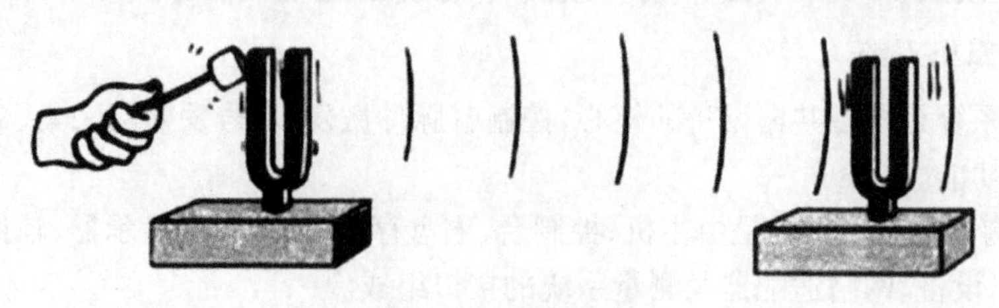

图1-77　共振现象

2. 原子结构与特性

原子是由原子核和核外电子构成的。核外电子带有负电荷,原子核是由质子和中子构成的,质子带正电,中子不带电,所以原子核带正电。原子核具有按一定的频率绕着自己的轴进行高速旋转的特性,这一特性称为自旋(spin)(图1-78)。

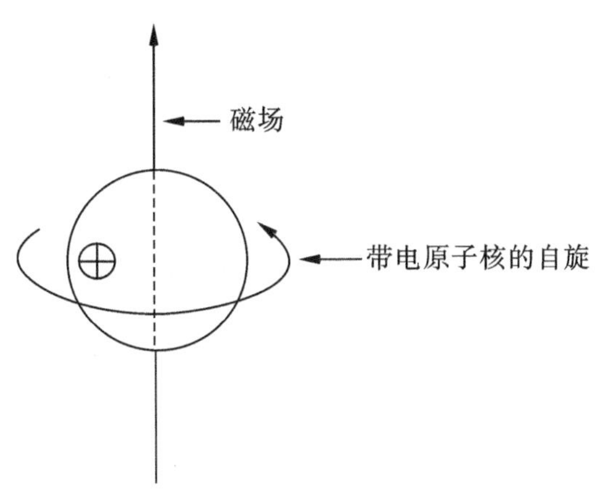

图1-78　质子自旋

3. 核磁及其产生条件

由于原子核带有正电荷,原子核自旋就会形成电流环路,从而产生具有一定大小和方向的磁化矢量。这种由带有正电荷的原子核自旋产生的磁场称为核磁。并非所有原子核的自旋运动均能产生核磁,如果原子核内的质子数和中子数均为偶数,则这种原子核的自旋并不产生核磁,这种原子核为非磁性原子核。反之,自旋运动能够产生核磁的原子核称为磁性原子核。磁性原子核需要满足质子与中子不同时为偶数的条件。

4. 原子核的磁矩

原子核内质子数与中子数不同时为偶数时,这些原子核在其自旋运动中才能够产生自旋磁动量,即原子核磁矩,它是一个具有大小和方向的矢量。人体中大量的核磁矩在无外加磁场的情况下,方向是随机排列的。在外加磁场的作用下,磁矩将有两种可能:平行于外加磁场或反向于外加磁场(图1-79)。平行于外加磁场方向排列的是低能态,反向于外加磁场方向排列的是高能态。这两个能态方向相反。如果原子核内有偶数个质子,那么每个质子都将会配对排列,每一个磁场方向的自旋质子都会一一对应,这些配对质子的磁场将会抵消,总磁场为零(图1-80)。故这些原子核无法发生磁共振现象。当原子核内有奇数个质子时,总会剩下一个未配对的质子。无论这个质子的旋转方向或磁场方向如何,都会产生一个净磁场(图1-81),使原子核具有磁矩。

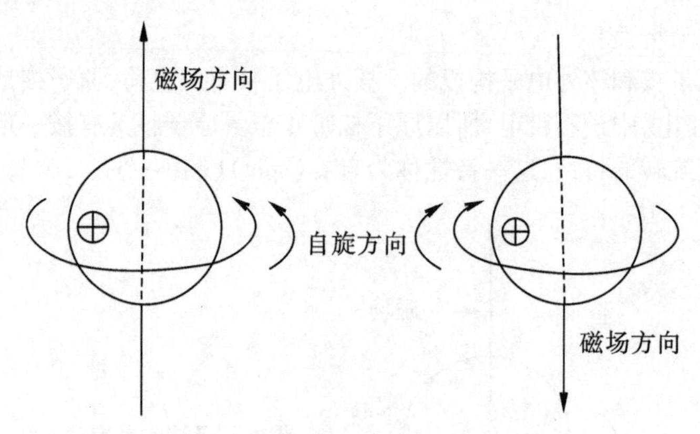

图 1-79　质子自旋方向决定磁场方向

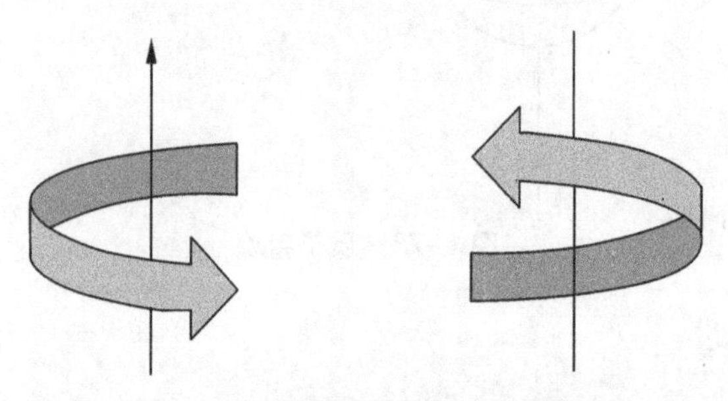

图 1-80　偶数质子磁场相互抵消

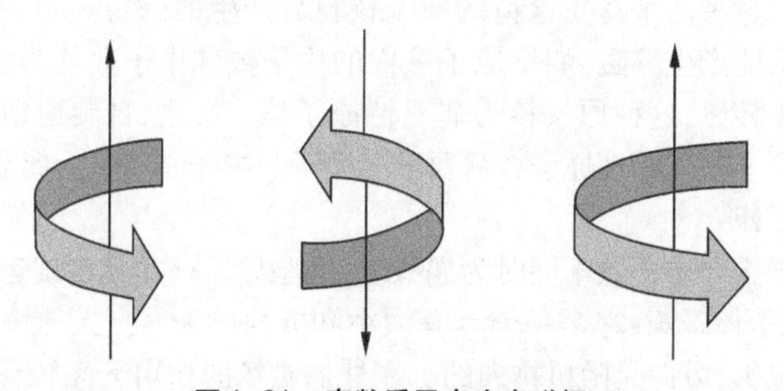

图 1-81　奇数质子产生净磁场

5. 氢质子特性

^{1}H 核是最简单的原子核，只有单一质子，因而氢原子核具有磁矩。人体的含水量大约为 60%，而水和脂肪中都含有大量氢原子。因此，人体的磁共振成像又称为质子成像。氢原子核是 MRI 的首选靶原子核。

6. 拉莫进动

拉莫进动是由于自旋角动量与磁场对自旋磁矩的耦合作用，磁矩绕着 B_0 有一定角度，沿着一个固定的锥面轨迹转动。进动是核磁（小磁场）与主磁场相互作用的结果（图 1-82）。

（二）射频脉冲

医用核磁共振设备发射的射频脉冲对处于静磁场平衡态的氢质子自旋系统做功，氢质子吸收能量，射频脉冲停止发射后，氢质子释放能量。射频脉冲是一种交变电磁波，其发射脉冲时具有一定的周期性，在 MR 中仅做短暂发射，因此我们称之为射频脉冲。首先我们定义一个 MRI 通用的直角坐标系，沿着主磁场方向为 Z 轴，垂直于主磁场方向的平面为 XY 平面，左右方向为 Y 轴，前后方向为 X 轴。沿着 Z 轴方向的宏观磁化称为纵向磁化（longitudinal magnetization），XY 平面的磁化称为横向磁化（transverse magnetization）。射频脉冲 B_1 作为一种电磁波，其空间效应相当于一个垂直于 Z 轴沿 XY 平面绕 Z 轴进动的磁场。射频脉冲的作用见图 1-83。

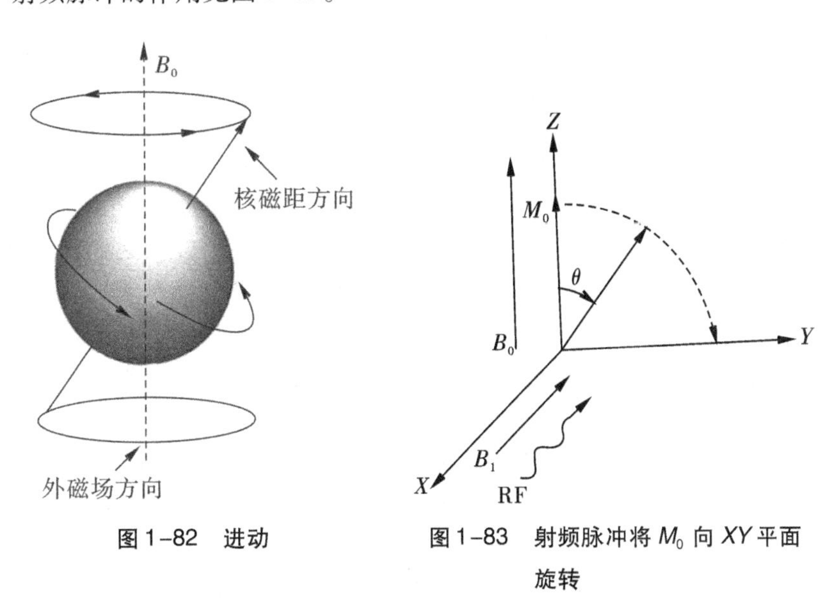

图 1-82 进动

图 1-83 射频脉冲将 M_0 向 XY 平面旋转

1. 翻转纵向磁化矢量

处于静磁场（B_0）的质子进动形成一个纵向磁化矢量（$\boldsymbol{M}_z$），假设其进动频率为拉莫频率，沿 X 轴且垂直于 Z 轴方向施加一个同样也是拉莫频率的脉冲 B_1。此时的质子就会受两个方向磁场的影响，其一是主磁场方向，其二是沿 X 轴方向的射频磁场。这会导致质子绕 Z 轴方向快速进动，逐步螺旋向下翻转到 XY 平面。通过控制射频脉冲（B_1）的强度和作用时间可以确定翻转角度（图 1-84）（式 1-25）。

$$\theta=\omega \cdot t \tag{1-25}$$

式中，ω 为射频脉冲进动频率；t 为射频脉冲的发射时间；θ 为与 Z 轴形成的角度。

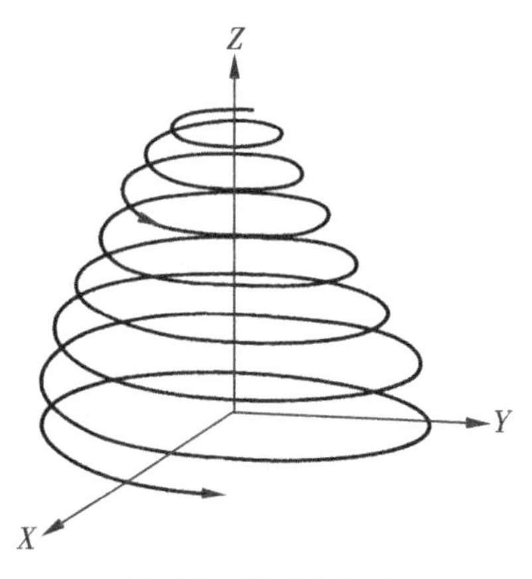

图 1-84 M_0 螺旋运动

产生 90°翻转的脉冲称为 90°射频脉冲，产生 180°

翻转的脉冲称为180°射频脉冲。

2. 形成横向磁化矢量

上述翻转90°射频脉冲的纵向磁化矢量可形成横向磁化矢量。90°射频脉冲使整个纵向磁化矢量翻转到XY平面,在XY平面内质子同步运动,仍围绕B_0轴以一定频率进动,并且每个质子都指向同一方向。这样每个质子的磁化矢量叠加而在宏观上形成了一个新的磁化矢量,即横向磁化矢量。

综上所述,当人体处于一个静磁场中,体内的氢质子会沿主磁场方向排列,形成纵向磁化矢量且绕B_0轴进动,这时若向人体发射一个90°射频脉冲,纵向磁化矢量将被翻转到XY平面形成横向磁化矢量。当进动的横向磁化矢量扫过设置在XY平面内的接收线圈时,可在线圈内产生电流,经信号转换、采集后即形成磁共振信号。

(三)弛豫

射频脉冲停止后,纵向磁化矢量转向横向磁化矢量并在XY平面内绕Z轴进动。正如一个XY平面内的旋转磁体,可以在接受线圈内产生感应电压,这个随时间波动的电压即为MR信号。处于静磁场中的自旋质子在吸收了射频脉冲能量后的不稳定状态,又叫激发态。当射频脉冲停止后,处于激发态的自旋质子逐渐恢复到原来的状态,就像拉紧的皮筋突然"放松"了。自旋质子发生磁共振而达到稳定的高能态后,从外加的射频脉冲消失开始,到恢复至发生射频脉冲发射之前的状态为止,整个变化过程就叫弛豫过程。弛豫就是指自旋质由激发态恢复到稳定态的过程。弛豫过程是一个能量转换的过程,需要时间,称其为弛豫时间。弛豫过程包含同步发生但彼此独立的两个过程:①纵向弛豫(longitudinal relaxation),即纵向磁化矢量M_Z逐步恢复的过程;②横向弛豫(transverse relaxation),即横向磁化矢量M_{XY}逐步消失的过程。组织间质子密度和弛豫时间的差别是MRI成像的基础。

(1)纵向弛豫　纵向弛豫又称自旋-晶格弛豫或T_1弛豫,是指90°射频脉冲停止后纵向磁化矢量逐渐恢复至平衡态的过程。T_1是指纵向磁化矢量从最小值恢复至平衡态的63%所经历的弛豫时间。其物理意义相当于一个"弛豫周期",每经过一个T_1时间则纵向磁化恢复其剩余值的63%。T_1是不同组织的弛豫特征值,反应不同组织的纵向弛豫率的快慢差别。由于纵向弛豫是高能态自旋质子释放能量恢复至低能态的过程,所以高能态自旋必须通过有效的途径将能量传递至周围环境(晶格)中去,故又称其为自旋-晶格弛豫,晶格是影响弛豫的决定因素(图1-85)。

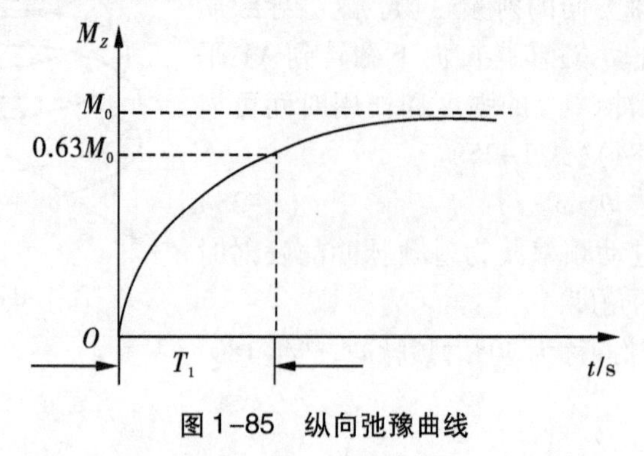

图1-85　纵向弛豫曲线

(2)横向弛豫　横向弛豫又称自旋-自旋弛豫或T_2弛豫。T_2是射频脉冲停止后,横向磁化矢量衰减至其最大值的37%时所经历的时间,即为一个T_2时间。T_2也是不同组织的弛豫特征值,反应不同组织横向磁化弛豫率的快慢差别,其物理意义与T_1相似,只是T_2代表横向磁化的"衰减周期",每过一个T_2时间,横向磁化减少至其剩余值的15%(图1-86)。

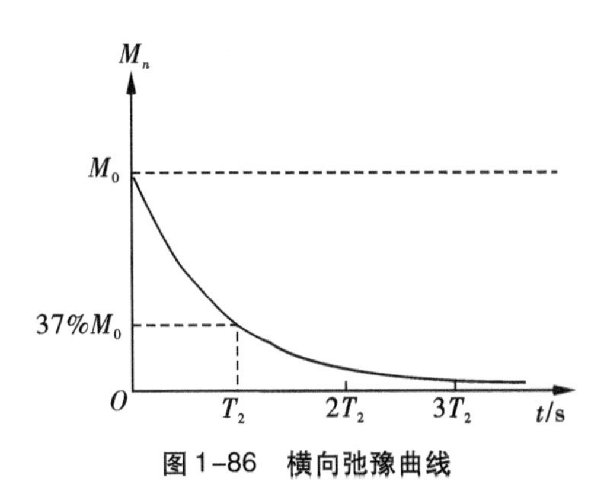

图1-86　横向弛豫曲线

五、MR图像重建原理

(一)梯度与梯度磁场

人体内的氢质子在受到主磁场磁化与射频脉冲激发的双重作用后,都会以相同的拉莫频率进动。射频线圈接收到的信息包括人体的整个身体信息。为了获取空间位置信息,需要在磁共振成像设备中设置梯度磁场。梯度磁场是个随位置并以线性方式变化的磁场,与静磁场叠加后,可以暂时造成磁场的不均匀,使沿梯度方向的自旋质子具有不同的磁场强度,产生不同的共振频率,因此获得关于位置的信息。

梯度线圈位于磁体内且成对设置。每对线圈内的电流大小相等,但极性相反。一对线圈在一个方向上产生一个强度呈线性变化的梯度磁场,一个线圈产生的磁场使静磁场增加一定的强度,而另一个线圈则使静磁场减小同样的强度。

为获得各个方向的空间位置信息,需要在X、Y、Z方向上分别施加一个梯度,根据它们的功能,这些梯度被称为:①层面选择梯度(G);②频率编码或读出梯度(G_X);③相位编码梯度(G_Y)。习惯上我们取层面选择方向为Z,频率编码方向为X,相位编码方向为Y,对于不同的成像平面,X、Y、Z的取向是不同的(图1-87)。

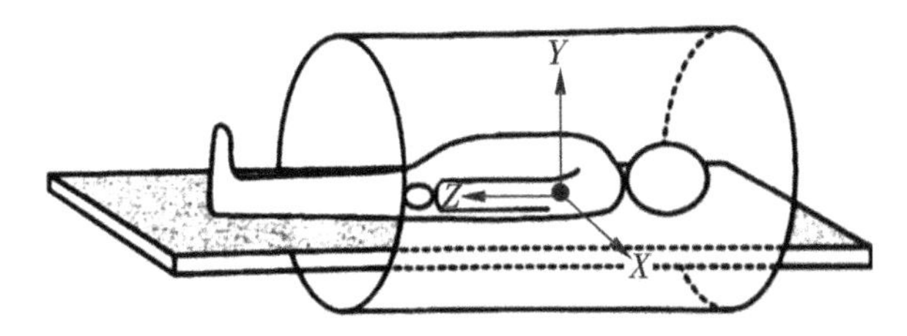

图1-87　不同成像平面,任意指定X、Y、Z轴方向

（二）层面选择

（1）层面位置的选择　磁共振成像是一个多方位的断面成像，若要获得患者某一组织断面的显示，就要对其进行层面定位。根据梯度磁场的作用，无论做矢状面、冠状面还是横断面，只要通过计算机控制启动某一轴上的梯度场即可。启动对应的梯度场，从第一层面、第二层面，一直到最后一层面，梯度磁场施加的射频脉冲都是一一对应的频率，射频脉冲停止后出现具有特定频率的回波信号，如此就可以达到在不移动患者的情况下，轻松做任何断面的成像。

（2）层厚　层面位置选择好之后，系统默认的是一个无限薄的断面，而在实际检查时，为获得一定厚度的断面，需要射频脉冲具有一定的频率范围，即带宽，在某一频率范围段内定为一个具有一定厚度的断面。若要设置层厚较厚的断面，将频率范围调大，反之则调小。故改变射频脉冲的带宽或改变梯度磁场的斜率都可改变不同层面的厚度。

（三）空间编码

层面的选择就像在一块长方体的蛋糕上切了一片具有一定厚度的蛋糕一样，但是蛋糕片上的每一粒面包渣的空间位置还是未知的。这就需要在这一片面包上人为地切割为 $N \times M$ 的矩阵，这样每一小块面包就有了自己具体的位置数据。解决这一问题的方法就是对信号进行空间编码，包括频率编码和相位编码。

（1）频率编码　其目的就是为了区别信号来自于矩阵的哪一列。沿 X 轴施加一个频率编码梯度，在此方向上就会出现不同磁场强度按序排列，因此，频率编码梯度使沿 X 轴的空间位置信号具有频率特征而被编码。

（2）相位编码　90°射频脉冲激发后，沿 Y 轴的方向施加一个梯度磁场，使原本处于方向一致的质子发生了相位改变，上面一行像素处于较高的磁场强度，中间磁场强度没有改变，下面一行磁场强度较低。因此在梯度磁场的作用下，各行质子出现了相位差，如此可进行二维空间中的“行”方向的编码，即相位编码。相位编码梯度应用于层面激发后，频率编码读出信号之前。

（马静芳　刘红霞）

第二章

医学影像成像原理基本实训项目

项目一　X 射线影像观察

链接 2-1
X 射线影像观察

【实验目的】

1. 知识目标

通过对 X 射线照片影像的观察，掌握 X 射线照片形成影像的原理和特点，掌握形成 X 射线照片不同灰度的原因和影响因素，熟悉 X 射线的基本特性。

2. 能力目标

能够熟练操作实验设备，正确进行 X 射线照片的观察并熟练识别出 X 射线照片中各种正常组织。

3. 素质培养目标

加强对学生的思想教育，培养医学生的医学道德修养、以人为本的职业素养，具备全心全意为患者服务的意识和患者利益高于一切的信念，体现人文关怀。

【实验原理】

X 射线成像是利用 X 射线与物质相互作用产生衰减的特性而形成影像的。当 X 射线穿过人体不同组织密度和厚度的组织时，各组织对 X 射线的衰减程度不一样，造成透过人体各部组织 X 射线强度出现差异，最终作用于胶片或荧光屏使之不同程度感光或放出荧光，形成具有不同灰度的 X 射线影像。

根据形成 X 射线影像的方式与特点不同，X 射线成像可分为 X 射线摄影和 X 射线透视两类。

X 射线摄影主要利用 X 射线的穿透作用和感光作用。当 X 射线穿过组织密度大、厚度大的组织时，被吸收的 X 射线多，透过的 X 射线少，X 射线相对应的胶片部分还原出的银原子少,照片光学密度小,影像呈白色;反之,照片密度大,影像成黑色。X 射线摄影形成的照片影像称为负像(图 2-1)。

X 射线透视主要利用 X 射线的穿透作用和荧光作用。当 X 射线穿过组织密度大、厚度大的组织时,被吸收的 X 射线多,透过的 X 射线少,X 射线相对应的荧光屏部分受激发的荧光颗粒少,产生的荧光少,影像亮度低,呈黑色;反之,影像亮度高,呈白色。X 射线透视形成的照片影像称为正像(图 2-2)。

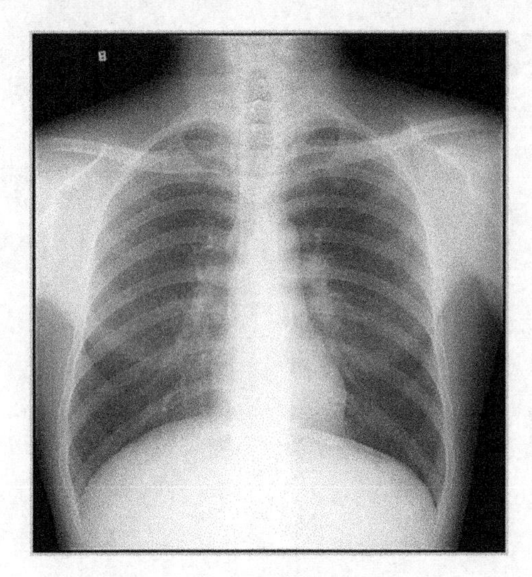

图 2-1　X 射线摄影时的负像

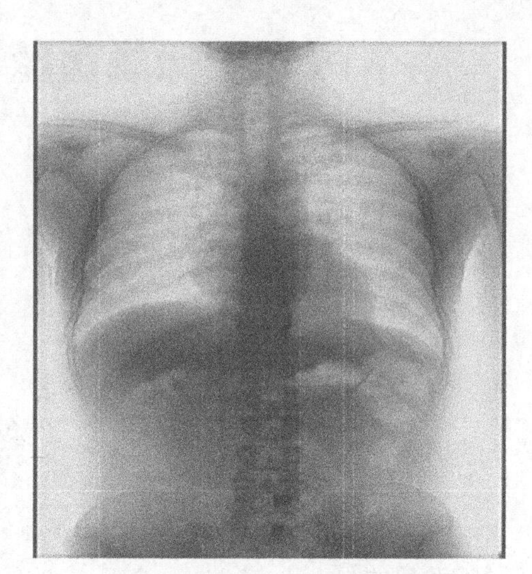

图 2-2　X 射线透视时的正像

【实验设备】

透视用 X 射线机、模拟人、不同部位正常 X 射线照片若干张、观片灯等。

【实验要求】

(1)遵守实验室规章制度,听从实验教师安排。

(2)着装正规,实验操作规范。

(3)爱护实验室设备,严格做好个人防护。

(4)实验过程中摄影距离、管电压、管电流量的数值保持不变。

(5)实验过程中保持实验室整洁,实验结束后整理好实验室物品。

【实验步骤】

(1)X 射线照片影像观察(图 2-3)

1)分小组将各部位 X 射线照片分别置于观片灯前。

2)观察并识别 X 射线照片中各种组织结构影像。

3)观察对比同一 X 射线照片中不同组织密度所形成的不同灰度的影像。

4)观察对比不同 X 射线照片中同一组织结构所形成影像的灰度的差异。

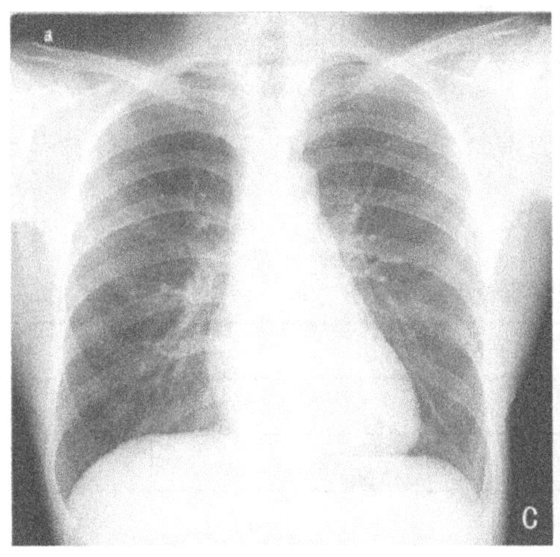

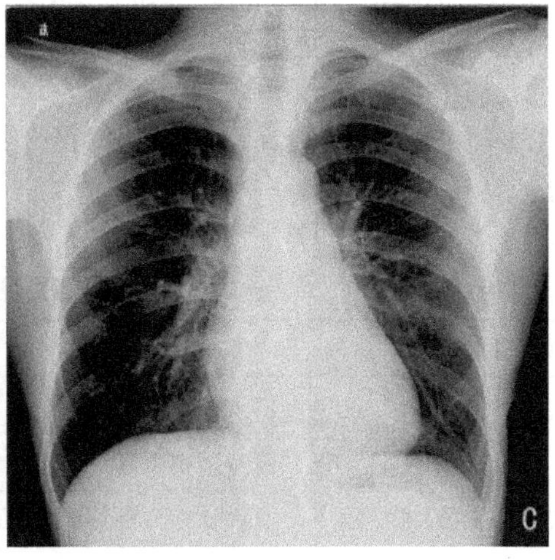

图 2-3 比较相同部位不同摄影条件的影像

(2)X 射线透视影像观察

1)首先用透视 X 射线机对模拟人进行胸部正位透视。

2)识别荧光屏上肺、心脏、肋骨等影像,观察各个组织结构的明暗变化。

3)将模拟人双上肢上举抱头转动身体,观察胸部侧位影像,并观察与正位影像有何不同。

(3)对比 X 射线照片影像与透视影像的差别之处。

【实验结果】

通过观察相同部位的 X 射线照片影像和透视影像,将两者不同之处总结于实验报告单。

【实验讨论】

(1)分析造成相同部位的 X 射线照片影像和透视影像不同之处的原因。

(2)X 射线摄影和 X 射线透视各有哪些优缺点。

(3)分析造成 X 射线影像形成不同灰度的原因。

(4)总结 X 射线的基本特性。

【实验小结】

本实验通过在其他摄影条件不变的前提下,让学生进行 X 射线照片和 X 射线透视的观察比较。找出两种 X 射线检查方式所致影像的不同,分析造成不同之处的原因,加深对 X 射线基本特性的理解记忆。同时加大学生对本课程的兴趣爱好,以最大的热忱投入到本课程的学习中去。

【实验考核】

1. 理论考核

结合实验内容,进行理论考核。

(1)简述 X 射线成像的基本原理。

(2)X 射线摄影和 X 射线透视分别有哪些优缺点？

(3)简述骨组织在 X 射线摄影和 X 射线透视中灰度的不同及原因。

2. 技能考核

学生实操演示，带教老师按照 X 射线影像观察实训考核与评分标准，考核评估学生的实操技能(表 2-1)。

表 2-1　X 射线影像观察实训考核与评分标准

项目	总分	实验要求	分值	得分
实验前准备	10	白大褂穿着整齐、干净	2	
		佩戴防护装备	3	
		原理知识掌握情况(教师提问)	3	
		实验所需设备(透视用 X 射线机、模拟人、不同部位正常 X 射线照片若干张、观片灯等)核对无误	2	
操作过程	30	熟练开启观片灯，正确放置 X 射线照片	5	
		准确识别 X 射线照片中各种组织结构影像	5	
		正确说出形成 X 射线照片不同密度影像的原因	5	
		正确操作 X 射线机、模拟人	5	
		准确指出透视时正、负像的区别	5	
		实验结束后整理好实验室物品	5	
实验结果	15	独立完成操作，准确回答出问题	15	
实验报告	15	信息齐全，内容完整准确	10	
		书写规范，页面整洁	5	
综合评价	30	操作熟练程度	5	
		回答提问流畅、简洁	5	
		正确佩戴防护装备	10	
		体现医学人文关怀	10	
总分	100		100	

(徐　赞　刘红霞)

项目二　管电压在摄影中的作用

链接 2-2 管电压在摄影中的作用

【实验目的】

1. 知识目标

通过选用不同的管电压对铝梯进行 X 射线摄影，并对铝梯影像显示特点进行观察，使学生加深对管电压在 X 射线摄影中作用的认识，掌握管电压在 X 射线摄影中的作用。

2. 能力目标

通过掌握管电压在 X 射线摄影中的作用，熟练操控 X 射线设备，针对不同密度、不同厚度的摄影部位，选择恰当的管电压进行 X 射线检查。

3. 素质培养目标

加强对学生的思想教育，培养医学生的医学道德修养、以人为本的职业素养，具备全心全意为患者服务的意识和患者利益高于一切的信念，体现人文关怀。

【实验原理】

管电压决定 X 射线的质即硬度，管电压增加，X 射线波长变短，穿透力加强，穿过人体组织到达胶片部分的 X 射线量就增多，还原出的银原子数量也相应增多，组织相对应的胶片部分变为黑色，照片密度升高（图 2-4）。

照片密度与管电压的 n 次方成正比，故管电压的变化对照片密度的影响较大；但是管电压增加的同时可使散射线增多，降低了照片对比度。因此，在 X 射线摄影中，可通过照射量调节照片密度，管电压控制照片对比度。

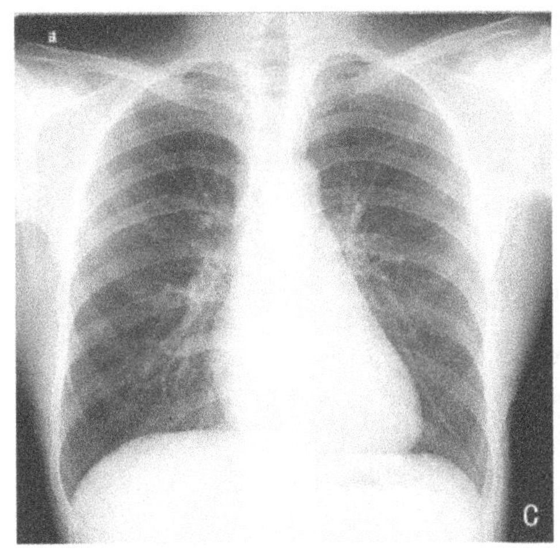

高千伏电压摄影

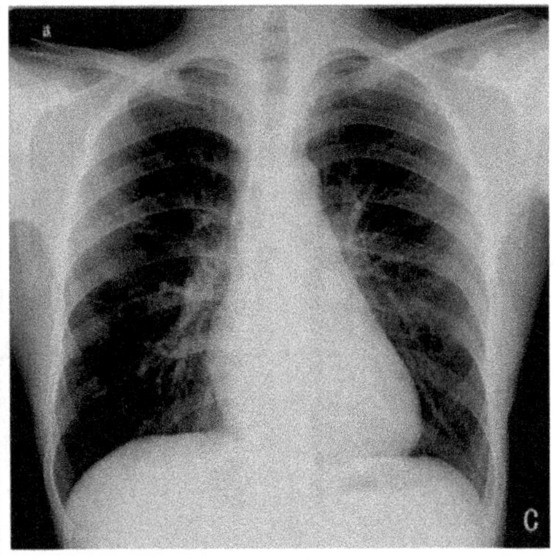

低千伏电压摄影

图 2-4　不同管电压条件下影像对比

【实验设备】

100～150 kV X 射线机、2～50 mm 铝梯、光学密度计、254 mm×304 mm(10 英寸×12 英寸)胶片及片盒、铅橡皮、铅号码、坐标纸。

【实验要求】

(1)遵守实验室规章制度,听从实验教师安排。

(2)着装正规,实验操作规范。

(3)爱护实验室设备,严格做好个人防护。

(4)实验过程中要用铅橡皮对未曝光区域进行遮盖,同时做好标记。

(5)实验过程中保持实验室整洁,实验结束后整理好实验室物品。

【实验步骤】

(1)将装有胶片的暗盒用铅笔在长轴方向分成五等份,分别标记为"一、二、三、四、五"五个区。

(2)将暗盒平置于摄影台上,其长轴与摄影台长轴垂直。

(3)将铝梯置于暗盒第一区中央,用铅橡皮遮盖二、三、四、五区,调整 X 射线球管使焦-片距为 100 cm,X 射线中心线经过第一区中心垂直射入,曝光条件为 40 kV、50 mAs,用铅号码做好标记"1"。

(4)将铝梯置于暗盒第二区中央,用铅橡皮遮盖一、三、四、五区,调整 X 射线球管使焦-片距为 100 cm,X 射线中心线经过第二区中心垂直射入,曝光条件为 60 kV、5 mAs,用铅号码做好标记"2"。

(5)将铝梯置于暗盒第三区中央,用铅橡皮遮盖一、二、四、五区,调整 X 射线球管使焦-片距为 100 cm,X 射线中心线经过第一区中心垂直射入,曝光条件为 80 kV、2.5 mAs,用铅号码做好标记"3"。

(6)将铝梯置于暗盒第四区中央,用铅橡皮遮盖一、二、三、五区,调整 X 射线球管使焦-片距为 100 cm,X 射线中心线经过第四区中心垂直射入,曝光条件为 100 kV、1 mAs,用铅号码做好标记"4"。

(7)将铝梯置于暗盒第五区中央,用铅橡皮遮盖一、二、三、四区,调整 X 射线球管使焦-片距为 100 cm,X 射线中心线经过第一区中心垂直射入,曝光条件为 120 kV、1 mAs,用铅号码做好标记"5"。

(8)将曝光后的胶片进行暗室冲洗、干燥。

(9)用光学密度计对铝梯五区照片进行密度测定,并准确记录。

(10)依照上述步骤,依次测出五种铝梯照片中各阶铝梯密度值。

(11)将测得的铝梯密度值绘制成图表并加以观察。

【实验结果】

(1)将测得的铝梯密度记录于表 2-2 中。

表 2-2　铝梯照片上的密度值测量

曝光条件		铝梯照片上各阶对应的密度值														
kV	mAs	1	2	3	4	5	6	7	8	9	10	11	12	13	14	15
40	50															
60	5															
80	2.5															
100	1															
120	1															

(2)将所测得数据用不同颜色线条在坐标纸上分别做出五条密度曲线，根据曲线分析管电压在 X 射线摄影中的作用。

【实验讨论】

(1)通过实验数据和坐标图分析管电压与影像密度的关系。

(2)在 X 射线摄影中，管电压对照片对比度、层次有何影响？

(3)在实际工作中，应如何正确选择管电压？

【实验小结】

通过本实验让学生充分了解管电压在 X 射线摄影中与影像密度之间的关系，进而熟知对 X 射线影像对比度的影响。为在临床实际工作中，对于不同厚度、不同密度的组织结构摄影时，如何选择恰当的管电压打下良好的基础。

【实验考核】

1. 理论考核

结合实验内容，进行理论考核。

(1)简述在 X 射线摄影中，X 射线管电压与照片密度、对比度、散射线之间的相互关系。

(2)在实际工作中，应如何正确选择管电压？

2. 技能考核

学生实操演示，带教老师按照管电压在摄影中的作用实训考核与评分标准给出分数，考核评估学生的实操技能(表 2-3)。

表2-3 管电压在摄影中的作用实训考核与评分标准

项目	总分	实验要求	分值	得分
实验前准备	10	白大褂穿着整齐、干净	2	
		佩戴防护装备	3	
		原理知识掌握情况(教师提问)	3	
		实验所需设备[100~150 kV X射线机、2~50 mm铝梯、光学密度计、254 mm×304 mm(10英寸×12英寸)胶片及片盒、铅橡皮、铅号码、坐标纸]核对无误	2	
操作过程	30	熟练操作X射线机,正确放置X射线胶片	5	
		正确放置铝梯,暗盒标记清楚,遮盖准确	5	
		曝光条件、焦-片距选择正确	5	
		照片冲洗,干燥无误	5	
		正确使用光学密度计	5	
		实验结束后整理好实验室物品	5	
实验结果	10	测量精准	5	
		绘图整洁无误	5	
实验报告	20	信息齐全,内容完整准确	10	
		书写规范,页面整洁	5	
		数据精准	5	
综合评价	30	操作熟练程度	5	
		回答提问流畅、简洁	5	
		正确佩戴防护装备	10	
		体现医学人文关怀	10	
总分	100		100	

(徐 赞 刘红霞)

项目三 滤线栅的应用

链接2-3
滤线栅的
应用

【实验目的】

1. 知识目标

通过实验使学生掌握滤线栅的基本特性,掌握滤线栅的使用原则;熟悉滤线栅的基

本构造和切割效应；了解散射线对X射线照片的影响。

2. 能力目标

通过实验使学生深入了解使用滤线栅的意义，使其掌握正确使用滤线栅的方法；熟悉散射线的特点和影响因素，在临床中灵活运用摄影条件和滤线栅，以消除散射线对照片影像的影响。

3. 素质培养目标

加强对学生的思想教育，培养医学生的医学道德修养、以人为本的职业素养，具备全心全意为患者服务的意识和患者利益高于一切的信念，体现人文关怀。

【实验原理】

原发X射线在穿过人体时由于会出现光电效应和康普顿效应，导致能量减低和发生反射，从而出现散射线。本质上散射线可以看作方向不定、能量较低的二次射线。如果这些散射线到达胶片，将使X射线照片灰雾增加，对比度受损，影像模糊，从而减少X射线照片的诊断价值。散射线的含有量与管电压、受检体厚度、照射野面积均成正比。但当管电压超过80～90 kV、被检体厚度超过15 cm、照射野面积超过30 cm×30 cm时，散射线含有率趋于饱和。抑制和消除散射线的方法有遮线器法、滤过板法、空气间隙法和滤线栅法，其中最有效消除散射线的方法是使用滤线栅。但滤线栅使用不当可引起切割效应，导致照片密度不均匀，影响照片质量。

【实验设备】

X射线机、聚焦式滤线栅、254 mm×304 mm（10英寸×12英寸）胶片及片盒、铅橡皮、铅号码等。

【实验要求】

（1）遵守实验室规章制度，听从实验教师安排。

（2）着装正规，实验操作规范。

（3）爱护实验室设备，严格做好个人防护。

（4）实验过程中要用铅橡皮对未曝光区域进行遮盖，同时做好标记。

（5）实验过程中保持实验室整洁，实验结束后整理好实验室物品。

【实验步骤】

（1）将装有胶片的暗盒用铅笔在长轴方向平均分成六等份，分别标记为“一、二、三、四、五、六”六个区。

（2）将暗盒平置于摄影台上，其长轴与摄影台长轴平行。

（3）将滤线栅倒放于暗盒第一区中央，用铅橡皮遮盖二、三、四、五、六区，使滤线栅中心线与暗盒长轴垂直，调整X射线球管使焦-片距为100 cm，X射线中心线经过第一区中心垂直射入，曝光条件为50 kV、20 mAs，用铅号码做好标记“1”。

（4）将滤线栅正放于暗盒第二区中央，用铅橡皮遮盖一、三、四、五、六区，使滤线栅中心线与暗盒长轴垂直，调整X射线球管使焦-片距为100 cm，X射线中心线经过第二区中心垂直射入，曝光条件为50 kV、20 mAs，用铅号码做好标记“2”。

（5）将滤线栅正放于暗盒第三区中央，用铅橡皮遮盖一、二、四、五、六区，使滤线栅中心线与暗盒长轴垂直，调整 X 射线球管使焦-片距为 50 cm，X 射线中心线经过第三区中心垂直射入，曝光条件为 50 kV、20 mAs，用铅号码做好标记“3”。

(6)将滤线栅正放于暗盒第四区中央，用铅橡皮遮盖一、二、三、五、六区，使滤线栅中心线与暗盒长轴垂直，调整 X 射线球管使 X 射线与滤线栅铅条垂直方向成 30°角，焦-片距为 100 cm，X 射线中心线经过第四区中心射入，曝光条件为 50 kV、20 mAs，用铅号码做好标记“4”。

(7)将滤线栅正放于暗盒第五区中间，用铅橡皮遮盖一、二、三、四、六区，调整 X 射线球管使 X 射线与滤线栅铅条平行方向成 30°角，焦-片距为 100 cm，X 射线中心线经过第五区中心射入，曝光条件为 50 kV、20 mAs，用铅号码做好标记“5”。

(8)将滤线栅正放于暗盒第六区中央，用铅橡皮遮盖一、二、三、四、五区，使滤线栅中心线与暗盒长轴垂直，调整 X 射线球管使焦-片距为 100 cm，X 射线中心线偏离胶片中心 10 ~ 20 cm 垂直射入，曝光条件为 50 kV、20 mAs，用铅号码做好标记“6”。

(9)将曝光后的胶片进行暗室冲洗、干燥。

(10)将实验结果记录并加以观察。

【实验结果】

将实验结果记录于表 2-4 中。

表 2-4 不同放置方法的滤线栅实验测试结果

曝光次数	滤线栅放置法	中心线通过滤线栅位置	焦-片距/cm	kV	mAs	结果记录
1						
2						
3						
4						
5						
6						

【实验讨论】

(1)通过实验记录数据分析滤线栅的作用和各种现象的产生原因。

(2)叙述滤线栅的工作原理和注意事项。

(3)如何看待 X 射线摄影中使用滤线栅。

【实验小结】

通过本实验可以让学生深入了解滤线栅的作用以及在 X 射线摄影中的重要性。滤线栅可以有效消除散射线，但在使用时应让学生加强对滤线栅工作原理和注意事项的认识；在临床实际工作中，灵活机动地使用滤线栅，避免切割效应的出现，以保证影像质量，改善照片对比度。

【实验考核】

1. 理论考核

结合实验内容，进行理论考核。

(1)何为散射线？其含有量与何因素有关？

(2)简述滤线栅的工作原理。

(3)滤线栅切割效应有哪几种情况？

(4)滤线栅使用注意事项包含哪些内容？

2. 技能考核

学生实操演示，带教老师按照滤线栅的应用实训考核与评分标准给出分数，考核评估学生的实操技能(表2-5)。

表2-5　滤线栅的应用实训考核与评分标准

项目	总分	实验要求	分值	得分
实验前准备	10	白大褂穿着整齐、干净	2	
		佩戴防护装备	3	
		原理知识掌握情况(教师提问)	3	
		实验所需设备[X射线机、聚焦式滤线栅、254 mm×304 mm(10英寸×12英寸)胶片及片盒、铅橡皮、铅号码]核对无误	2	
操作过程	30	熟练操作X射线机，正确放置X射线胶片	5	
		正确使用滤线栅，暗盒标记清楚，遮盖准确	5	
		曝光条件、焦-片距选择正确	5	
		照片冲洗、干燥无误	5	
		操作过程流畅，无卡顿	5	
		实验结束后整理好实验室物品	5	
实验结果	10	数据记录及时无误	5	
		操作过程无误	5	
实验报告	20	信息齐全，内容完整准确	10	
		书写规范，页面整洁	5	
		数据精准	5	
综合评价	30	操作熟练程度	5	
		回答提问流畅、简洁	5	
		正确佩戴防护装备	10	
		体现医学人文关怀	10	
总分	100		100	

(徐　赞　刘红霞)

链接2-4
运动模糊对影像质量的影响

项目四　运动模糊对影像质量的影响

【实验目的】

1. 知识目标

通过实验可加深学生对运动使X射线照片出现模糊、图像质量下降的理解，掌握产生运动模糊的因素，进而掌握减少运动模糊的方法。

2. 能力目标

通过实验使学生在掌握减少运动模糊方法的基础上学会灵活运用，以便在临床实际工作中可以做到控制并减少运动模糊的能力。

3. 素质培养目标

加强对学生的思想教育，培养医学生的医学道德修养、以人为本的职业素养，具备全心全意为患者服务的意识和患者利益高于一切的信念，体现人文关怀。

【实验原理】

X射线照片上相邻两个组织的影像结构轮廓边界不清晰均称为模糊。它表示从一种组织影像密度过渡到相邻的另一种组织影像密度的移行幅度，其移行幅度的大小称为模糊度(H)。当模糊度超过0.2 mm时，人眼就会感到影像出现模糊。

X射线摄影时，X射线管、被照体及胶片三者均应保持静止或相对静止，即三者之间的相互几何投影关系保持不变，若其中任一因素在此过程中发生移动，则会出现影像模糊。运动性模糊是产生影像模糊的最主要因素。

【实验设备】

X射线机、横式弹簧振子、254 mm×304 mm(10英寸×12英寸)英寸胶片及片盒、铅橡皮、铅号码等。

【实验要求】

(1)遵守实验室规章制度，听从实验教师安排。

(2)着装正规，实验操作规范。

(3)爱护实验室设备，严格做好个人防护。

(4)实验过程中要用铅橡皮对未曝光区域进行遮盖，同时做好标记。

(5)实验过程中保持实验室整洁，实验结束后整理好实验室物品。

【实验步骤】

(1)将装有胶片的暗盒用铅笔在长轴方向平均分成四等份，分别标记为“一、二、三、四”四个区。

(2)将暗盒平置于摄影台上，其长轴与摄影台长轴平行。

(3)将弹簧振子放于暗盒第一区中央，用铅橡皮遮盖二、三、四区，调整X射线球管使

焦-片距为 100 cm。拉动阵子到一定位置后放开曝光，X 射线中心线经过第一区中心垂直射入，曝光条件为 50 kV、30 mA、5 s，用铅号码做好标记“1”。

(4)将弹簧振子放于暗盒第二区中央，用铅橡皮遮盖一、二、四区，调整 X 射线球管使焦-片距为 100 cm。拉动阵子到一定位置后放开曝光，X 射线中心线经过第二区中心垂直射入，曝光条件为 50 kV、50 mA、1 s，用铅号码做好标记“2”。

(5)将弹簧振子放于暗盒第三区中央，用铅橡皮遮盖一、三、四区，调整 X 射线球管使焦-片距为 100 cm。拉动阵子到一定位置后放开曝光，X 射线中心线经过第三区中心垂直射入，曝光条件为 50 kV、200 mA、0.1 s，用铅号码做好标记“3”。

(6)将弹簧振子放于暗盒第四区中央，用铅橡皮遮盖一、二、三区，调整 X 射线球管使焦-片距为 100 cm。拉动阵子到一定位置后放开曝光，X 射线中心线经过第四区中心垂直射入，曝光条件为 50 kV、500 mA、0.02 s，用铅号码做好标记“4”。

(7)将曝光后的胶片进行暗室冲洗、干燥。

(8)将实验结果记录并加以观察。

【实验结果】

将实验结果记录于表 2-6 中。

表 2-6　影像运动模糊度测试表

曝光次数	焦-片距/cm	kV	mA	s	影像模糊度
1					
2					
3					
4					

【实验讨论】

(1)通过实验记录数据分析运动性模糊的产生是否与管电压、管电流、曝光时间有关。

(2)探讨引起运动性模糊的其他因素。

(3)探讨减少或消除运动性模糊的方法。

【实验小结】

通过本实验让学生认识到运动性模糊对 X 射线照片质量的影响。通过学习引起运动性模糊的因素，让学生掌握减少或消除运动性模糊的方法，并会在临床中加以运用。

【实验考核】

1. 理论考核

结合实验内容，进行理论考核。

(1)何为运动模糊？产生运动模糊的因素包括哪些？

(2)简述减少运动模糊的措施。

2. 技能考核

学生实操演示，带教老师按照运动模糊对影像质量的影响实训考核与评分标准给出分数，考核评估学生的实操技能（表2-7）。

表2-7　运动模糊对影像质量的影响实训考核与评分标准

项目	总分	实验要求	分值	得分
实验前准备	10	白大褂穿着整齐、干净	2	
		佩戴防护装备	3	
		原理知识掌握情况（教师提问）	3	
		实验所需设备［X射线机、横式弹簧振子、254 mm×304 mm（10英寸×12英寸）胶片及片盒、铅橡皮、铅号码等］核对无误	2	
操作过程	30	熟练操作X射线机，正确放置X射线胶片	5	
		正确使用弹簧振子，暗盒标记清楚，遮盖准确	5	
		曝光条件、焦-片距选择正确	5	
		照片冲洗、干燥无误	5	
		操作过程流畅，无卡顿	5	
		实验结束后整理好实验室物品	5	
实验结果	10	数据记录及时无误	5	
		操作过程无误	5	
实验报告	20	信息齐全，内容完整准确	10	
		书写规范，页面整洁	5	
		数据精准	5	
综合评价	30	操作熟练程度	5	
		回答提问流畅、简洁	5	
		正确佩戴防护装备	10	
		体现医学人文关怀	10	
总分	100		100	

（徐　赞　刘红霞）

项目五　X射线摄影曝光因素的互换

链接 2-5
X 射线摄影曝光因素的互换

【实验目的】

1. 知识目标

通过选用不同的曝光条件对同一物体进行 X 射线摄影，观察 X 射线照片影像。

2. 能力目标

使学生加深对胶片感光效应的理解，在 X 射线摄影过程中能根据具体情况灵活、合理地选择曝光条件。

3. 素质培养目标

能够扎实掌握理论知识，具备认真学习的态度和科学探索的精神；在规范操作的过程中能够突破旧观念创造新思维，充分发挥团队协作精神，爱护实验设备，具备较强的安全防护意识，认真总结实验过程，分析实验结果，吸取实验教训。

【实验原理】

X 射线照片光学密度也称摄影密度或黑化度，是指曝光后的胶片经显影加工后照片上的黑化程度。X 射线照片光学密度值大小由照片的黑色银粒子数量决定：银粒子沉积越多，光线被吸收得越多，照片也就越黑。反之，银粒子沉积越少，照片也就越白。

影响 X 射线照片光学密度的因素有管电流量、管电压、摄影距离、增感屏、胶片、受检体厚度及密度等。

【实验设备】

摄影用 X 射线机、铝梯、胶片、暗盒、摄影水模。

【实验要求】

(1)操作人员必须具备一定的专业理论知识和操作技能，熟悉机器的基本结构、工作原理、不同病变的参数选择等。

(2)指导人员、带教老师需按照国家的相关规定，经过专门的上岗培训并获得相应的合格证书。根据机器的特点，严格遵守使用说明书所规定的操作规程操作，要谨慎、熟练、正确地操作机器，不可随心所欲、草率从事。

(3)操作过程中要注意操作台和显示器上各参数的变化，发现异常应及时停止，检查故障原因。

【实验步骤】

(1)将装有 254 mm×304 mm(10 英寸×12 英寸)X 射线胶片的暗盒平放在摄影台上，并划分成四等份。

(2)把铝梯置于第 1 个 1/4 处中间，中心线对准铝梯中心垂直射入。曝光条件为 60 kV、100 mA、0.2 s，焦-片距为 100 cm。

(3)把铝梯置于第2个1/4处中间,改用200 mA、0.1 s,其余条件同上,进行摄影。

(4)把铝梯置于第3个1/4处中间,改用5 mAs,焦-片距为50 cm,其余曝光条件不变。

(5)把铝梯置于第4个1/4处中间,改用50 kV、40 mAs,焦-片距为100 cm,曝光摄片。

(6)将X射线胶片进行标准暗室处理。

(7)用光学密度计对铝梯照片进行扫描,测定密度值。

【实验结果】

将实验结果记录于表2-8中。

表2-8 不同摄影条件下的照片密度值

次序	摄影条件	照片密度值
1	60 kV、100 mA、0.2 s,焦-片距为100 cm	
2	60 kV、200 mA、0.1 s,焦-片距为100 cm	
3	60 kV、5 mAs,焦-片距为50 cm	
4	50 kV、40 mAs,焦-片距为100 cm	

【实验讨论】

(1)分析比较不同曝光条件下的摄影效果。

(2)如何在不同条件下灵活、合理地应用曝光条件摄影?

【实验小结】

本实验通过选用不同的曝光条件对同一物体进行X射线摄影,观察X射线照片影像。将装有X射线胶片的暗盒平放在摄影台上,并划分成四等份,改变曝光条件进行摄影。用光学密度计对铝梯照片进行扫描,测定密度值,分析比较不同曝光条件下的摄影效果。使学生加深对胶片感光效应的理解,在X射线摄影过程中能根据具体情况灵活、合理地选择曝光条件。

【实验考核】

1.理论考核

结合实验内容,进行理论考核。

(1)X射线照片光学密度值大小受什么因素影响?

(2)影响照片密度的因素有哪些?

2.技能考核

学生实操演示,带教老师按照X射线摄影曝光因素的互换实训考核与评分标准给出分数,考核评估学生的实操技能(表2-9)。

表 2-9　X 射线摄影曝光因素的互换实训考核与评分标准

项目	总分	实验要求	分值	得分
实验前准备	10	白大褂穿着整齐、干净	2	
		佩戴防护装备	3	
		原理知识掌握情况(教师提问)	3	
		实验所需设备(摄影用 X 射线机、铝梯、胶片、暗盒、摄影水模)核对无误	2	
操作过程	30	将装有 254 mm×304 mm(10 英寸×12 英寸)X 射线胶片的暗盒平放在摄影台上,并划分成四等份	5	
		把铝梯置于第 1 个 1/4 处中间,中心线对准铝梯中心垂直射入,设置曝光条件,进行摄影	5	
		把铝梯置于第 2 个 1/4 处中间,改用 200 mA、0.1 s	5	
		把铝梯置于第 3 个 1/4 处中间,改用 5 mAs,焦-片距为 50 cm	5	
		把铝梯置于第 4 个 1/4 处中间,改用 50 kV、40 mAs,焦-片距为 100 cm	5	
		将 X 射线胶片进行标准暗室处理,用光学密度计对铝梯照片进行扫描,测定密度值	5	
实验结果	10	测量精确	10	
实验报告	20	信息齐全,内容完整	5	
		算法正确,数值精准	5	
		书写规范	10	
综合评价	30	操作熟练程度	5	
		测量精确度	5	
		正确佩戴防护装备	10	
		体现医学人文精神	10	
总分	100		100	

(李佳忆　刘红霞)

链接 2–6
X 射线胶片特性曲线的制作及特性值测试

项目六　X 射线胶片特性曲线的制作及特性值测试

【实验目的】

1. 知识目标

掌握利用 X 射线双倍曝光法制作胶片特性曲线的方法，掌握计算 X 射线胶片特性值。

2. 能力目标

使学生熟悉不同胶片的感光特性以及各感光特性值对照片影像的影响。

3. 素质培养目标

能够扎实掌握理论知识，具备认真学习的态度和科学探索的精神；在规范操作的过程中能够突破旧观念创造新思维，充分发挥团队协作精神，爱护实验设备，具备较强的安全防护意识，认真总结实验过程，分析实验结果，吸取实验教训。

【实验原理】

胶片特性曲线是指曝光量与曝光量所产生的密度之间关系的一条曲线，由于这条曲线可以表示出感光材料的感光特性，所以称之为“特性曲线”。胶片特性曲线是认识 X 射线胶片感光性能的前提。X 射线胶片上得到不同的曝光量就会产生不同的光学密度。

【实验设备】

医用 X 射线机、21 阶铝梯、两种医用 X 射线胶片、暗盒、增感屏、冲洗药液及器具、透射密度计等。

【实验要求】

（1）操作人员必须具备一定的专业理论知识和操作技能，熟悉机器的基本结构、工作原理、不同病变的参数选择等。

（2）指导人员、带教老师需按照国家的相关规定，经过专门的上岗培训并获得相应的合格证书。根据机器的特点，严格遵守使用说明书所规定的操作规程操作，要谨慎、熟练、正确地操作机器，不可随心所欲、草率从事。

（3）操作过程中要注意操作台和显示器上各参数的变化，发现异常应及时停止，检查故障原因。

【实验步骤】

（1）拍摄铝梯单、双倍曝光照片。将 X 射线胶片放入带有增感屏的暗盒内，将铝梯置于暗盒上，对铝梯进行曝光；用铅橡皮盖住铝梯的一半，采用同样的曝光条件再一次曝光。冲洗后得到铝梯的单、双倍曝光像。另外，为了能得到本底灰雾（最小密度 $D_{\min}$），曝光时可在铝梯的旁边放置一块铅橡皮。

（2）在同一坐标系下绘制出单、双倍曝光曲线，用透射密度计依次对单、双倍铝梯像

的各阶的密度进行测量。在同一坐标系下绘制出单、双倍曝光曲线，横坐标为铝梯的阶数，纵坐标为X射线照片的密度。

(3)绘制X射线胶片的特性曲线，其横坐标为相对曝光量，纵坐标为密度。

(4)计算X射线胶片的特性值，包括本底灰雾(D_{min})、感光度(S)、反差系数(γ值或$\overline{G}$值)、最大密度(D_{max})、宽容度(L)。

【实验结果】

将实验结果记录于表2-10中。

表2-10　X射线胶片感光性能参数特性值

X射线胶片 感光性能参数	本底灰雾	感光度	反差系数	最大密度	宽容度
参数特性值					

【实验讨论】

(1)试分析各感光特性值对照片影像的影响。

(2)讨论感光测定的临床应用。

【实验小结】

本实验通过拍摄铝梯单、双倍曝光照片，在同一坐标系下绘制出单、双倍曝光曲线和X射线胶片的特性曲线，计算X射线胶片的特性值，让学生比较两种胶片的感光特性，分析各感光特性值对照片影像的影响。

【实验考核】

1. 理论考核

结合实验内容，进行理论考核。

(1)医用X射线胶片的感光特性曲线是什么?

(2)医用X射线胶片的种类有哪些?

2. 技能考核

学生实操演示，带教老师按照X射线胶片特性曲线的制作及特性值测试实训考核与评分标准给出分数，考核评估学生的实操技能(表2-11)。

表 2-11　X 射线胶片特性曲线的制作及特性值测试实训考核与评分标准

项目	总分	实验要求	分值	得分
实验前准备	10	白大褂穿着整齐、干净	2	
		佩戴防护装备	3	
		原理知识掌握情况(教师提问)	3	
		实验所需设备(医用 X 射线机、21 阶铝梯、两种医用 X 射线胶片、暗盒、增感屏、冲洗药液及器具、透射密度计等)核对无误	2	
操作过程	30	拍摄铝梯单、双倍曝光照片	6	
		用透射密度计依次对单、双倍铝梯像的各阶的密度进行测量	6	
		在同一坐标系下绘制出单、双倍曝光曲线	6	
		绘制出胶片的特性曲线	6	
		计算 X 射线胶片的特性值	6	
实验结果	10	测量精确	5	
		正确使用公式	5	
实验报告	20	信息齐全,内容完整	5	
		算法正确,数值精准	5	
		书写规范	10	
综合评价	30	操作熟练程度	5	
		测量精确度	5	
		正确佩戴防护装备	10	
		体现医学人文精神	10	
总分	100		100	

(李佳忆　刘红霞)

项目七　增感屏增感率的测试

链接 2-7
增感屏增感率的测试

【实验目的】

1. 知识目标

掌握增感屏增感率的测试及相对增感率的计算。

2. 能力目标

使学生熟悉增感率及相对增感率的临床应用意义，能够自己分析影响增感率的因素。

3. 素质培养目标

能够扎实掌握理论知识，具备认真学习的态度和科学探索的精神；在规范操作的过程中能够突破旧观念创造新思维，充分发挥团队协作精神，爱护实验设备，具备较强的安全防护意识，认真总结实验过程，分析实验结果，吸取实验教训。

【实验原理】

在X射线摄影中利用X射线激发增感屏的荧光体获得的荧光，对胶片产生增加感光的作用，从而大大减少X射线曝光条件。进行X射线摄影时，对胶片的感光作用主要来自于增感屏发出的荧光，可占到95%以上，而直接依靠X射线形成的感光作用不到5%。增感屏的增感作用常以增感率表示。选择合适的曝光条件的时间值分段曝光，并描出使用增感屏和不使用增感屏时的曝光时间和密度值的关系曲线，得出密度为1.0的两个曝光时间值，计算曝光时间倍数及增感率。

【实验设备】

X射线机、带增感屏暗盒（带被测屏和带$CaWD_4$屏各一个）、铅板、X射线胶片、冲洗药液及器具、透射密度计。

【实验要求】

（1）操作人员必须具备一定的专业理论知识和操作技能，熟悉机器的基本结构、工作原理、不同病变的参数选择等。

（2）指导人员、带教老师需按照国家的相关规定，经过专门的上岗培训并获得相应的合格证书。根据机器的特点，严格遵守使用说明书所规定的操作规程操作，要谨慎、熟练、正确地操作机器，不可随心所欲、草率从事。

（3）操作过程中要注意操作台和显示器上各参数的变化，发现异常应及时停止，检查故障原因。

【实验步骤】

（1）曝光。暗盒内使用被测增感屏。裁切X射线胶片，装入暗盒。用铅板遮盖不需曝射部分，以不同mAs（固定mA值，变动曝光时间），对胶片进行分段曝光。第二张则不用增感屏，裁切胶片装入暗盒，用铅板遮盖不需曝光部分，以不同的mAs（固定mA值，变动曝光时间），对胶片进行分段曝光。

（2）冲洗加工。将两张已曝光的胶片，用同一冲洗加工条件、方法进行冲洗加工。

（3）密度测定。用透射密度计测定两张洗照片的各段密度，并记录数值。

（4）绘制曲线图。将方格纸的一边作为横坐标，标出各种曝光时间。在与横坐标垂直的位置上作一纵坐标，标出照片的密度值。

（5）增感率计算。在曲线图中找出密度为1.0的曝光时间t_1和t_2。按下式计算增感率

$$增感率=\frac{t_2}{t_1}$$

注:如测量两种以上增感屏的相对增感率,则分别用参比屏(增感率为40的中速钨酸钙屏)及被测屏进行分段曝光,然后绘制各屏的不同曝光时间与密度值的曲线,计算出相对增感率。

【实验结果】

将实验结果记录于表2-12中。

表2-12 增感屏增感率测试

	有屏胶片密度为1.0的t值	无屏胶片密度为1.0的t值	被测增感屏增感率	参比屏增感率	被测增感屏相对增感率
实验测得数值					

【实验讨论】

(1)计算得出被测增感屏的增感率;计算被测增感屏的相对增感率。

(2)讨论增感率及相对增感率的临床应用意义。

(3)分析有哪些影响增感率的因素?

【实验小结】

使学生对暗盒内使用增感屏和不使用增感屏分别对胶片进行曝光,用同一冲洗加工条件、方法进行冲洗加工,用透射密度计测定两张洗照片的各段密度,计算增感率,来分析增感率及相对增感率的临床应用意义以及影响增感率的因素。

【实验考核】

1.理论考核

结合实验内容,进行理论考核。

(1)增感屏的影像效果有哪些?

(2)增感屏的结构有哪些?

2.技能考核

学生操作演示,带教老师按照增感屏增感率测试实训考核与评分标准给出分数,考核评估学生的实操技能(表2-13)。

表 2-13　增感屏增感率测试实训考核与评分标准

项目	总分	实验要求	分值	得分
实验前准备	10	白大褂穿着整齐、干净	2	
		佩戴防护装备	3	
		原理知识掌握情况（教师提问）	3	
		实验所需设备［X 射线机、带增感屏暗盒（带被测屏和带 $CaWD_4$ 屏）、铅板、X 射线胶片、冲洗药液及器具、透射密度计］核对无误	2	
操作过程	30	暗盒内使用被测增感屏，对胶片进行分段曝光	5	
		不用增感屏，裁切胶片装入暗盒，对胶片进行分段曝光	5	
		将两张已曝光的胶片，用同一冲洗加工条件、方法进行冲洗加工	5	
		用透射密度计测定两张洗照片的各段密度，并记录数值	5	
		绘制曲线图	5	
		增感率计算	5	
实验结果	10	测量精确	5	
		正确使用公式	5	
实验报告	20	信息齐全，内容完整	5	
		算法正确，数值精准	5	
		书写规范	10	
综合评价	30	操作熟练程度	5	
		测量精确度	5	
		正确佩戴防护装备	10	
		体现医学人文精神	10	
总分	100		100	

（李佳忆　任娟）

链接2-8
X射线管有效焦点的测试

项目八　X射线管有效焦点的测试

【实验目的】

1. 知识目标

掌握X射线管有效焦点的测试方法。

2. 能力目标

使学生观察X射线焦点的线量分布特点及形状，能够分析有效焦点线量分布与X射线管结构的关系。

3. 素质培养目标

能够扎实掌握理论知识，具备认真学习的态度和科学探索的精神；在规范操作的过程中能够突破旧观念创造新思维，充分发挥团队协作精神，爱护实验设备，具备较强的安全防护意识，认真总结实验过程，分析实验结果，吸取实验教训。

【实验原理】

X射线管焦点是X射线的发生区域。焦点的大小、形状及X射线能量分布是X射线管焦点成像性能的主要参量之一，与成像系统的成像质量有密切关系。由于靶面的倾斜，实际焦点的投影在不同方位上的大小是不一致的，这些不同方位上实际焦点的投影称为有效焦点。利用小孔成像原理对X射线管焦点成像，得出有效焦点的大小。

【实验设备】

小孔照相设备、放大镜（标有0.1 mm刻度）、单面药膜X射线胶片、X射线机、水准仪、米尺、冲洗设备。

对小孔的要求：材质为国际辐射单位与测量委员会推荐的合金，即金铂合金（90%的金和10%的铂），或钨合金（钨占90%以上），或铱（10%以下）和铂合金。其尺寸大小及测试时使用的放大率如表2-14所示。

表2-14　小孔尺寸与放大率

焦点的尺寸 F	直径 D/mm		深度/mm		放大率
	公称值	公差	公称值	公差	
$0.3 \leqslant F \leqslant 1.2$	0.030	±0.005	0.075	±0.010	3
$1.2 < F \leqslant 2.5$	0.075	±0.005	0.350	±0.010	2
$2.5 < F$	0.100	±0.005	0.500	±0.005	1

注：若无标准小孔，也可在一个1 mm厚的铅板上作一微孔来代替

【实验要求】

(1)操作人员必须具备一定的专业理论知识和操作技能,熟悉机器的基本结构、工作原理、不同病变的参数选择等。

(2)指导人员、带教老师需按照国家的相关规定,经过专门的上岗培训并获得相应的合格证书。根据机器的特点,严格遵守使用说明书所规定的操作规程操作,要谨慎、熟练、正确地操作机器,不可随心所欲、草率从事。

(3)操作过程中要注意操作台和显示器上各参数的变化,发现异常应及时停止,检查故障原因。

【实验步骤】

(1)将针孔板置于X射线管下,并用水准仪使小孔轴垂直于胶片。使X射线中心线垂直穿过小孔到达胶片。

(2)根据X射线管焦点大小,按以下规定选择适当的小孔及放大率(表2-15)。

(3)使用单药膜胶片,并按表2-15摄影条件曝光。将所得曝光胶片进行暗室处理,使照片焦点像的最大密度值为0.8~1.2。

表2-15　小孔成像摄影条件

最高使用电压 U/kV	测试管电压	测试用管电流量
$U\leqslant 75$	最高使用管电压75 kV	实验所用管电压下的最大容许电流的50%,曝光时间0.1 s
$75\leqslant U\leqslant 150$	最高使用管电压的50%	
$150<U$		

(4)通过有刻度0.1 mm的5倍或10倍放大镜,用肉眼读出照片上焦点的长、宽数值,将该焦点放大像的长度、宽度值除以放大率(焦点的长需乘以0.7作为修正),得到实际的有效焦点大小。

【实验结果】

将实验结果记录于表2-16中。

表2-16　X射线管有效焦点实验测量数值

	照片上焦点的长	照片上焦点的宽	放大率	有效焦点大小
实验测得数值				

【实验讨论】

(1)计算有效焦点的大小。

(2)观察X射线焦点的线量分布特点及形状。

(3)分析有效焦点线量分布与X射线管结构的关系。

【实验小结】

本实验学生将X射线中心线垂直穿过小孔到达胶片,根据X射线管焦点大小,使用单药膜胶片,并按摄影条件曝光。将所得曝光胶片进行暗室处理,得到实际的有效焦点大小。使学生观察X射线焦点的线量分布特点及形状,能够分析有效焦点线量分布与X射线管结构的关系。

【实验考核】

1. 理论考核

结合实验内容,进行理论考核。

(1)X射线束的量与质分别是什么?

(2)焦点主要成像性能参量有哪些?

2. 技能考核

学生操作演示,带教老师按照X射线管有效焦点的测试实训考核与评分标准给出分数,考核评估学生的实操技能(表2-17)。

表2-17　X射线管有效焦点的测试实训考核与评分标准

项目	总分	实验要求	分值	得分
实验前准备	10	白大褂穿着整齐、干净	2	
		佩戴防护装备	3	
		原理知识掌握情况(教师提问)	3	
		实验所需设备[小孔照相设备、放大镜(标有0.1 mm刻度)、单面药膜X射线胶片、X射线机、水准仪、米尺、冲洗设备]核对无误	2	
操作过程	30	将针孔板置于X射线管下,并用水准仪使小孔轴垂直于胶片	6	
		根据X射线管焦点大小,选择适当的小孔及放大率	6	
		使用单药膜胶片,并按摄影条件曝光	6	
		将所得曝光胶片进行暗室处理	6	
		得到实际的有效焦点大小	6	
实验结果	10	测量精确	5	
		正确使用公式	5	
实验报告	20	信息齐全,内容完整	5	
		算法正确,数值精准	5	
		书写规范	10	

续表 2-17

项目	总分	实验要求	分值	得分
综合评价	30	操作熟练程度	5	
		测量精确度	5	
		正确佩戴防护装备	10	
		体现医学人文精神	10	
总分	100		100	

（李佳忆　刘红霞）

项目九　照射野的X射线量分布

链接2-9
照射野的X
射线量分布

【实验目的】

1. 知识目标

熟悉照射野的X射线量分布。

2. 能力目标

使学生观察照射野各方位上的有效焦点的大小变化，并且能比较照射野各方位上的线量分布。

3. 素质培养目标

能够扎实掌握理论知识，具备认真学习的态度和科学探索的精神；在规范操作的过程中能够突破旧观念创造新思维，充分发挥团队协作精神，爱护实验设备，具备较强的安全防护意识，认真总结实验过程，分析实验结果，吸取实验教训。

【实验原理】

（1）照射野是指通过X射线管窗口的X射线束入射于成像介质的曝光面大小。

（2）用具有多列多排针孔的铅板对X射线焦点成像，以观察照射野内各点的有效焦点的大小及光学密度（代表X射线量多少）的分布。

【实验设备】

大、小焦点的X射线机各1个，胶片数张，直尺，支架，长20 cm、宽10 cm、厚1.0 mm的铅板1块，铅板上扎有平行铅板长轴的数行等距的小孔，行距为2 cm，小孔间距为4 cm。

【实验要求】

（1）操作人员必须具备一定的专业理论知识和操作技能，熟悉机器的基本结构、工作原理、不同病变的参数选择等。

（2）指导人员、带教老师需按照国家的相关规定，经过专门的上岗培训并获得相应的合格证书。根据机器的特点，严格遵守使用说明书所规定的操作规程操作，要谨慎、熟练、正确地操作机器，不可随心所欲、草率从事。

(3)操作过程中要注意操作台和显示器上各参数的变化，发现异常应及时停止，检查故障原因。

【实验步骤】

1. X射线管长轴方向有效焦点尺寸的测试

(1)将装有胶片的暗盒放在摄影台上，并使胶片长轴平行于X射线管长轴。在暗盒上放一支架，将小孔铅板置于支架上，焦点-铅板距离为20～25 cm，使铅板的中间一行小孔与暗盒中心线一致，并平行于胶片长轴，且使居中的小孔与中心线垂直。

(2)做好阳极或阴极端标记。

(3)调整X射线管，使X射线管长轴平行于胶片长轴，焦点至小孔距离与小孔至铅板距离相同，中心线对准铅板上居中的小孔垂直射入胶片。

(4)摄影条件为50 kV、100 mA、0.1 s，采用小焦点，曝光1次。

(5)更换胶片，采用大焦点曝光(曝光条件同上)。

2. X射线管短轴方向有效焦点尺寸的测试

使胶片暗盒与X射线管长轴方向垂直，其他与长轴方向有效焦点尺寸的测试步骤相同。

3. 照射野不同方位的线量分布测定

(1)取12 cm×35 cm胶片一张装入暗盒，置于摄影台上。

(2)X射线管长轴与胶片长轴平行。

(3)X射线中心线对胶片中点曝光。

(4)冲洗加工、测量密度值。上述5张胶片用相同条件冲洗加工，用密度计测量照射野不同方位上各点的密度值(线量分布)。

【实验结果】

将实验结果记录于表2-18中。

表2-18　X射线管不同方向密度值测试

	实验测得数据
X射线管长轴方向有效焦点尺寸(小焦点)	
X射线管长轴方向有效焦点尺寸(大焦点)	
X射线管短轴方向有效焦点尺寸	
照射野平行于X射线管长轴方向近阳极侧5°处密度值	
照射野平行于X射线管长轴方向近阴极侧5°处密度值	
照射野平行于X射线管长轴方向近阳极侧10°处密度值	
照射野平行于X射线管长轴方向近阴极侧10°处密度值	

续表 2-18

	实验测得数据
照射野 X 射线管短轴方向中心线左侧 5°处密度值	
照射野 X 射线管短轴方向中心线右侧 5°处密度值	
照射野 X 射线管短轴方向中心线左侧 10°处密度值	
照射野 X 射线管短轴方向中心线右侧 10°处密度值	

【实验讨论】

(1)观察照射野各方位上的有效焦点的大小变化。

(2)观察比较照射野各方位上的线量分布。

【实验小结】

本实验通过多列多排针孔的铅板对 X 射线焦点成像，使学生观察照射野内各点的有效焦点的大小及光学密度(代表 X 射线量多少)的分布，观察照射野各方位上的有效焦点的大小变化。

【实验考核】

1. 理论考核

结合实验内容，进行理论考核。

(1)什么是焦点的方位特性?

(2)什么是焦点的阳极效应?

2. 技能考核

学生操作演示，带教老师按照照射野的 X 射线量分布实训考核与评分标准给出分数，考核评估学生的实操技能(表 2-19)。

表 2-19　照射野的 X 射线量分布实训考核与评分标准

项目	总分	实验要求	分值	得分
实验前准备	10	白大褂穿着整齐、干净	2	
		佩戴防护装备	3	
		原理知识掌握情况(教师提问)	3	
		实验所需设备(大、小焦点的 X 射线机各一个，胶片数张，直尺，支架，长 20 cm、宽 10 cm、厚 1.0 mm 的铅板 1 块，铅板上扎有平行铅板长轴的数行等距的小孔，行距为 2 cm，小孔间距为 4 cm)核对无误	2	

续表 2-19

项目	总分	实验要求	分值	得分
操作过程	30	将装有胶片的暗盒放在摄影台上,并使胶片长轴平行于X射线管长轴	6	
		做好阳极或阴极端标记	6	
		曝光	6	
		照射野不同方位的线量分布测定	6	
		冲洗加工、测量密度值	6	
实验结果	10	测量精确	5	
		正确使用公式	5	
实验报告	20	信息齐全,内容完整	5	
		算法正确,数值精准	5	
		书写规范	10	
综合评价	30	操作熟练程度	5	
		测量精确度	5	
		正确佩戴防护装备	10	
		体现医学人文精神	10	
总分	100		100	

(李佳忆　任　娟)

链接 2-10 X射线管焦点极限分辨力测试

项目十　X射线管焦点极限分辨力测试

【实验目的】

1. 知识目标

掌握实验过程,通过实验理解焦点极限分辨力的影响因素,掌握测量和计算方法,了解散焦值在不同负荷条件下的变化,分析结果加深理解焦点成像性能对于X射线成像质量的影响。

2. 能力目标

能够熟练操作实验设备,正确使用星形测试卡,认真测量数据并具备基本的数学思维,得出准确结果。具备临床工作中能够尽量提高焦点极限分辨力的能力。

3. 素质培养目标

能够扎实掌握理论知识,具备认真学习的态度和科学探索的精神;在规范操作的过

程中能够突破旧观念创造新思维，充分发挥团队协作精神，爱护实验设备，具备较强的安全防护意识，认真总结实验过程，分析实验结果，吸取实验教训。作为医学影像技术专业的学生，能够本着患者利益至上的原则，努力提升影像检查的质量，减少患者的辐射损伤，消除患者的心理障碍，不负医者仁心的责任与担当。

【实验原理】

焦点的极限分辨力是指在规定测量条件下不能成像的最小空间频率值，单位是每毫米范围内能够分辨出的线对数（lp/mm）。利用星形测试卡成像观察并测量星形测试卡照片上垂直于X射线球管长轴和垂直于X射线球管短轴方向上的模糊区直径（Z_L、Z_W）。根据焦点的标称尺寸选择合适的放大率并测量出星形测试卡的楔条顶角，最终得出焦点面上两个方向上的极限分辨率。

【实验设备】

医用X射线机、星形测试卡、标准刻度直尺、微粒胶片、阅片灯、刻度放大镜、胶片打印机设备。

【实验要求】

（1）遵守实验室规章制度，听从实验教师安排。

（2）着装正规，实验操作规范。

（3）爱护实验室设备，严格做好个人防护。

（4）提取星形测试卡时，先做好准直，确保X射线中心线与测试卡中心的垂直基准线的角度必须$\leqslant 10^{-3}$ rad。

【实验步骤】

（1）X射线球管与胶片之间放置星形测试卡，尽可能地确保X射线中心线与测试卡中心的垂直基准线对准，且夹角不超过10^{-3} rad。

（2）用大、小焦点，75 kV、50 mAs曝光。调节星卡至焦点和胶片的距离，测量照片上两个方向上的最外模糊区尺寸Z_L、Z_W大于和接近星卡影像直径的1/3，但不小于25 mm。照片的密度在1.0～1.4。

（3）测量星卡照片上X射线管短轴方向和长轴方向上的模糊区直径（Z_L、Z_W）及星卡照片的放大率（M）。根据已知楔条顶角，公式$R_{FL}=\dfrac{(M-1)}{Z_L \cdot 8}$及$R_{FW}=\dfrac{M-1}{Z_W \cdot \theta}$中，计算得出焦点面上X射线管短轴和长轴的极限分辨力。

（4）将管电流、管电压同时或分别作为负荷条件参量，观察焦点尺寸的变化。

【实验结果】

将实验结果记录于表2-20中。

表 2-20 大、小焦点模糊区直径测量

焦点	曝光条件	Z_W短轴/mm	Z_L长轴/mm
大	75 kV、50 mAs		
小			

【实验讨论】

(1)根据实验结果,分析焦点极限分辨力的影响因素。

(2)探讨如何提高极限分辨力。

【实验小结】

本实验通过大、小不同的两个焦点,在星形测试卡上测量垂直两个方向的模糊区直径和放大率,来测量并计算焦点的极限分辨力。让医学影像技术专业学生动手实践参与到X射线成像性能参数的测量当中,并认识到X射线管焦点与极限分辨力的关系。有效焦点的尺寸随负荷条件的变化而改变。当管电压较低时,焦点的大小与管电流密切相关。管电流大时,电子数量增多,由于库仑力作用,有效焦点就会增大。焦点尺寸增大,极限分辨力就会下降。焦点的这种特性对成像质量有很大影响。

【实验考核】

1. 理论考核

结合实验内容,进行理论考核。

简述焦点增涨的原因。

2. 技能考核

学生操作演示,带教老师按照X射线管焦点极限分辨力测试实训考核与评分标准给出分数,考核评估学生的实操技能(表2-21)。

表 2-21 X射线管焦点极限分辨力测试实训考核与评分标准

项目	总分	实验要求	分值	得分
实验前准备	10	白大褂穿着整齐、干净	2	
		佩戴防护装备	3	
		原理知识掌握情况(教师提问)	3	
		实验所需设备(星形测试卡、尺子、量角器、常规X射线机)核对无误	2	

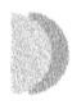

续表 2-21

项目	总分	实验要求	分值	得分
操作过程	30	准直:X 射线中心线与星形测试卡中心垂直,误差不大于 10^{-3} rad	5	
		调节星形测试卡与焦点和胶片的距离,使之达到要求(见步骤)	5	
		曝光使用 75 kV、50 mAs 条件,分别使用大、小焦点曝光	5	
		测量最外模糊区尺寸(Z_W、Z_L)	5	
		测量星形测试卡照片上的模糊区直径(Z)	5	
		用公式计算并得出结果	5	
实验结果	10	测量精确	5	
		正确使用公式	5	
实验报告	20	信息齐全,内容完整	5	
		算法正确,数值精准	5	
		书写规范	10	
综合评价	30	操作熟练程度	5	
		测量精确度	5	
		正确佩戴防护装备	10	
		体现医学人文精神	10	
总分	100		100	

(马静芳　刘红霞)

项目十一　X 射线照片影像的几何学模糊

链接 2-11　X 射线照片影像的几何学模糊

【实验目的】

1. 知识目标

掌握实验过程,通过实验结果加深理解几何学模糊产生的原因和影响因素。

2. 能力目标

能够熟练操作实验设备,在不影响 X 射线照片质量前提下进行大、小焦点的选择和应用,具备临床工作中避免出现几何学模糊的能力。

3. 素质培养目标

加强对学生的思想教育，培养医学生的医学道德修养、以人为本的职业素养，具备全心全意为患者服务的意识和患者利益高于一切的信念，体现人文关怀。

【实验原理】

X 射线管光源是一个随着球管容量的改变而具有一定面积的发光源。因此，被照体在经 X 射线照射后所形成影像，必然由于几何学投影原因而形成半影（H），即几何学模糊。在相同管电压、管电流量、焦-片距条件下，不同焦点、肢-片距会造成不同程度的半影出现，从而引起 X 射线照片模糊。

【实验设备】

医用 X 射线机、矩形测试卡、医用 X 射线胶片、暗盒、铅橡皮、X 射线照片打印设备。

【实验要求】

（1）遵守实验室规章制度，听从实验教师安排。

（2）着装正规，实验操作规范。

（3）爱护实验室设备，严格做好个人防护。

（4）用铅橡皮进行遮盖前后，务必做好标记，以免二次曝光，导致实验失败。

（5）实验过程中摄影距离、管电压、管电流量的数值保持不变。

（6）实验过程中保持实验室整洁，实验结束后整理好实验室物品。

【实验步骤】

（1）将装有 X 射线胶片的暗盒平放于摄影床上，用铅橡皮遮盖暗盒一半，再将矩形测试卡置于未遮盖一侧暗盒上，其长轴与胶片长轴平行且居中。采用小焦点、FFD100 cm、40 kV、10 mAs 条件曝光。

（2）用铅橡皮遮盖暗盒另一半（已感光的一半），将矩形测试卡置于未遮盖一侧暗盒上，其长轴与胶片长轴平行且居中。采用大焦点、FFD100 cm、40 kV、10 mAs 条件曝光。

（3）重复步骤（1）。

（4）用铅橡皮遮盖暗盒另一半（已感光的一半），将矩形测试卡置于未遮盖一侧暗盒上，其长轴与胶片长轴平行且居中。然后将矩形测试卡置于距暗盒 50 cm 的支架上，采用小焦点、FFD100 cm、40 kV、10 mAs 条件曝光。

（5）用相同的方法对 X 射线照片进行后处理。

（6）比较不同焦点、不同肢-片距对 X 射线照片模糊度的影响。

【实验结果】

将实验结果记录于表 2-22 中。

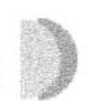

表 2-22　影像几何学模糊度测试表

曝光次数	焦点	管电压	管电流量	焦-片距	物-片距
1					
2					
3					
4					

【实验讨论】

(1)根据实验结果,分析造成 X 射线照片模糊的原因。

(2)探讨如何减少 X 射线照片模糊的措施。

【实验小结】

本实验通过在相同管电压、管电流量、焦-片距条件下,改变管电流、肢-片距的数值,来进行 X 射线照片模糊度的对比观察。旨在让影像医学生加深对 X 射线照片模糊度的认识和熟悉引起 X 射线照片模糊的原因和影响因素,为临床灵活应用大、小焦点以获得良好锐利度的 X 射线照片打下基础。

【实验考核】

1. 理论考核

结合实验内容,进行理论考核。

(1)X 射线摄影时为什么会出现几何学模糊?

(2)影响 X 射线照片几何学模糊(即半影)的因素有哪些?如何解决?

2. 技能考核

学生实操演示,带教老师按照 X 射线照片影像的几何学模糊实训考核与评分标准给出分数,考核评估学生的实操技能(表 2-23)。

表 2-23　X 射线照片影像的几何学模糊实训考核与评分标准

项目	总分	实验要求	分值	得分
实验前准备	10	白大褂穿着整齐、干净	2	
		佩戴防护装备	3	
		原理知识掌握情况(教师提问)	3	
		实验所需设备(医用 X 射线机、矩形测试卡、医用 X 射线胶片、暗盒、铅橡皮、X 射线照片打印设备)核对无误	2	

续表 2-23

项目	总分	实验要求	分值	得分
操作过程	30	熟练操作 X 射线机,正确放置 X 射线胶片	5	
		正确使用矩形测试卡,暗盒标记清楚,遮盖准确	5	
		曝光条件、焦-片距选择正确	5	
		照片冲洗、干燥无误	5	
		操作过程流畅,无卡顿	5	
		实验结束后整理好实验室物品	5	
实验结果	10	数据记录及时无误	5	
		操作过程无误	5	
实验报告	20	信息齐全,内容完整准确	10	
		书写规范,页面整洁	5	
		数据精准	5	
综合评价	30	操作熟练程度	5	
		回答提问流畅、简洁	5	
		正确佩戴防护装备	10	
		体现医学人文关怀	10	
总分	100		100	

(徐 赞 刘红霞)

项目十二 数字成像原理(CR、DR 见习)

链接 2-12 数字成像原理(CR、DR 见习)

【实验目的】

1. 知识目标

熟悉 CR(DR)操作界面各个参数的意义、图像处理各参数对显示图像的影响,了解 CR(DR)系统的成像原理及图像处理功能。

2. 能力目标

能够独立完成数字影像设备(CR、DR)的基本操作流程。

3. 素质培养目标

在保证数字影像设备正常工作及影像检查顺利进行的基础上,完善对被检者的人文关怀,做到热爱工作与主动关爱病患,坚持对病患一视同仁。

【实验原理】

一、CR 成像原理

（一）CR 系统的四象限理论

CR 系统是使用成像板（IP）为载体，经透过受检体的 X 射线曝光，由激光扫描读出信息，再经过信息处理后，形成数字平面影像。成像原理用四象限理论描述（图 2-5）。

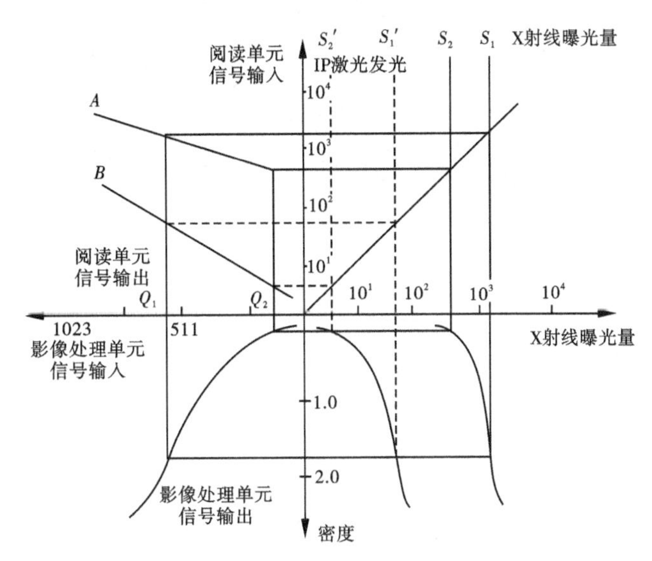

图 2-5　CR 系统四象限理论示意图

1. 影像信息采集（第一象限）

CR 系统的影像不是直接记录在胶片上，而是通过一种涂在 IP 上的光激励发光物质（PSL 物质）来完成影像信息的采集。第一象限中横坐标表示 X 射线曝光量，纵坐标表示 IP 被第二次激励释放可见荧光的强度。

IP 内的核心结构层有大量光激励发光物质（PSL 物质），发光中心内含有微量 Eu^{2+}，可反复发生“光激励发光现象”。即 IP 中 PSL 物质在受到第一次光激励照射时，能将第一次激励光所携带的信息贮存下来，在 IP 内形成潜影，受到再次光激励照射时，能发出与第一次激励光所携带信息相关的荧光。

IP 的固有特征是 X 射线辐射剂量与激光束激发的 PSL 荧光强度之间的在 $1:10^4$ 范围内是线性的，该线性关系使 CR 系统具有高的敏感性和宽的动态范围。

2. 影像信息读取（第二象限）

第二象限中横坐标表示像素灰度值，纵坐标表示 IP 被第二次激励释放可见荧光的强度，表示 PSL 物质被第二次激发释放可见光（荧光）的强度与 CR 系统影像的像素灰度值之间的转化关系，即由模拟信息到数字信息的转化关系。贮存在 PSL 物质中的影像信息是以模拟信号的形式记录下来，要将其读出并转换成数字信号，需使用激光阅读器（图 2-6），保证整个系统自动获得具有最佳密度与对比度的影像。阅读条件通过曝光数据识别器(EDR)来确定。EDR 克服图像由于曝光过度或曝光不足产生的影像密度的不稳定性的措施是通过设定敏感度(S)和宽容度(L)的方式阅读 IP 上的信息。

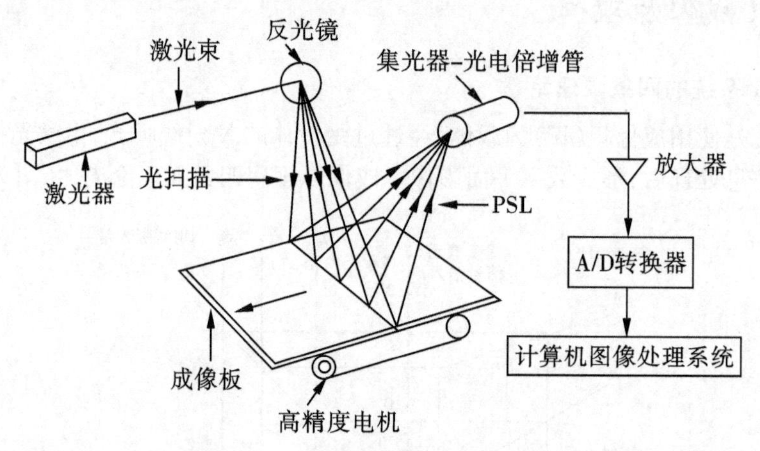

图 2-6　CR 系统影像读取原理示意图

3. 影像信息处理(第三象限)

第三象限中横坐标表示像素灰度值,纵坐标表示影像光学密度值。由第二象限输入的数字信息经影像处理装置处理,采用多种图像处理技术,如动态范围压缩处理、谐调处理、空间频率处理等,显示出适于诊断的影像,并且显示的特征是可以独立控制的。其中,动态范围压缩处理应在谐调处理与空间频率处理之前施行,能够提供较宽影像诊断范围的处理算法,可将曝光不足或过度的影像置于最适宜处显示,最终获得优质照片影像;谐调处理主要用来改变影像的对比度、调节影像的整体密度;空间频率处理是指系统对空间频率响应的调节,主要用于改变影像的锐利度;减影处理可通过时间减影或(和)能量减影,使需要观察的组织影像能清晰地显示。因此,可根据医学影像诊断要求施行各种处理,最大限度地满足临床诊断的需要。

4. 影像再现(第四象限)

横坐标表示射入 X 射线曝光量,纵坐标表示数字图像的影像光学密度值,是 CR 系统的一个包括了前面 3 个象限对影像信息转化和处理后的综合效果的总的特性曲线,反映整个系统对于人体信息(X 射线曝光量)的再现效果。

输入影像记录装置的影像信号重新被转换为光学信号以获得 X 射线照片。影像处理装置对 CR 系统使用的胶片特性曲线自动实施补偿,以使相对于曝光曲线的影像密度是线性的。这样第四象限决定了 CR 系统中输出的 X 射线照片的特性曲线。CR 系统的特性曲线是依据 X 射线剂量和成像范围自动改变的。

(二)影响 CR 影像质量的因素

1. CR 影像质量标准

(1)CR 图像必须满足诊断需要。

(2)CR 照片信息全面。

(3)CR 尺寸选择合理。

(4)影像放大比例一致。

(5)整体布局合理。

(6)注意屏蔽防护。

2. CR 系统成像

CR 成像过程中信息的采集、信息的读出、信息的处理与记录等环节中对影像质量的产生影响,尤其重要的是 IP 的特征和阅读器的性能。

(1)决定系统响应性的因素

1)进入 IP 的散射线一部分的散射线随入射的 X 射线被 IP 的 PSL 层所吸收,但散射线占整个入射线的比例很小,因此散射线产生的影响相对轻微。

2)激光束在 IP 荧光层上的散射。

(2)噪声

CR 系统中存在着量子噪声(X 射线量依赖性噪声)和固有噪声(非 X 射线量依赖性噪声)两种噪声。

1)量子噪声可分为 X 射线量子噪声和光量子噪声。①X 射线量子噪声,CR 系统中,X 射线量子噪声是 X 射线被 IP 吸收过程中所产生的。CR 影像噪声的量在入射的 X 射线剂量位于允许剂量下限之上且恒定时,由 IP 的吸收特性来决定。提高 CR 系统的影像质量与 IP 对 X 射线量子的检测效率成正比。②光量子噪声,它是 IP 的 PSL 层被二次激发(激光扫描)时产生的荧光由光电倍增管转换为电信号的过程中产生的,它与入射的 X 射线剂量、IP 的 X 射线吸收效率、IP 的光激发发光量、聚集 PSL 的光导器的集光效率以及光电倍增管的光电转换效率成反比。

2)固有噪声起支配作用的是 IP 的结构噪声,其产生原因是 IP 的 PSL 颗粒层内 PSL 晶体的随机性分布。

(3)空间分辨力

1)与 PSL 物质晶体颗粒直径、阅读器内激光束的直径、可见光在 IP 中的散射程度以及像素的尺寸成反比。

2)与 IP 的容量及像素数量成正比。

二、DR 成像原理

DR 的工作流程是以平板探测器为影像接收器,将 X 射线信息转换为数字信号,实现了曝光直接输出图像功能的 X 射线成像。其时间分辨力明显高于屏-片成像和 CR 成像。根据 DR 影像接收器的类型不同,DR 的成像原理不同。

1. 非晶硒

直接转换型 FPD 非晶硒具有光电导特性,FPD 可将输入的 X 射线直接转换成电信号输出,形成全数字化影像(图 2-7)。

非晶硒 FPD 由 X 射线转换单元、探测器单元列阵、高速信号处理单元和信号传输单元组成。

(1)X 射线转换单元　以非晶硒为光电材料,它将输入的 X 射线光信号转换成电子信号。电荷形成光电流,被后方探测器单元列阵收集。

(2)探测元单元阵列(图2-8)　用TFT技术在一块玻璃基层上组装几百万个探测元阵列,每个探测元单元与图像的一个像素对应。探测元阵列的二维矩阵纵向设图像电荷(信号强度)输出线,横向设门控线。

(3)高速信号处理单元　产生地址信号并顺序激活探测元阵列中的TFT,将电子信号放大后送到A/D转换器转换为数字信号。

(4)数字影像传输单元　将固有特性被补偿的数字信号传送到主计算机。

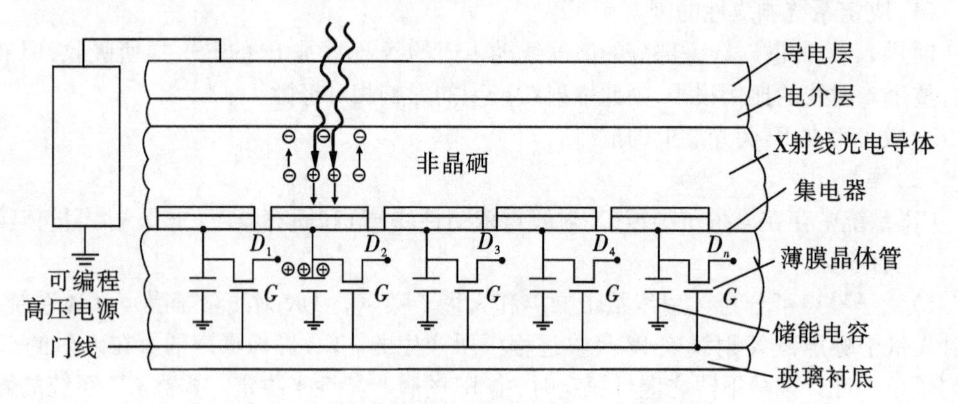

图2-7　DR直接转换型平板探测器结构示意图

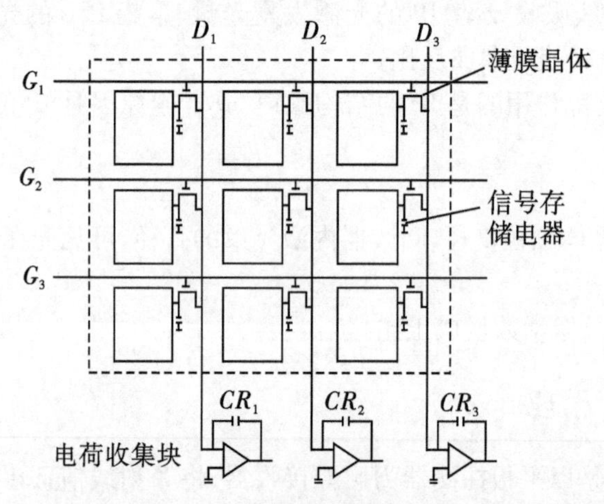

图2-8　DR直接转换型平板探测器像素矩阵信号读取方式示意图

非晶硒DR成像原理及流程:携带被照体信息的X射线→非晶硒层产生一定比例的电子-空穴对→形成与入射X射线光子的数量成正比的电流→TFT收集、存贮电流电荷→采集图像的最小单元(像素)→高速信号处理单元产生地址信号并顺序激活探测元阵列中的TFT→逐一读出、放大像素信号(电信号)→模数(A/D)转换器→数字信号→工作站处理→数字信号重建→数字图像→清除电容存储的电荷及非晶硒层内的潜影→下一次曝光(图2-9)。

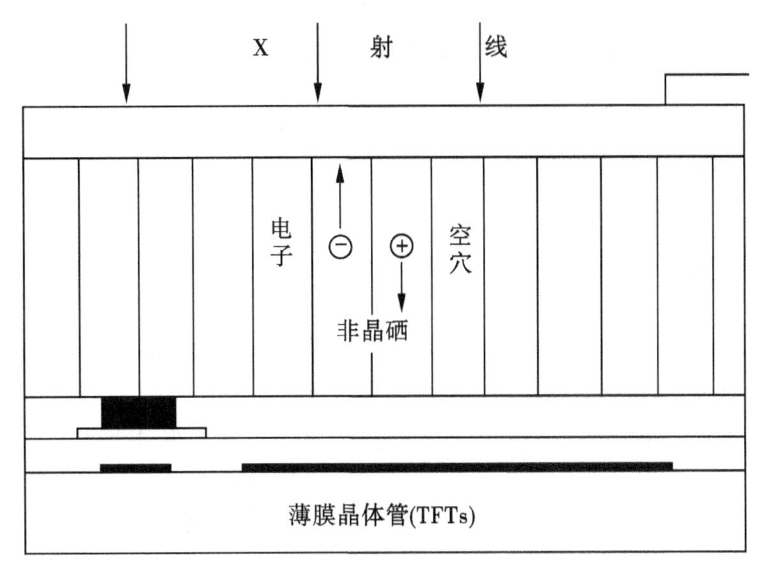

图 2-9 DR 直接转换型平板探测器工作原理示意图

2. 非晶硅

间接转换型 FPD 基本结构如下。

(1)荧光材料层 即碘化铯(CsI)闪烁体。利用 CsI 闪烁体吸收 X 射线量子并将其转换成可见光,与非晶硅光电二极管光谱灵敏度的峰值相匹配,细针状 CsI 结构时可见光的散射量最小。

(2)探测元阵列层 每个探测元由一个非晶硅光电二极管和起开关作用的 TFT 组成。

(3)信号读取单元 TFT 打开时,光电二极管内的电荷沿数据线流出。

(4)信号处理单元 读出电信号(图 2-10)。

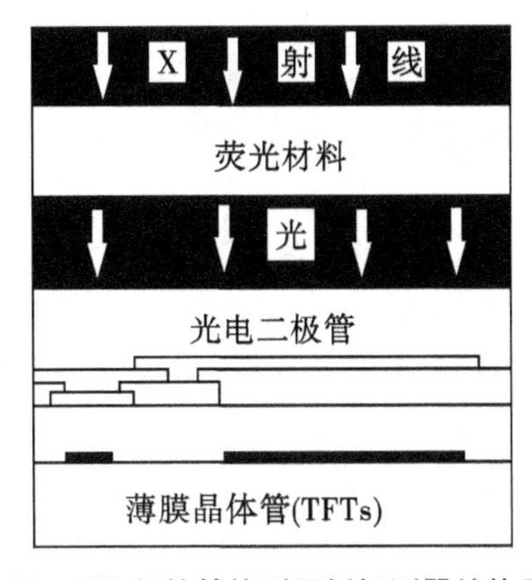

图 2-10 DR 间接转换型平板探测器结构示意图

非晶硅 DR 的成像原理及流程：携带被照体信息的 X 射线→CsI 闪烁晶体→可见荧光→荧光向底层方向传导→非晶硅光电二极管→与入射的透射线强度成正比的电信号→中央时序控制器产生地址信号→逐行读出电荷信号→A/D 转换器→数字信号→图像处理工作站→X 射线数字图像。

3. 电荷耦合器件(CCD)

电荷耦合器件是一种半导体器件。CCD 摄像机成像原理及流程：携带被照体信息的 X 射线→碘化铯闪烁晶体→可见荧光→采用阵列技术→经由光学传导系统→CCD→摄取荧光影像→光信号→电信号→模数(A/D)→数字信号→计算机系统进行图像处理→图像拼接→一幅完整的图像。光敏成像单元的数量决定了 CCD 图像的空间分辨率。

4. 多丝正比电离室

X 射线管发射的锥形 X 射线束→水平狭缝准直→平面扇形 X 射线束→携带被照体信息的透射线→水平放置的多丝正比室窗口→被探测器接收→X 射线管、水平狭缝及探测器沿垂直方向作均匀的同步平移→到达新位置后再作水平照射投影→如此重复即完成了一幅图像的采集→多丝正比室的金属丝→放大器→A/D 转换器→数字化→输入计算机进行图像处理。

5. DR 影像质量标准

(1)必须满足诊断需要，照片密度控制在 0.25 ~ 2.0(人眼可识别)。

(2)DR 照片信息全面。

(3)应根据检查部位、年龄等合理选择照射野尺寸。

(4)图像放大比例一致，同一图像放大比例都需一致。

(5)影像整体布局合理。

(6)注意做好放射防护。

6. 影响 DR 影像质量的因素

(1)空间分辨力　平板探测器的空间分辨力与探测器单元的大小和间距成反比。

(2)密度分辨力　直接、间接转换型平板探测器都可达 214 的灰度级。

(3)噪声　①X 射线量子噪声；②探测器电子噪声，间接转换型平板探测器的电子噪声较直接转换型高。

(4)曝光宽容度　在 $1:10^4$ 动态范围内，直接、间接转换型平板探测器的辐射剂量和像素电荷都是线性比例关系。

(5)敏感度　非晶硒层的 X 射线吸收效率决定了直接转换型平板探测器的敏感度。X 射线吸收率、X 射线-可见光转换系数、填充系数、光电二极管可见光-电子转换系数共同决定间接转换型平板探测器的敏感度。两者的敏感度都较高。

(6)调制传递函数　直接转换型平板探测器的 MTF 性能较好。间接转换型平板探测器信息传递过程由于经过多次转换，导致 MTF 下降。

【实验设备】

CR 系统、CR 激光扫描仪、图像工作站、DR 系统、激光打印机等。

【实验要求】

(1)遵守实验室规章制度,听从实验教师安排。

(2)着装正规,实验操作规范。

(3)爱护实验室设备,严格做好个人防护。

【实验步骤】

1. CR 系统

(1)CR 系统开机模拟 X 射线机开机、IP 准备、影像阅读器开机、工作站开机。

(2)观察 IP 外观的完整性,为防使用前潜影形成,可在影像阅读器中用强光照射消除。

(3)在操作界面输入 ID、录入患者的基本信息(姓名、性别、年龄、ID 号、临床诊断、送诊科室等),选择将要摄影部位(如头、颈、胸、乳腺、腹、骨盆、上肢、下肢等),选择被检体位及摄影条件。

(4)采用打码器识别 IP 的条码,绑定 IP 与患者的基本信息。

(5)选用模拟人作为被照体,以 IP 作为接收器,在检查床上摆好摄影体位,调整好 IP 与 X 射线中心线、被检者的位置,进行曝光摄影。

(6)使用影像阅读器读取 IP 的影像信息。

(7)对数字图像进行图像标记、谐调参数、空间频率等参数的调节,确定符合诊断标准的影像并由激光打印机打印。

2. DR 系统

(1)DR 系统开机打开配电柜电源总开关,依次接通 X 射线机控制器、电脑主机电源,技术工作站开机,开启激光打印机。

(2)在操作界面输入 ID、患者的姓名、年龄、性别等信息,并选好将要摄影部位及摄影体位,设置曝光参数。

(3)选用模拟人作为被照体,直接在 DR 摄影的检查床上,摆好体位,校准中心线,进行曝光摄影。

(4)将获得数字图像进行后处理,进行图像标记、调整窗宽及窗位、灰雾度、对比度等参数,确定良好的影像并由激光打印机打印。

【实验结果】

根据 CR、DR 系统成像过程,分析影响 CR、DR 影像质量的因素,并填入表 2-24。

表 2-24　CR、DR 影像质量影响因素对照表

	CR 系统	DR 系统
影响影像质量的因素		

【实验讨论】

(1)写出 CR(DR)成像原理及工作流程。

(2)讨论图像处理参数对 CR(DR)图像的影响。

【实验小结】

通过本次见习,同学们熟悉了 CR、DR 操作界面各个参数的意义、图像处理各参数对显示图像的影响,了解了 CR、DR 系统的成像原理及图像处理功能,并且能够独立完成数字影像设备的基本操作流程。在临床实践中,保证数字影像设备正常工作及影像检查顺利进行的基础上,应完善对被检者的人文关怀,做到热爱工作与主动关爱病患、坚持对病患一视同仁。

【实验考核】

1. 理论考核

结合实验内容,进行理论考核。

(1)简述非晶硒 DR 平板探测器的结构及其功能。

(2)简述非晶硅 DR 平板探测器的结构及其功能。

(3)简述非晶硒 DR 的成像原理。

(4)简述非晶硅 DR 的成像原理。

(5)简述与显示的影像特征有关的 CR 后处理环节的参数及其对图像显示的影响。

2. 技能考核

学生实操演示,带教老师按照 CR、DR 见习实训考核与评分标准给出分数,考核评估学生的实操技能(表 2-25)。

表 2-25　CR、DR 见习实训考核与评分标准

项目	总分	实验要求	分值	得分
实验前准备	10	白大褂穿着整齐、干净	2	
		佩戴防护装备	3	
		原理知识掌握情况(教师提问)	3	
		实验所需设备(CR 系统、CR 激光扫描仪、图像工作站、DR 系统、激光打印机等)核对无误	2	

续表 2-25

项目	总分	实验要求	分值	得分
操作过程	30	CR 系统开机(模拟 X 射线机开机、IP 准备、影像阅读器开机、工作站开机)	2	
		观察 IP 外观完整性,预先在影像阅读器中用强光照射消除潜影	1	
		在操作界面输入 ID、录入患者的基本信息(姓名、性别、年龄、ID 号、临床诊断、送诊科室等),选择将要摄影部位,选择被检体位及摄影条件	2	
		采用打码器识别 IP 的条码,绑定 IP 与患者的基本信息	1	
		选用模拟人作为被照体,以 IP 作为接收器,在检查床上摆好摄影体位,调整好 IP 与 X 射线中心线、被检者的位置,曝光摄影	5	
		使用影像阅读器读取 IP 的影像信息	2	
		对数字图像进行图像标记、谐调参数、空间频率等参数的调节,确定符合诊断标准的影像并由激光打印机打印	2	
		DR 系统开机(打开配电柜电源总开关,依次接通 X 射线机控制器、电脑主机电源,技术工作站开机,开启激光打印机)	2	
		在操作界面输入 ID、患者的姓名、年龄、性别等信息,并选好将要摄影部位及摄影体位,设置曝光参数	5	
		在 DR 摄影的检查床上对模拟人进行摆位,调整摄影距离,校准中心线,调整照射野,进行曝光摄影	5	
		将获得数字图像进行后处理,进行图像标记、调整窗宽及窗位、灰雾度、对比度等参数,确定良好的影像并由激光打印机打印	3	
实验结果	10	掌握 CR、DR 操作界面各个参数的意义、图像处理功能及参数对显示图像的影响	5	
		独立完成数字影像设备的基本操作流程	5	
实验报告	20	信息齐全,内容完整,条理清晰	10	
		书写规范	10	
综合评价	30	熟悉操作界面各个参数的意义、图像处理各参数对显示图像的影响	10	
		独立完成 CR 的基本操作流程	5	
		独立完成 DR 的基本操作流程	5	
		体现医学人文精神(如热爱工作、主动关爱病患)	10	
总分	100		100	

(黄　巍　韦　星)

链接 2-13 计算机X射线体层成像原理(CT见习)

项目十三 计算机X射线体层成像原理(CT见习)

【实验目的】

1. 知识目标

认识CT机房布局,掌握CT结构及其作用,掌握CT成像原理,熟悉CT基本操作流程。

2. 能力目标

熟练CT机房的整体结构,严格遵守操作流程和注意事项,掌握CT机房环境的日常维护和定期保养,正确佩戴防护装备,为专业岗位的需求奠定基础。

3. 素质培养目标

能够扎实掌握理论知识,具备认真学习的态度和科学探索的精神;在规范操作的过程中能够突破旧观念创造新思维,充分发挥团队协作精神,爱护实验设备,具备较强的安全防护意识,认真总结实验过程,分析实验结果,吸取实验教训。作为医学影像技术专业的学生,能够本着患者利益至上的原则,努力提升影像检查的质量,减少患者的辐射损伤,消除患者的心理障碍,不负医者仁心的责任与担当。

【实验原理】

CT是价格昂贵的精密医疗设备,在各级医院的疾病检查和治疗中占有重要地位。正确的操作和维护,对延长CT使用寿命和充分发挥其效能有重要意义。1971年,英国工程师豪斯费尔德研制出世界上第一台CT并获得第一幅头颅CT影像。早期CT主要由控制台、检查床、扫描架、高压发生器、控制柜、电源柜、计算机/存储器、多幅相机等组成。随着计算机计算、电子技术、精细加工等各种高新技术的发展,特别是低压滑环技术和大功率逆变技术的成功应用,CT各组成部分的集成化程度不断提高,体积也不断缩小。螺旋CT的外观上仅由电源柜、检查床、扫描架和操作台4部分组成(图2-11)。从结构原理来看,它们可分为X射线发生装置和CT检查应用装置两大部分。X射线发生装置包括计算机及功能软件、高压与灯丝加热控制装置、高压发生器和X射线管装置;其他如检查床、扫描架、准直器、探测器、数据采集系统等都可归属于CT检查应用装置。

1. 机房环境

CT机房的温度和湿度应控制在说明书规定的范围内,并注意通风换气。一般来说,CT机房的湿度控制在45%~60%为宜,温度应保持在18~22 ℃。在外界温度小于0 ℃或大于35 ℃的情况下,建议晚间不要关闭空调。每天开机准备扫描之前,应首先使室温保持在规定范围内半小时以上。在外界湿度较大时,建议晚间不要关闭除湿器。开机前如果湿度过大,需先除湿,使湿度保持在允许的范围内半小时以上,之后再开机扫描。如果相对湿度过大或过小,将导致图像伪影或图像质量下降,影像诊断,损坏设备。

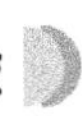

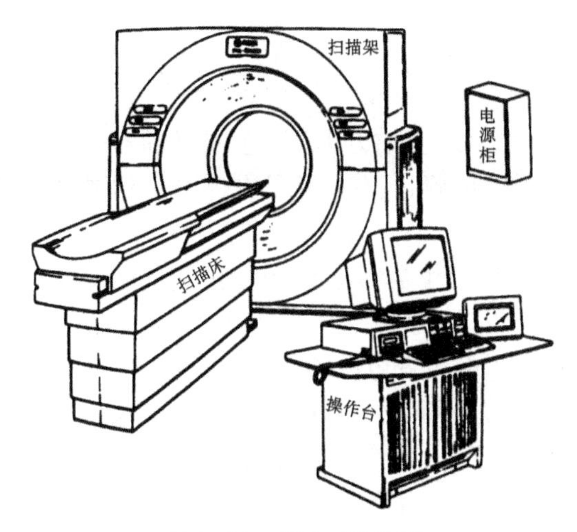

图 2-11　螺旋 CT 外观

2. 日常开机流程

(1)开机　在使用前应严格按开机顺序开启机器。机器在开启过程中,应注意观察各项技术选择是否在正常位置。同时,机器会按照内设程序进行自检,在自检过程中不要操作键盘和鼠标,待自检完成后,再按照提示操作。

(2)球管加热　每日新开机后,首先应对 X 射线球管进行加热,亦称球管训练。球管加热是指在扫描野内没有任何物体的情况下,用空气扫描方式曝光数次,使之逐步升温到工作状态。X 射线管在工作过程中,剧烈的冷热变化有可能造成靶面龟裂,或产生游离气体而降低真空度,同时还有可能造成冷却油炭化而引起管套内放电,这些都会缩短 X 射线管使用寿命,甚至损坏 X 射线管。在开机运行期间,若 3 h 内没有扫描曝光,再次扫描曝光前应重新对 X 射线管进行加温训练。这一训练通常只要操作人员发出一个指令,机器就可按照内设程序自动完成。当更换新的 X 射线管或者机器停用超过一周后重新使用时,操作人员应按照机器使用说明书的要求手动进行球管训练,训练的具体步骤因机器型号不同而有所差异。

(3)空气校准　在按照要求进行空气训练后,一般还要进行空气校准。空气校准是指对各成像组件,特别是探测器因环境的变化而引起的误差进行修正,亦称“零点漂移”。各成像组件的零点漂移,致使每次扫描所获取到空气的 CT 值不等于 1 000 而造成失真,影响采样数据的准确性。只有获得准确的原始数据,才能重建正确的图像。一部分机器,在新开机时球管预热曝光数次,前几次曝光为球管预热,最后一次曝光为空气校准。而另一部分机器,球管预热和空气校准则是分开进行的。使用人员应严格按照使用明书进行各项操作。

(4)检查磁盘　磁盘是存储图像数据的区域,磁盘的存储空间是有限度的。为了保证扫描工作的顺利进行,在每日为患者扫描前,应首先根据每日工作量大小检查一下磁盘剩余空间,当剩余空间不够用时,可以把处理完毕的患者图像数据删除,或者传送到异地存储后删除。

3. 常规扫描流程

常规 CT 扫描工作大体分为以下六个步骤。

(1)输入患者资料　此项工作在操作台上通过键盘或触摸屏进行。患者资料至少包括姓名、性别、出生年月、检查号、扫描方向等。扫描方向是指床动方向是选择头先进还是足先进。患者的体位是仰卧、俯卧、左侧还是右侧卧。如果是增强扫描,要注明 C+,其他特殊扫描必要时也应注明。

(2)摆放患者体位　此项工作是将患者准确、舒适地按照检查要求安置在检查床上。利用床旁和扫描架上诸多操作键,把检查床升高到扫描高度,并把患者送入到扫描野内的预定位置。不同部位的扫描,患者体位的摆放要求也不一样。其中包括扫描床的高度不同。定位灯标识人体的部位不同;使用定位辅助工具的不同。大致程序:①根据不同的检查部位选择适当的辅助工具,并将其固定到相应的位置上;②指导患者按照扫描需要的姿势躺于检查床上;③把床面升高到扫描所需高度;④开启定位灯,向扫描孔内移动载有患者的检查床面,依据定位灯的光标线指示,使床面达到一定位置;⑤熄灭定位灯,在关闭定位灯电源的同时,按动床位复“零”键,使床位的数码指示器恢复到“0”值,以使扫描时床动指示数有一个固定的参考值;⑥向患者嘱托扫描时的相关注意事项,如呼吸屏气的训练等。

(3)扫描前定位　定位也就是确定扫描范围,此举目前多采用两种方法。一种方法是定位扫描,在定位像上确定扫描的起始线和终止线。这种方法比较直观,定位也很准确,且定位像相当于常规 X 射线检查的一张平片,具有有一定的诊断意义。另一种方法是在摆放体位时,利用定位灯直接从患者的体表上确定扫描的起始位置或者扫描架的倾角。这种方法节省时间,且可以省去一次定位曝光。但缺点是定位精度不高、可靠性差。目前,最常用的是第一种方法,它的操作过程是选择并输入需要的定位扫描条件,或选用指定的功能键。之后,扫描曝光获得定位图像,在定位像上确定扫描的起始线、终止线、扫描区域、机架倾角等。

(4)正式扫描　正式扫描是整个检查的主要步骤,目前的机器大都有横断面扫描(轴扫)、螺旋扫描(单层或多层螺旋扫描)和其他的一些特殊扫描功能,具体采用哪种方式,需要使用人员在扫描前选定。根据不同的机器,扫描过程还可分为手动方式和自动方式。即手动方式扫描完一层后,需要做下一层的操作选择,并需每次按曝光按钮;而自动方式则只需按一次曝光按钮,即可完成整个扫描过程。手动扫描操作程序:①选择并输入一组适当的扫描条件;②按下曝光按键,开始第一层曝光扫描,当第一层的图像在显示器上显示,表示第一层扫描程序完毕;③根据设置的扫描顺序发出床动指令,使床前进或者后退,带动患者到第二层扫描位置;④按下曝光按钮,进行第二层曝光扫描,当扫描数据存入相应存储器后,扫描完毕,第二层图像显示;⑤第三层、第四层等按照上述操作循环执行,直到完成整个扫描范围。自动扫描操作程序:选择该功能后,只要按一次曝光按键,从曝光、床动、扫描负载条件的变换等,均会按照扫描设计步骤自动完成。

(5)存储数据　存储数据是完成整个检查的最后一项工作。扫描获取的图像数据在扫描完成后,暂存在临时存储器(一般为硬盘)上,如需永久存储,可选择磁带、光盘等永久性存储介质。如需将患者信息存储入系统,只需将患者基本信息填入对应的对话框中，输入存储指令即可完成，系统会同时将这些信息和图像推送到其他图像工作站或服务器进行长期存储。有时还需要将图像记录在胶片上，这可以通过“照相”来完成。照相可由机器自动拍摄完成或者手工拍摄完成。自动拍摄是指在CT机上可预先设置，使用者只需在每次扫描开始时调整好窗宽、窗位，扫描完毕后机器会自动根据设置依次将所有扫描图像拍摄完成。手工拍摄是在扫描完成后，由人工一幅一幅地拍摄。自动拍摄速度快、简便，但对图像无法再次筛选和后处理；手工拍摄速度慢，但可以自由选择和后处理。目前的CT图像大多采用DICOM 3.0标准，其储存的图像可在不同厂家、不同设备、不同型号的机器上阅读，并能方便地转换成其他不同的格式（如jpg、tif格式）。

(6)关机　全天的工作完成后，应严格按顺序关闭机器。在关机前应检查X射线管的温度状态，应该等待温度降低到规定数值后再关机。关机后不可立即开机，即使有特殊需要，也应该等待一小段时间后再开机。

【实验设备】

CT机房、CT设备、标准水模。

【实验要求】

(1)操作人员必须具备一定的专业理论知识和操作技能，熟悉机器的基本结构、工作原理、不同病变的参数选择等。

(2)指导人员、带教老师需按照国家的相关规定，经过专门的上岗培训并获得相应的合格证书。根据机器的特点，严格遵守使用说明书所规定的操作规程操作，要谨慎、熟练、正确地操作机器，不可随心所欲、草率从事。

(3)每日开机要进行球管预热和空气校准，避免冷管状态下突然升温而缩短X射线使用寿命或造成X射线管靶面损坏。

(4)扫描过程中要注意操作台和显示器上各参数的变化，发现异常应及时停止，检查故障原因。

(5)过程中应严禁曝光条件和成像参数，应注意每次扫描的间隔时间，禁止超热容量使用。

【实验步骤】

根据实际条件，一般将学生分成若干小组，每小组控制在10人左右，请CT室医师、技师分组对以下内容进行介绍并操作演示。

(1)观察CT机房位置及主要部件的布局，检查CT机房的环境，包括温度、湿度等，检查CT机房的防护措施。

(2)宣读CT室医务工作人员的工作职责及行为规范。

(3)按实际机型操作程序，开机通电。

(4)CT球管预热。

(5)接待患者（水模）。

(6)进行扫描登记，包括输入患者姓名、年龄、性别等。

(7)输入相对应的扫描参数，如管电压、管电流、层厚等。

(8)为患者摆放体位，打开定位灯准确定位，将患者送入扫描区域。

(9)确定无误后,开始曝光。

(10)进行图像显示和处理操作,窗宽、窗位的设置和调节。

(11)操作基本的图像处理功能。

(12)常见 CT 后处理技术介绍及演示。

(13)图像存储。

(14)按实际机型操作程序关机。

【实验结果】

根据实验过程,在表 2-26 中填入提升图像质量的对策并补充影响 CT 图像质量的因素。

表 2-26　CT 图像质量影响因素对策与补充

CT 图像质量影响因素	CT 分辨率	噪声	伪影	X 射线剂量	层厚	视野
对策						
补充:						

【实验讨论】

(1)根据实验结果,分析造成 X 射线照片模糊的原因。

(2)探讨减少 X 射线照片模糊的措施。

【实验小结】

本实验通过在医疗机构见习,实践性地对 CT 机的结构、作用、原理、操作流程、注意事项以及设备的日常维护进行了了解与掌握。对于操作中可能出现的图像质量问题进行了试验和分析,并通过记录实验结果的方式进行验证。实验将关注重点放在如何保证图像质量的前提下,将患者所接收的 X 射线剂量降到最低,符合放射防护三原则,倡导医学人文精神。

【实验考核】

1. 理论考核

结合实验内容,进行理论考核。

影响密度分辨率的因素有哪些?

2. 技能考核

学生操作演示,带教老师按照 CT 见习实训考核与评分标准给出分数,考核评估学生的实操技能(表 2-27)。

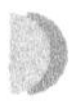

表 2-27　CT 见习实训考核与评分标准

项目	总分	实验要求	分值	得分
实验前准备	10	白大褂穿着整齐、干净	2	
		佩戴防护装备	2	
		原理知识掌握情况（教师提问）	2	
		遵守放射科规章制度，规范行为，尊敬师长	2	
		检查 CT 机房周围环境是否安全，屏蔽措施是否完好，机房环境是否适中	2	
操作过程	30	按实际机型操作程序，开机通电，预热球管	5	
		接待患者（水模），准确登记患者信息，提前告知患者检查注意事项，做必要的呼吸训练和心理疏导，体现人文关怀	5	
		准确登记患者信息，正确输入扫描参数	5	
		为患者摆放体位，开启定位灯，将患者送入到扫描野内的预定位置，体现人文关怀	5	
		扫描定位像，输入扫描参数，必要时需患者配合屏气，曝光	5	
		存储数据并按实际机型操作程序，关机	5	
实验结果	10	图像质量的控制情况	10	
实验报告	20	信息齐全，内容完整	10	
		书写规范	10	
综合评价	30	操作熟练程度	10	
		正确佩戴防护装备	10	
		体现医学人文精神	10	
总分	100		100	

（马静芳　刘红霞）

链接 2-14 磁共振成像原理(MRI见习)

项目十四　磁共振成像原理(MRI见习)

【实验目的】

1. 知识目标

熟悉磁共振机房的设置布局、结构作用,成像原理,以及操作规程和注意事项。

2. 能力目标

掌握磁共振机的基本构造、操作流程及注意事项,为专业岗位的需求奠定基础。

3. 素质培养目标

能够扎实掌握理论知识,具备认真学习的态度和科学探索的精神;在规范操作的过程中能够突破旧观念创造新思维,充分发挥团队协作精神,爱护实验设备,具备较强的安全防护意识,认真总结实验过程,分析实验结果,吸取实验教训。作为医学影像技术专业的学生,能够本着患者利益至上的原则,努力提升影像检查的质量,缩短患者的扫描时间,消除患者的心理障碍,不负医者仁心的责任与担当。

【实验原理】

人体各种组织、器官中含氢原子核的数量不同。当人体置于磁场中,通过射频脉冲的发射与接收,不同组织器官中的氢原子核即产生了不同的磁共振信号。通过计算机处理系统将这些信号转换为肉眼可识别的信号,即磁共振信号。磁共振成像是利用一定频率的射频脉冲信号在一外加静磁场内,对人体的任何平面,产生高质量的切面成像,改变脉冲,可提高不同组织的对比度,以便更好地显示病变。磁共振设备的基本构造包括主磁体系统、梯度磁场系统、射频磁场系统和计算机系统、运行保障系统。

1. 主磁体的性能指标

(1)磁场强度　磁场强度是指静磁场强度。确定磁场强度的大小是从信噪比、射频对生物的穿透力和对人体安全性三方面综合因素考虑。磁场强度越大,MRI信号强度越强。

(2)磁场均匀性　磁场均匀性是指在特定容积限度内磁场的同一性,即穿过单位面积的磁力线是否相同。磁场均匀性决定着图像质量。

(3)磁场稳定度　受磁体周围附近铁磁性物质、环境温度或匀场电源漂移等因素的影响,磁场的均匀性或场值会发生变化,即为磁场漂移。磁场稳定度下降,图像质量在一定程度上也会下降。时间稳定度:磁场随时间而变化的程度。热稳定度:永磁体和常导磁体热稳定度比较差,超导磁体热稳定度和时间稳定度一般较好。

(4)有效孔径　内径必须大于65 cm。

(5)磁场的安全性　采取各种屏蔽措施。超导磁体一旦失超,能量能够安全释放。

2. 磁场屏蔽与要求

(1)主磁体屏蔽　MRI磁体所产生的磁场向空间的各个方向散布,称为杂散磁场。

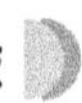

它的强弱与空间位置有关，空间点与磁体距离越大，场强越低。杂散磁场是以磁体原点为中心向周围空间发散，具有一定的对称性，通常用等高斯线图来表示杂散磁场的分布。

1）磁场对环境的影响　当杂散磁场的场强达到一定程度时，就可能干扰周围环境中磁敏感性强的设备，使其不能正常工作。这种影响通常在5 高斯线内区域非常明显，在5 高斯线外区域逐渐减弱。所以，应在 5 高斯线处设立警示性标志。

2）环境对磁场的影响　磁体周围的铁磁环境的变化会影响磁场的均匀程度。这些因素称为磁场干扰。静干扰指建筑物中的钢筋等铁磁性物等。动干扰：一类是移动的铁磁性物体，如轮椅、汽车等；另一类为可产生交变磁场的装置，如变压器等，它对磁场的影响程度取决于各自的重量、距磁体的距离及交变磁场的强弱。

（2）射频屏蔽　磁共振室四壁、门窗等均要达到射频屏蔽要求。

（3）机房的要求　温度 18～20 ℃，湿度 40%～60%。

3. 超导和低温系统

（1）超导体的基本性质　完全导电性、完全抗磁性。

（2）致冷和制冷　致冷是以低温制冷剂（液氦和液氮）的自然挥发为代价来吸收漏入磁体的热量的方法。制冷是通过磁体冷却系统提供的冷量来维持低温的方法。

（3）低温　低温是指低于环境温度。普冷（300～120 K）、深冷（120～0.3 K）、超冷（0.3 K 以下）。

（4）液氮的性质　惰性气体，安全。空气中含量高、成本低。

（5）氦制冷　惰性气体，安全。氦资源稀少，价格昂贵。

4. 超导环境的建立和失超保护

超导型磁体由线圈中的电流产生磁场。超导温度为 4.2 K（-268.8 ℃），超导线圈必须浸泡在液氦中才能保证正常工作。

（1）真空绝热层。

（2）磁体预冷。

（3）超导环境的建立。

（4）励磁是指超导磁体系统在磁体电源的控制下逐渐给超导线圈施加电流，从而建立预定磁场的过程。

（5）失超及其保护。失超是指超导体因某种原因失去超导特性而进入正常态的过程。失超后线圈将电磁能转换成热能，破坏线圈及磁体。失超保护方法有两种：外电阻保护法和多段分段保护法（又称分段保护法），其中多段分段保护法最常用的。多段分段保护法是将磁体线圈分成 n 段，每一段分别并联一个电阻，同时每一段又分别串联一个失超电阻，失超电阻在正常情况下的电阻为零。当某段线圈发生失超，那么这段线圈对应的失超电阻将不为零（其他失超电阻仍然为零），电流在经过此失超电阻时会衰减，电流继续再次经过时就会同时通过失超电阻和并联电阻，磁能最终释放完毕。分段保护法的优点是廉价、简单、实用和不依赖任何机械装置，能减少失超时的电压，又不产生外部电压。缺点是并联电阻的存在，励磁时可能会消耗部分能量，增加液氦的消耗量。

【实验设备】

磁共振机房、磁共振设备。

【实验要求】

(1)遵守磁共振科室规章制度,听从实验教师安排。

(2)着装正规,实验操作规范。

(3)爱护实验室设备,禁止携带铁磁性物质进入设备间。

【实验步骤】

(1)认真核对MRI检查申请单,核对患者的一般资料,如姓名、性别、年龄、体重等,了解病情,明确检查部位、检查目的和要求,对上述各项不详的申请单,应与临床申请医师核准确认,避免检查时发生差错。

(2)详细询问并确认患者没有MRI检查的禁忌证,并叮嘱患者认真仔细阅读检查注意事项,并按要求准备。

(3)进入检查室之前,应除去患者身体及衣物上所有可能影响检查结果、危及生命安全和(或)造成损坏的物品,如活动义齿、发卡、钥匙、硬币、手表、小刀、耳环、项链、戒指、磁卡、手机等磁性物质及电子器件。

(4)给患者认真讲解检查的过程,告知大约所需时间的长短,检查时设备所产生的噪声,叮嘱患者在检查过程中若无特殊情况不得随意运动,训练呼吸动作,尽可能消除紧张情绪,获得患者的理解与配合,从而达到最佳的检查效果。若有不适,可通过话筒和工作人员联系。

(5)烦躁不安、婴幼儿患者,根据情况适量应用镇静剂或麻醉药物提高检查的成功率,但必须在相关医务人员的指导和陪同下进行,以免发生意外。对于幽闭恐惧症的患者,有条件的医院可使用开放式MRI为其检查。

(6)为患者摆放体位,打开定位灯准确定位,将患者送入磁体中心。

(7)扫描定位像,确认扫描范围。

(8)拖拽扫描协议中的序列进行扫描。

(9)调整窗宽窗位。

(10)打印图像并存储。

【实验结果】

根据MRI伪影类型,分析导致伪影的原因并填入表2-28中。

表2-28 MRI伪影的类型和原因

伪影类型	化学位移伪影	卷褶伪影	截断伪影	运动伪影	磁化率伪影
导致MRI伪影的原因					

【实验讨论】

(1)初步认识所用磁共振成像设备操作平台。

(2)认识磁共振成像过程。

(3)讨论磁共振机房和设备使用的注意事项。

【实验小结】

本见习内容讲解了磁共振设备环境建设和基本操作步骤,包括主磁体的性能、磁场屏蔽要求、超导和低温系统以及磁共振检查的注意事项。

【实验考核】

1. 理论考核

结合实验内容,进行理论考核。

(1)MRI 禁忌证有哪些?

(2)MRI 检查前准备有哪些?

2. 技能考核

学生操作演示,带教老师按照磁共振成像原理(见习)实训考核与评分标准给出分数,考核评估学生的实操技能(表 2-29)。

表 2-29　磁共振成像原理(见习)实训考核与评分标准

<table>
<tr><th>项目</th><th>总分</th><th>实验要求</th><th>分值</th><th>得分</th></tr>
<tr><td rowspan="5">实验前准备</td><td rowspan="5">10</td><td>白大褂穿着整齐、干净</td><td>2</td><td></td></tr>
<tr><td>遵守磁共振科室规章制度、规范行为、尊敬师长</td><td>2</td><td></td></tr>
<tr><td>原理知识掌握情况(教师提问)</td><td>2</td><td></td></tr>
<tr><td>检查 MRI 机房周围环境是否安全,屏蔽措施是否完好,机房环境是否适中</td><td>2</td><td></td></tr>
<tr><td>严守 MRI 机房禁忌,注意安全</td><td>2</td><td></td></tr>
<tr><td rowspan="5">操作过程</td><td rowspan="5">40</td><td>接待患者(真人模特),准确登记患者信息,详细询问并确认患者无 MRI 检查禁忌证,提前告知患者检查注意事项,去除患者携带的所有铁磁性物品,防止出现物品抛射的危险和金属伪影干扰诊断,做必要的呼吸训练和心理疏导,体现人文关怀</td><td>20</td><td></td></tr>
<tr><td>为患者摆放体位,打开定位灯准确定位,将患者送入磁体中心,体现人文关怀</td><td>5</td><td></td></tr>
<tr><td>扫描定位像,确认扫描范围。拖拽扫描协议中的序列进行扫描</td><td>5</td><td></td></tr>
<tr><td>调整窗宽窗位</td><td>5</td><td></td></tr>
<tr><td>打印图像并存储</td><td>5</td><td></td></tr>
<tr><td>实验结果</td><td>10</td><td>正确分析图像伪影的形成原因</td><td>10</td><td></td></tr>
</table>

续表 2-29

项目	总分	实验要求	分值	得分
实验报告	10	信息齐全,内容完整	5	
		书写规范	5	
综合评价	30	操作熟练程度	10	
		正确佩戴防护装备	10	
		体现医学人文精神	10	
总分	100		100	

（马静芳　刘红霞）

链接 2-15　PACS 系统原理(见习)

项目十五　PACS 系统原理(见习)

【实验目的】

1. 知识目标

通过实践进一步了解 PACS 的工作原理和操作流程。

2. 能力目标

熟悉 PACS 的整体结构,掌握 PACS 的操作内容,了解 PACS 的网络关联,为专业岗位的需求奠定基础。

3. 素质培养目标

能够扎实掌握理论知识,具备认真学习的态度和科学探索的精神;在规范操作的过程中能够突破旧观念创造新思维,充分发挥团队协作精神,爱护实验设备,具备较强的安全防护意识,认真总结实验过程,分析实验结果,吸取实验教训。作为医学影像技术专业的学生,能够本着患者利益至上的原则,努力提升影像检查的服务质量,不负医者仁心的责任与担当。

【实验原理】

PACS 是一项技术含量很高而且具有十分广阔的应用前景,它的发展不仅仅局限于影像医学,而且对临床医学的发展起到了推动作用。首先,PACS 可以为影像科室与临床科室架起一座信息的桥梁,在实现图像传输和共享的基础上,不断提高传输速度和增加存储量;其次,在医学数字成像和通信(digital imaging and communications in medicine, DICOM)标准的基础上提高图像质量;第三,临床医师与影像技师之间合作重建三维图像,实现多种影像融合和计算机辅助诊断。医学影像技术专业的学生在今后影像科室工作时每天都会与 PACS 系统打交道,他们是医、技“桥梁”正常运行的保障。

【实验设备】

PACS 系统及操作平台;医学影像数据。

【实验要求】

(1)遵守实验室规章制度,听从实验教师安排。

(2)着装正规,实验操作规范。

(3)爱护实验室设备,保持实验室清洁卫生。

【实验步骤】

(1)学习 PACS 系统理论知识。

(2)观察 PACS 的操作流程。

(3)创建患者信息并存储、上传至 PACS 服务器。

(4)调取患者图片进行影像处理及分析。

【实验结果】

根据实验过程,分析 PACS 图像处理功能并填入表 2-30。

表 2-30　PACS 图像处理功能

窗宽、窗位调节	预置功能	滤波功能	播放功能	CT、MRI 功能	求平均值	保存功能	显示器分辨率和亮度调节

【实验讨论】

(1)分析 PACS 的功能。

(2)熟悉患者电子病历和档案的建立。

(3)PACS 操作流程的优化。

【实验小结】

在我国,各级医疗机构已经普遍使用了医学图像存储与通信系统,因其具有海量存储、图像获取与传输、图像管理、图像处理与显示等功能,极大地简化了工作流程,提高了工作效率和服务质量。

【实验考核】

1. 理论考核

结合实验内容,进行理论考核。

PACS 的特点有哪些?

2. 技能考核

学生操作演示,带教老师按照 PACS 系统原理实训考核与评分标准给出分数,考核评估学生的实操技能(表 2-31)。

表 2-31　PACS 系统原理实训考核与评分标准

项目	总分	实验要求	分值	得分
实验前准备	10	白大褂穿着整齐、干净	5	
		遵守放射科规章制度,规范行为,尊敬师长	5	
操作过程	50	检查信息登记输入,两种方式:①手动输入;②通过检索 HIS/RIS 系统自动调入	10	
		分诊/复诊登记、申请单扫描、申请单打印、分诊安排,体现医学人文关怀	10	
		具备工作清单服务功能的影像设备可直接调取患者基本信息,不具备者需由操作人员手动输入	10	
		影像获取,图像调阅、浏览、处理	10	
		初级医师书写报告,经上级医师复审通过后打印报告,初级医师、上级医师需签字确认	10	
实验结果	10	正确分析 PACS 系统的功能	10	
实验报告	10	信息齐全,内容完整	5	
		书写规范	5	
综合评价	20	操作熟练程度	10	
		体现医学人文精神	10	
总分	100		100	

(马静芳　刘红霞)

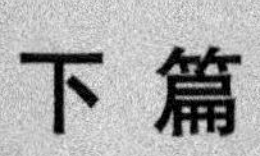

下篇

放射防护实训与考核

第三章

放射防护基本知识

第一节　X射线的特征

链接3-1
X射线的特征

一、X射线的物理特性

X射线是电磁辐射谱中的一部分，属于电离辐射，其波长介于紫外线和γ射线之间，是具有电磁波和光量子双重特性的一种特殊物质。就其本质而言，X射线本质上与可见光、红外线、紫外线、γ射线完全相同，都属于电磁波，只不过X射线的频率很高，在$3\times10^{16}\sim3\times10^{20}$ Hz，波长很短，在0.01～10 nm。

1. 波粒二象性

X射线的本质是电磁波，它具有一定的波长和频率；由于X射线光子的能量大，可使物质产生电离，故又属电磁波中的电离辐射。X射线和其他电磁波一样，具有波动和微粒的二重性，这是X射线的本质。

（1）X射线的波动性　X射线以波动方式传播，是一种横波。X射线在传播时表现了它的波动性，具有频率和波长，并有干涉、衍射、反射和折射现象。

（2）X射线的微粒性　X射线可看作由一个个的微粒——光子组成，光子具有一定的能量和一定的动质量，但无静止质量。X射线与物质作用时表现出微粒性，每个光子都具有一定的能量，能产生光电效应，能激发荧光物质发出荧光等现象。

2. 穿透作用

X射线波长短，能量大，具有一定的穿透能力。当其照射在物质上时，大部分经由原子间隙而透过，仅一部分被物质所吸收，表现出很强的穿透能力。穿透能力主要与自身的波长有关，以及被穿透物质的原子序数、密度和厚度有关。X射线的波长越短，光子的能量越大，穿透力越强。X射线的穿透力也与物质密度有关，利用物质对X射线的吸收差别可以把密度不同的物质区分开来。

3. 荧光作用

X射线虽不可见,但它照射到某些荧光物质(钨酸钙、磷、铂氰化钡、硫化锌镉等)时,可使物质发生荧光(可见光或紫外线),且荧光的强弱与X射线量成正比。

荧光作用是X射线应用于透视的基础,利用这种荧光作用可制成荧光屏,即在一块特制的平板上涂上一层荧光物质的荧光屏板,用作透视时观察X射线通过人体组织的影像;也可制成增感屏,用作摄影时增强胶片的感光量,将胶片置于前后两个增感屏中间,可以将胶片的感光率从10%提高到90%,减少被检者受到的照射量。

4. 电离作用

X射线虽不带电,但是如果物质在足够能量的X射线光子照射下,物质原子轨道的电子能被击脱,产生电离。一方面,利用电离电荷的多少可测定X射线的照射量,根据这个原理可制成X射线测量仪器,如电离室、盖革弥勒计数管。另一方面,电离作用也是进行X射线治疗和发生X射线损伤的基础。

5. 热作用

X射线被物质所吸收,其能量大部分被转变成热能,使物体温度升高。依据此原理可以采用量热法测定X射线吸收剂量。

二、X射线的化学特性

1. 感光作用

X射线同可见光一样能使胶片感光。X射线摄影的胶片系统就是利用了感光作用。当X射线通过人体时,因人体各组织的密度不同,对X射线量的吸收不同,胶片上所获得的感光度不同,胶片上的溴化银药膜可以被X射线还原为黑色的银颗粒沉淀,从而获得X射线的影像,而未感光的溴化银可被定影液洗去。银颗粒沉淀的量由X射线的量而定,因此胶片感光的强弱与X射线量成正比。该特性在工业无损探伤及胶片法测定照射量中也有应用。

2. 着色作用

X射线长期大剂量照射某些物质如铂氰化钡、铅玻璃、水晶等,可使其结晶体脱水而改变颜色。

三、X射线的生物特性

X射线在生物体内产生电离及激发,也就是使生物体产生生物效应。特别是增殖性强的细胞,经一定量X射线照射后,可产生抑制、损伤甚至坏死。人体组织吸收一定量X射线后,视其组织敏感程度的不同而出现不同反应,这个特性可在肿瘤放疗中得到充分应用。

国际辐射防护委员会(ICRP)将辐射生物效应分为"确定性效应"与"随机性效应"。

1. 确定性效应

射线照射人体全部或局部组织,若能杀死相当数量的细胞,而这些细胞又不能由活细胞的增殖来补充，则这种照射可引起人类的确定性效应。确定性效应的严重程度与剂量有关，故存在一个阈值剂量，受到的剂量大于阈值，这种效应就会发生，而且其严重程度与所受剂量大小有关，剂量越大后果越严重。

2. 随机性效应

假定在通常辐射操作的照射条件（即低剂量和低剂量率）下，生物效应的发生概率与剂量当量之间呈线性关系，而该效应的严重程度与剂量大小无关。且随机性效应不存在剂量的阈值，包括致癌效应和遗传效应。

（闫　悦　刘红霞）

第二节　X射线的衰减规律

链接3-2 X射线的衰减规律

X射线的衰减包括两个方面：一是扩散衰减（距离所致），二是吸收衰减（物质吸收所致）。

在真空中，X射线向各个方向辐射时，强度衰减与距离的关系符合平方反比定律。在与物质相互作用时，X射线与物质的相互作用可以有许多方式，如在0.01 keV～10 MeV能量范围内，主要有光电效应、相干散射（Rayleigh散射）、非相干散射（康普顿散射）、电子对效应等。

X射线的衰减规律既是X射线摄影、透视、CT检查等的基本依据，也是辐射防护设计的理论依据。

一、连续X射线在物质中的衰减规律

1. 单能X射线在物质中的衰减

我们已经熟知，强度为I_0的单能X射线光子穿过某种物质时，其透射强度I与入射强度I_0关系为

$$I=I_0e^{-\mu x} \qquad (3-1)$$

式中，μ为线性衰减系数，单位为cm^{-1}或m^{-1}；x为物质的厚度。线性衰减系数越小，X射线光子的穿透能力越强。

2. 连续X射线在物质中的衰减

在多数情况下，X射线束是由能量连续分布的光子组成的，而不是单能的。因此，在穿过某厚度的物质时，不同能量的X射线光子的衰减各不相同。

理论上，连续窄束X射线的衰减可以表示为

$$I=I_1+I_2+\cdots+I_n$$

$$I=I_{01}e^{-\mu_1 x}+I_{02}e^{-\mu_2 x}+\cdots+I_{0n}e^{-\mu_n x} \qquad (3-2)$$

式中，I_{01}，I_{02}，…，I_{0n}表示各不同能量的X射线束的入射强度；I_1，I_2，…，I_n表示各不同能量

的 X 射线束的透射强度；$\mu_1, \mu_2, \cdots, \mu_n$ 表示各不同能量 X 射线束的线性衰减系数；x 为穿过物质的厚度。

当连续 X 射线穿过某物质时，其 X 射线束的量和质均会发生变化。首先，X 射线量（射线强度）会变小，原因是低能量的 X 射线光子成分首先被物质吸收，导致光子数量减少；其次，X 射线的质（平均能量）会变硬，原因是低能量的 X 射线光子被吸收后，高能量的光子所占比重增加，导致连续 X 射线束的平均能量增加。

以水模为例，当入射光子数为 1 000，最高能量为 100 keV，初始平均能量为 40 keV 时，能量变化如图 3-1 所示。

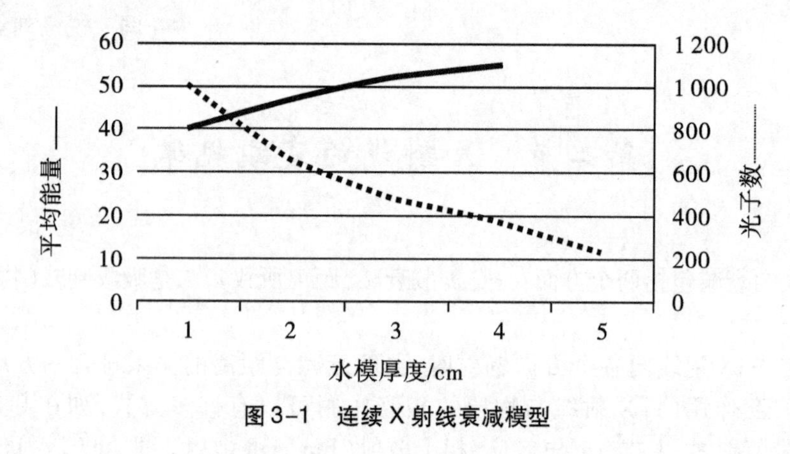

图 3-1　连续 X 射线衰减模型

二、影响 X 射线衰减的因素

1. 入射光子能量

一般来说，在 X 射线诊断能量范围内，入射 X 射线束能量越大，线性衰减系数 μ 越小，X 射线高能成分的透过率越大，总体来说，射线的衰减越少。如表 3-1 所示，当钢板厚度为 5 mm，管电流 I=0.5 mA 时，随着管电压增加，入射光子能量增加，透射率增加，即衰减减少。

表 3-1　透射率随管电压变化

管电压/kV	100	120	140	160	180	190
透过剂量率/(cGy/min)	0.05	0.12	0.24	0.46	0.686 7	0.833 3

2. 作用物质的原子序数

光电效应衰减系数与原子序数 Z 的 4 次方成正比，而康普顿效应衰减与原子系数成正比，因此，物质的原子序数 Z 越大，X 射线衰减越大。

但是有一种特殊情况，即高原子序数物质的 K 边界吸收现象。即当射线能量等于或稍大于吸收物质 K 层电子结合能时，光电作用的概率发生突变。如铅的 K 层结合能为 88 keV，当用能量略低于 88 keV 的 X 射线照射 1 mm 厚的铅板时，透过光子数为 12%，但

当用能量略低于 88 keV 的 X 射线照射同样的铅板时，衰减系数发生突变，透射光子数几乎为 0。

3. 物质的密度

在一定厚度中，组织密度决定着电子的数量，也就决定了组织阻止射线的能力。组织密度对 X 射线的衰减有直接关系，如果一种物质的密度加倍，则它对 X 射线的减弱也加倍。

4. 每克电子数

电子数多的物质比电子数少的更容易衰减射线。一定厚度的电子数取决于密度，也就是取决于每立方厘米的电子数。这是临床放射学中影响 X 射线衰减的主要因素。

三、X 射线的滤过

在 X 射线管出口放置一定均匀厚度的金属，预先把 X 射线束中的低能成分吸收掉，将 X 射线的平均能量提高，这种过程就是所谓滤过。X 射线的滤过包括两种：一种固有滤过，另一种是附加滤过。

1. 固有滤过

固有滤过是指 X 射线机设备本身的滤过，即从 X 射线管阳极靶到不可拆卸的滤过板之间滤过的总和，主要包括 X 射线管的出射窗材料如 X 射线的管壁、绝缘油层、套管上的窗口以及不可拆卸的滤过板对射线产生的过滤作用，一般用铝当量（mmAl）表示。铝当量是指一定厚度的铝板与其他滤过材料相比较，对 X 射线具有相同的衰减效果，则此铝板厚度就是该滤过材料的铝当量。

2. 附加滤过

X 射线离开出线口后，从不可拆卸的滤过板（不包括它本身）到诊视床面之间，包括用工具可拆卸的滤过板、附加滤过板、遮光器等滤过的总和称为附加滤过。

固有滤过与附加滤过的总和称为总滤过。附加滤过使 X 射线的强度减小，但提高了 X 射线的有效能量，线质变硬了。

3. 滤过板

在 X 射线诊断中通常都用铝和铜作滤过板，铝对低能射线是很好的滤过物质，铜对高能射线是很好的滤过物质。但是铜不能单独作滤过板，而应将铜和铝结合为复合滤过板，按照从 X 射线管口由里向外，原子序数由高到低放置。原因是铜在发生光电效应时会产生 8 keV 的特征辐射，易增加人体的吸收剂量，而铝可以很好地将其吸收。

四、人体中 X 射线的衰减

X 射线在物质中的衰减规律同样适用于 X 射线与人体的相互作用。在医学放射学诊断和治疗中，X 射线在人体不同组织器官中的衰减差别正是形成影像信息的物理基础。

1. 人体的构成

人体的骨骼主要由钙和胶体蛋白构成，其中含钙化合物占50% ~60%；软组织主要包括肌肉、脂肪等，主要由水（75%）、蛋白质和碳水化合物（23%）组成。

2. X射线在人体内的衰减

由于人体内组织的密度、有效原子序数、厚度不同，因此不同组织对X射线的衰减也各不相同。但整体上对X射线的衰减程度按照骨骼、肌肉、脂肪、气体的顺序，逐渐减小。如表3-2所示。

表3-2　人体不同组织的线性衰减系数μ

管电压/kV	骨骼/m^{-1}	肌肉/m^{-1}	脂肪/m^{-1}
40	2.4434×10^2	0.4012×10^2	0.3393×10^2
60	0.9677×10^2	0.2455×10^2	0.2196×10^2
80	0.6047×10^2	0.2076×10^2	0.1905×10^2
100	0.4865×10^2	0.1942×10^2	0.1801×10^2
120	0.4298×10^2	0.1882×10^2	0.1755×10^2

从表3-2中不难看出，低管电压下（40 kV）骨骼的线性衰减系数μ明显高于肌肉和脂肪（$\frac{\mu_{骨}}{\mu_{肌}}=6.1$），因此在照片上可呈现强烈的对比度；随着管电压的升高，这种差别逐渐缩小（$U=120$ kV时，$\frac{\mu_{骨}}{\mu_{肌}}=2.3$）。

（闫　悦　刘红霞）

链接3-3 常用辐射量的表示

第三节　常用辐射量的表示

辐射剂量的研究始于人们对辐射效应的探索，早期人们对于辐射效应的描述只局限于根据观察照片变黑的程度、皮肤损伤程度而定，如果想进一步了解辐射效应，就必须建立统一的标准，因此，国际辐射单位和测量委员会（International Commission on Radiological Units and Measurements，ICRU）选择和定义了各辐射量及其单位。

描述电离辐射的基本量有很多，可分为三大类：一是描述辐射场的量，如粒子注量Φ、能量注量Ψ；二是描述物质放射性的量，如放射性活度A；三是描述辐射与介质之间作用的量，如照射量X、比释动能K、吸收剂量D等。在辐射防护中常用的辐射量主要包括以下几种。

一、吸收剂量

吸收剂量(dose)描述的是指物质吸收辐射能量的多少,不同的物质对不同类型的辐射吸收能力不同。吸收剂量严格的定义为:电离辐射给予单位质量物质的平均授予能量,用符号 D 表示

$$D=\frac{\mathrm{d}E_{\mathrm{en}}}{\mathrm{d}m} \tag{3-3}$$

式中,$\mathrm{d}E_{\mathrm{en}}$为平均授予能。

吸收剂量的 SI 单位为 J/kg,专用单位为戈瑞(Gy),常用单位为 cGy,1 Gy=100 cGy,另外,还有暂时沿用的专用单位为拉德(rad),1 rad=10^{-2} Gy。因此

1 Gy=100 cGy=1 J/kg=100 rad。

二、当量剂量、当量剂量率

1. 当量剂量 H_T

虽然吸收剂量可用于各种类型的辐射来说明生物体受到辐射照射时吸收能量的多少,但它所反映的生物效应不同,而在辐射防护工作中,最关心的是受照后在机体中产生的生物效应,因而将个人或者集体的实际接受的吸收剂量根据不同的组织生物效应加权修正,对吸收剂量进行修正,引入了当量剂量的概念。在 ICRP 第 60 号出版物中把某个器官或组织 T 受到 R 类型辐射的当量剂量(equivalent dose)定义为

$$H_{T\cdot R}=\omega_R\cdot D_{T\cdot R} \tag{3-4}$$

式中,R 代表 ω_R 某种辐射,为无量纲量,是与辐射 R 相关的吸收剂量修正因子,也称辐射权重因子;$D_{T\cdot R}$为辐射 R 在组织器官 T 中产生的平均吸收剂量。$H_{T\cdot R}$即为辐射 R 在组织器官 T 中的当量剂量。

当量剂量的 SI 单位为 J/kg,专用单位名为希沃特(Sv),1 Sv=1 J/kg。

当量剂量与吸收剂量相比,当量剂量考虑了辐射权重因子,因此比吸收剂量描述有害生物学效应的概率更准确,必须强调上式的当量剂量公式只限于辐射防护所关心的,与长期小剂量慢性照射相应的剂量范围内使用(即限定了辐射剂量率)。当量剂量仅包括了影响辐射生物效应的物理因素。

引入了当量剂量之后可知,对于一个生物体,当他的相同部位受到不同类型的辐射照射时,只要所受到的当量剂量相同时,则引起的生物效应是基本相同的,而不论他受到的是何种类型的辐射照射。当辐射场是由具有不同 ω_R 值的不同类型的辐射所组成时,其当量剂量为

$$H=\sum_R \omega_R\cdot D_{T\cdot R} \tag{3-5}$$

需要指出的是,当量剂量关心的是生物体中一个器官或组织整个受辐射照射后的整体行为,但有时也需要考虑器官或组织中某一个点的行为,因而还引入剂量当量(dose equivalent,H)概念,定义为

$$H=DQN \tag{3-6}$$

式中，D 为该点处的吸收剂量；Q 为辐射的品质因数；N 为其他修正因子的乘积。

当量剂量与剂量当量两者存在定义和用途上的显著不同。当量剂量是经过辐射权重因子修正后的器官剂量（器官或组织整体平均吸收的辐射能量），其作用是评价单个器官或组织在一般性（多种辐射）的照射条件下辐射健康效应的程度，是基本的放射防护量之一。当量剂量无法通过实测定值，只能在正常工作状态下进行估算。

如果要对辐射场当中的某一点进行防护评价，必须考虑射线的种类和射线的能量。和当量剂量一样，相同的吸收剂量但射线种类不同，其引发的效应严重程度是不一样的，因此剂量当量是经过辐射品质因数 Q（辐射品质因子和辐射权重因子在数值上是相等的）修正后的吸收剂量，它仅针对的是人体表面下（或辐射场中）的某一点。剂量当量可以通过实测和计算来定值。放射防护中使用更多的是基于剂量当量而提出的监测实用量，如周围剂量当量、定向剂量当量和个人剂量当量。

归纳起来讲，当量剂量仅用于评价人体某一组织器官受到不同射线照射的情况，当量剂量的数值是用吸收剂量推算出来的，不可以直接测量。当量剂量用于人体组织器官受到辐射照射的风险（如致癌效应）评价。剂量当量则用于描述辐射场中的某一点（也可能是人体）的照射情况，具体数值可以通过实际测量，也可以通过理论计算获得。剂量当量主要用于辐射防护屏蔽的计算和环境放射性水平的检测。

根据不同的辐射类型，辐射权重因子 ω_R 也有所不同，如表 3-3 所示。

表 3-3　辐射权重因子(ω_R)

辐射类型	能量范围	辐射权重因子 ω_R
光子（如 X 射线、γ 射线）	所有能量	1
电子、正电子、μ 介子	所有能量	1
中子	<10 keV	5
	10 ~ 100 keV	10
	100 keV ~ 2 MeV	20
	2 ~ 20 MeV	10
	>20 MeV	5
质子（不包括反冲质子）	>2 MeV	5
α 粒子、裂变碎片、重核	—	20

【例】某放射工作人员全身同时均匀受到 X 射线和能量在 100 keV ~ 2MeV 的中子照射，其中 X 射线的吸收剂量为 20 mGy，中子的吸收剂量为 5 mGy。请问该工作人员吸收的当量剂量是多少？

解析：根据公式（3-5），可知

$$H = \sum_R \omega_R \cdot D_{T \cdot R} = \omega_X \cdot D_X + \omega_n \cdot D_n = 1 \times 20 + 20 \times 5 = 120 \text{ mSv}$$

2. 当量剂量率 $\dot{H}$

当量剂量率是指单位时间内组织或器官 T 接收的当量剂量。定义为

$$\dot{H}=\frac{\mathrm{d}H_T}{\mathrm{d}t} \tag{3-7}$$

式中，$\mathrm{d}H_T$ 为在时间 $\mathrm{d}t$ 内的当量剂量增量。

当量剂量率的 SI 单位为 J/(kg · s)，专用单位名为 Sv/s。旧单位为雷姆(rem)，1 Sv = 100 rem。

三、有效剂量

当量剂量衡量了不同类型辐射对某一组织器官造成的辐射剂量，但是不同的组织器官在相同的当量剂量下产生的生物效应也会有所差别。因此，在辐射防护中，引入有效剂量的概念来考虑不同组织器官对射线的辐射效应的不同危险度的差别。

通常情况下，身体所受的任何照射几乎总是不止涉及一个器官或组织，所有器官或组织也不一定受到相同当量剂量的均匀照射，设 H 为不均匀照射时器官或组织 T 的当量剂量，γ 是相应器官或组织的标称概率系数，于是与不均匀照射情况相应的随机性效应的发生总概率为

$$P=\sum_{n=1}^{n}\gamma_i H_i \tag{3-8}$$

因此，为了评价放射产生的总的危险度，针对辐射产生的辐射效应引入了有效剂量的概念(effective dose，E)，定义式为

$$E=\sum_{T}\omega_T \cdot H_T \tag{3-9}$$

式中，ω_T 为组织 T 的权重因子；H_T 为组织 T 受到的当量剂量。

由式(3-5)和式(3-9)可得

$$E=\sum_{T}\omega_T \cdot H_T=\sum_{T}\omega_T \cdot \left(\sum_{R}\omega_R \cdot D_{T\cdot R}\right) \tag{3-10}$$

可见，有效剂量的单位与当量剂量相同。可以看出，有效剂量是身体各组织或器官受到不同类型辐射照射下，辐射权重因子和组织权重因子的双重加权的吸收剂量之和。组织权重因子取值如表 3-4 所示。

表 3-4　组织权重因数(ω_T)

组织	ω_T	$\sum\omega_T$
骨髓(红)、结肠、肺、胃、乳腺、其余组织*	0.12	0.72
性腺	0.08	0.08
膀胱、食管、肝、甲状腺	0.04	0.16
骨表面、脑、唾腺、皮肤	0.01	0.04
合计		1.00

注：来自 ICRP103 号出版物(2007)，* 其余组织：肾上腺、外胸(ET)区、胆囊、心脏、肾、淋巴结、肌肉、口腔黏膜、胰腺、前列腺(男)、小肠、脾、胸腺、子宫/子宫颈(女)。

四、集体当量剂量、集体有效剂量

1. 集体当量剂量 S_T

当需要评价某一辐射事件对特定人群所造成的危害以及进行辐射防护的最优化设计时,使用集体当量剂量。

集体当量剂量可以定义为

$$S_T = \sum_i H_{Ti} N_i \tag{3-11}$$

式中,S_T 为集体当量剂量;H_{Ti} 为受照射人群中第 i 组内 N_i 个成员平均每人在全身或任一特定器官或组织内的当量剂量。

集体当量剂量通常用来评价某一人群某指定的组织或器官所受到的总的照射情况。单位为人·希沃特(man·Sv)。

2. 集体有效剂量 S_E

集体有效剂量即为受照群体中的每个成员的有效剂量之和,定义为

$$S_E = \sum_i E_i N_i \tag{3-12}$$

式中,S_E 为集体有效剂量;E_i 为全身或任一器官受到的有效剂量;N_i 为平均剂量为 E_i 的人数。

集体有效剂量与集体当量剂量单位相同。

五、待积当量剂量、待积有效剂量

待积剂量是指放射性核素进入人体内的剂量积分估算。由于核素在体内有积蓄、衰变、排泄的过程,靶器官的剂量随时都在改变。因此放射性核素进入体内的剂量估算需要按照一定规律拟合出数学模型。例如核素在体内停留 40 年,就应该对 40 年的剂量按照时间积分。同理类推,还有待积吸收剂量、待积当量剂量以及待积有效剂量。

1. 待积当量剂量

待积当量剂量[committed equivalent dose,$H_T(\tau)$]是指单次摄入的放射性物质在其后的 τ 年内对某一特定器官或组织 T 造成的总的剂量的累积值。定义为

$$H_T(\tau) = \int_{t_0}^{t_0+\tau} \dot{H}_T(\tau)\,\mathrm{d}t \tag{3-13}$$

式中,t_0 为摄入放射性核素的时刻;τ 为放射性核素对器官或组织 T 的照射总时间,单位为年;$\dot{H}_T(\tau)$ 是射线对器官或组织造成的当量剂量率。实际计算中,如果未对 τ 明确规定,则对成年人 τ 取 50,对儿童 τ 取 70。

待积当量剂量的 SI 单位为 Sv。

2. 待积有效剂量

根据待积的概念,如果将单次摄入放射性核素对人体产生的待积当量剂量 $H_T(\tau)$ 乘以相应的权重因子 ω_T,然后求和,可以得到待积有效剂量[committed effective dose,$E(\tau)$]。

$$E(\tau) = \sum_{T} \omega_T \cdot H_T(\tau) \tag{3-14}$$

式中，$H_T(\tau)$ 为积分至 τ 时间组织的待积当量剂量；ω_T 为组织 T 的组织权重因数；实际计算中，如果未对 τ 明确规定，则对成年人 τ 取 50，对儿童 τ 取 70。

待积有效剂量的 SI 单位为 Sv。

（闫　悦　刘红霞）

第四节　放射诊疗设备工作场所及环境的放射防护测量

链接 3-4 放射防护测量

放射线的测量涉及射线强度测量及辐射剂量学测量，具体到实际应用就是测量放射诊疗场所环境放射线的强度及放射诊疗设备的质量控制性能监测。其原理是：用电离室及半导体探测器作为射线强度测量的最常用传感器。自由空气电离室由于体积及测量条件所限只能作为标准仪器使用，指型电离室和半导体探测器常作为现场检测仪器使用，可以测量照射量率；而吸收剂量通常采用照射量转换的方法获得。在实际应用当中，对放射线防护的监管一方面是测量放射诊疗设备的质量控制性能；另一方面是对放射诊疗场所环境放射线强度的监测。

一、放射诊疗场所环境放射线防护监测方法

X 射线影像诊断（X-ray imaging diagnosis）是利用 X 射线的穿透等性质取得人体内器官与组织的影像信息以诊断疾病的技术，主要包含以下设备：X 射线透视机、屏片 X 射线摄影机、CR、DR、数字胃肠摄片机、乳腺 CR、乳腺 DR、大、小 C 臂及牙科诊断设备。

（1）对放射诊疗机房周围及关注点监测　包括楼上楼下各方向屏蔽体外，对观察窗、机房门、操作室门、操作人员位等处进行放射防护监测。根据设备机房周围人员可达范围，适当设置检测点，如机房四周屏蔽墙、铅玻璃观察窗和防护门外 30 cm 处，机房室顶检测点距地面 100 cm 处，楼下检测点位置距地面 170 cm，控制室内人员工作位等位置进行测量。

（2）检测条件　常用最大工作条件，检测时加 CT 体模或标准检测模体（300 mm×300 mm × 200 mm），透视条件自动曝光设备增加 1.5 mm 铜板，注意有用线束的朝向。

（3）检测要求　具体检测按照《医用 X 射线诊断放射防护要求》（GBZ 130—2013）的要求进行。

（4）时间修正　透视设备曝光时间大于测量仪器响应时间的不需时间修正，其他需要进行时间修正（检测结果大于本底 3 倍时）。

（5）检测设备要求　使用的剂量测量仪器应具有连续、有效的检定证书、校准证书或符合要求的其他溯源性证明文件；设备的检定、量程、能响、响应时间等均在检测有效期内。

二、X 射线诊断设备机房屏蔽体外及环境的防护测量的具体要求

(1)具有透视功能的 X 射线设备在透视条件下检测时,周围剂量当量率应不大于 2.5 μSv/h;测量时,X 射线设备连续出束时间应大于仪器响应时间。应根据使用的不同 X 射线管电压更换相应的附加滤过板。

(2)CT 机、乳腺摄影、乳腺 CBCT、口内牙片摄影、牙科全景摄影、牙科全景头颅摄影、口腔 CBCT 和全身骨密度仪机房外的周围剂量当量率应不大于 2.5 μSv/h。

(3)具有短时、高剂量率曝光的摄影程序(如 DR、CR、屏片摄影)机房外的周围剂量当量率应不大于 25 μSv/h,当超过时应进行机房外人员的年有效剂量评估,应不大于0.25 mSv。

(4)机房的辐射屏蔽防护检测方法及检测条件按标准要求进行;宜使用能够测量短时间出束和脉冲辐射场的设备进行测量,若测量仪器达不到响应时间要求,则应对其读数进行响应时间修正。应严格按所需的投照部位调节照射野,使有用线束限制在临床实际需要的范围内并与成像器件相匹配;应合理选择胶片以及胶片与增感屏的组合,并重视暗室操作技术的质量控制。

(5)机房应设有观察窗或摄像监控装置,其设置的位置应便于观察到受检者状态及防护门开闭情况;机房内不应堆放与该设备诊断工作无关的杂物;机房应设置动力通风装置,并保持良好的通风;受检者不应在机房内候诊,非特殊情况,检查中陪检者不应滞留在机房内。

(6)机房门外应有电离辐射警告标志;机房门上方应有醒目的工作状态指示灯,灯箱上应设置如"射线有害、灯亮勿入"的可视警示语句;候诊区应设置放射防护注意事项告知栏;并在机房门口划出警戒线。

(7)机房出入门宜处于散射辐射相对低的位置;平开机房门应有自动闭门装置;推拉式机房门应设有曝光时关闭机房门的管理措施;工作状态指示灯能与机房门有效关联;电动推拉门宜设置防夹装置。

(8)模拟定位设备机房防护设施应满足相应设备类型的防护要求。

(9)对没有固定使用机房的移动 X 射线设备,无须进行相关场所放射防护监测。

(10)CT 机房防护要点

1)CT 机房周围辐射水平检测每年 1 次。在常用最大工作条件下,使用 X 射线剂量仪在机房外人员可达区域布点测量。关注点包括四面墙体、地板、顶棚、与机房连通的门、观察窗等,检测点距机房墙体或防护门距离 30 cm,距地面高度为 130 cm,顶棚上方检测点距顶棚地面为 100 cm,机房地面下方检测点距楼下地面为 170 cm。检测结果为周围剂量当量率。

2)CT 设备防护专用要求:CT 扫描程序开始之前,应指明某一扫描程序期间所使用的 CT 运行条件;对于任意一种 CT 扫描程序,都应在操作者控制台上显示剂量信息;应设置急停按钮,以便在 CT 扫描过程中发生意外时可以及时停止出束。

3)CT 操作中的防护要求:CT 工作人员应接受上岗前培训和在岗定期再培训并取得相应资格,熟练掌握专业技能和防护知识,在引入新设备、新技术、设备大修及改装后,应

需更有针对性的培训。CT 工作人员应按照要求,采取相应措施保证受检者的放射防护与辐射安全。CT 受检者所受医疗照射的防护应符合(GB 16348—2010)的规定。CT 工作人员应针对临床实际需要,正确选取并优化设备工作参数,在满足诊断需要的同时,尽可能减少受检者所受照射剂量。CT 工作人员应定期检查控制台上所显示出患者的剂量指示值($CTDI_{w}$、$CTDI_{vol}$和 DLP),发现异常,应找出原因并加以纠正;应慎重进行对孕妇和儿童的 CT 检查,对儿童受检者要采取固定措施;开展 CT 检查时,应做好非检查部位的防护,使用防护用品和辅助防护设施:铅橡胶,铅围裙(方形)或方巾,铅橡胶颈套,铅橡胶帽子,严格控制对诊断要求之外部位的扫描(定位平扫除外);在 CT 检查过程中应对受检者与患者进行全程监控,防止发生意外情况;施行 CT 检查时,其他人员不得滞留在机房内,当受检者或患者须携扶时,应对携扶者采取必要的防护措施;在 CT 检查的教学实践中,学员的放射防护应按照标准防护执行。

(11)车载 X 射线机的监测

1)车载式诊断 X 射线设备(X-ray diagnostic equipment installed on vehicle)是安装在医用 X 射线诊断车上的固定式 X 射线设备,通常由 X 射线发生装置、X 射线成像装置以及床、台、支架等附属设备组成。车载式诊断 X 射线设备按功能可分为透视车载机、摄影车载机、透视摄影车载机和乳腺摄影车载机。车载式诊断 X 射线设备随机文件中应说明临时控制区的周围剂量当量率水平,场所布局和防护。

2)车载式诊断 X 射线设备应满足其相应设备类型的防护性能专用要求:

①车载式诊断 X 射线设备应配备限束装置,确保 X 射线不超出影像接收器平面;具有透视功能的车载式 X 射线设备在透视条件下检测时,周围剂量当量率应不大于 2.5 μSv/h;具有摄影功能的车载式 X 射线设备机房外的周围剂量当量率应不大于2.5 μSv/h。

②车载式诊断 X 射线设备工作时,应在车辆周围 3 m 设立临时控制区,控制区边界的周围剂量当量率。检测点一般应包括:车头、车尾方向各 1 个点;车身两侧至少各 3 个点;车内工作人员及其他人员经常停留位置;车外检测点位于车外 3m 处的临时控制区处。

③车载式诊断 X 射线设备工作场所的选择应充分考虑周围人员的驻留条件,X 射线有用线束应避开人员停留和流动的路线;临时控制区边界上应设立清晰可见的警告标志牌(例如,“禁止进入 X 射线区”)和电离辐射警告标志。临时控制区内不应有无关人员驻留。

(12)放射诊疗场所环境放射线防护监测

放射诊疗场所环境放射线防护监测要求如表 3-5 所示。

表 3-5　放射诊疗场所环境放射线防护监测通用表

检测位置	周围剂量当量率/(μSv/h)	判定标准/(μSv/h)	判定
1. 观察窗		≤2.5	
2. 控制室门		≤2.5	
3. 机房大门		≤2.5	
4. 机房周围-东侧		≤2.5	
5. 机房周围-南侧		≤2.5	
6. 机房周围-西侧		≤2.5	
7. 机房周围-北侧		≤2.5	
8. 机房周围-楼上		≤2.5	
9. 机房周围-楼下		≤2.5	
环境放射性本底			

注:a. 检测条件:标准水模+1.5mmCu,自动条件;

b. 周围剂量当量率结果已矫正(时间响应因子 1);

c. 偏安全考虑,检测仪器检定因子 1;

d. 环境放射性本底;

e. 结果未扣除本底;

f. 检测设备:AT1121 型辐射剂量测量仪、MagicMax 型多功能测量仪及探头、诊断 X 射线机设备性能检测设备工具包、标准水模。(检测设备均在检定/校准有效期内);

g. 检测条件:80 kV、200 mA、200 ms,标准水模,机头朝下或设备最大条件。

三、介入治疗设备机房屏蔽体外及环境的防护测量

DSA 介入放射学、近台同室操作(非普通荧光屏透视)用 X 射线设备防护性能的专用防护要求:

(1)在机房内应具备工作人员在不变换操作位置情况下能成功切换透视和摄影功能的控制键。DSA 介入设备应配备能阻止使用焦皮距小于 20 cm 的装置。介入操作中,设备控制台和机房内显示器上应能显示当前受检者的辐射剂量测定指示和多次曝光剂量记录。除存在临床不可接受的情况外,图像采集时工作人员应尽量不在机房内停留;对受检者实施照射时,禁止与诊疗无关的其他人员在机房内停留。

(2)移动式 C 形臂 X 射线设备垂直方向透视时,球管应位于病人身体下方;水平方向透视时,工作人员可位于影像增强器一侧,同时注意避免有用线束直接照射。

(3)介入治疗设备机房屏蔽体外及环境的防护测量与 X 射线诊断设备机房屏蔽体外及环境的防护测量标准及方法相同。

(4)穿着防护服进行介入放射学操作的工作人员,其个人剂量计佩戴要求应符合 GBZ 128—2019 的规定,且铅衣内外均应佩带。应考虑介入放射学操作的工作人员的防护测量。

具体检测要求见表 3-6。

表 3-6　DSA 手术人员位防护检测

检测部位		本底 /(μSv/h)	检测结果 /(μGy/h)	校准值 /(μGy/h)	标准要求 /(μGy/h)	结论
第一术者位	头部	0.11 ~ 0.13			≤400	
	胸部					
	腹部					
	下肢					
	足部					
第二术者位	头部					
	胸部					
	腹部					
	下肢					
	足部					

注:a. 检测条件:80 kV,18 mAs,加水模;

b. 实际剂量率=仪器读数×剂量校准因子×时间响应因子,校准因子 1.039,时间响应修正因子 1;

c. 检测结果未扣除本底;

d. X 射线的辐射权重因子 1,1 μSv/h=1 μGy/h。

四、放射治疗设备机房屏蔽体外及环境的防护测量

以 6 MV、X 射线、无电子线的医用电子加速器为例,参数如表 3-7。

表 3-7　放射治疗设备机房屏蔽体外及环境的防护测量通用表检测条件

序号	检测点位置	照射野	检测结果/(μSv/h)
1	机头偏转 0°东墙外 30 cm	40 cm×40 cm	
2	机头偏转 0°南墙外 30 cm	40 cm×40 cm	
3	机头偏转 0°西墙外 30 cm	40 cm×40 cm	
4	机头偏转 0°北墙外 30 cm	40 cm×40 cm	
5	机头偏转 0°防护门外侧 30 cm	40 cm×40 cm	
6	机头偏转 90°南墙外 30 cm	40 cm×40 cm	
7	机头偏转 90°南墙外 30 cm(*d* 点)	40 cm×40 cm	
8	机头偏转 90°南墙外 30 cm(*e* 点)	40 cm×40 cm	
9	机头偏转 90°南墙外 30 cm(*f* 点)	40 cm×40 cm	
10	机头偏转 90°防护门外侧 30 cm	40 cm×40 cm	
11	机头偏转 270°北墙外 30 cm	40 cm×40 cm	

续表 3-7

序号	检测点位置	照射野	检测结果/(μSv/h)
12	机头偏转 270°北墙外 30 cm(*a* 点)	40 cm×40 cm	
13	机头偏转 270°北墙外 30 cm(*b* 点)	40 cm×40 cm	
14	机头偏转 270°北墙外 30 cm(*c* 点)	40 cm×40 cm	
15	机头偏转 270°防护门外侧 30 cm	40 cm×40 cm	
16	机头偏转 180°机房顶上 30 cm	40 cm×40 cm	
17	机头偏转 180°防护门外侧 30 cm	40 cm×40 cm	
18	机头偏转 270°工作人员(头)	40 cm×40 cm	
19	机头偏转 270°工作人员(胸)	40 cm×40 cm	
20	机头偏转 270°工作人员(腹)	40 cm×40 cm	
21	机头偏转 180°机房周围 30 cm 内天空散射	40 cm×40 cm	
22	机头偏转 180°机房顶部 30 cm 内天空散射	40 cm×40 cm	

注:表中所列检测值未扣除本底值,设备未运行时机房周围环境本底值。

五、核医学设备机房屏蔽体外及环境放射污染水平测量

对核医学场所使用放射源的房间和检查室周围各方向进行 α、β 和 γ 射线的放射性核素的放射防护监测,对分装室和注射室、源库进行 α、β 射线表面污染监测及 γ 射线的放射防护监测,同时未开展工作之前,应进行本底检测,见表 3-8 ~ 表 3-10。

核医学设备机房屏蔽体外人员及环境放射污染水平测量。

表 3-8　γ 本底检测(未开展工作前)　(μSv/h)

地点	医院外	核医学科墙外	医生通道医生办公	患者通道候诊室	储源室墙外	储源室入口	分装室	注射室
测量值								

表 3-9　α、β 本底检测(未开展工作前)　(Bq/cm^2)

地点	医院外	核医学科墙外	候诊室内	医生通道	患者通道	储源室入口	分装室	注射室
测量值								

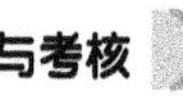

表 3-10 核医学机房及工作场所 γ 辐射周围剂量当量率(μSv/h)使用核素:^{99m}Tc、^{18}F

序号	检测位置	防护级别	检测值	标准	结论
1	核医学科东南西北墙外 30 cm 处	监督区			
2	候诊室内(地面)	监督区			
3	患者通道	监督区			
4	医生办公室(地面)	监督区			
5	医生通道	监督区			
6	储源室东南西北墙外 30 cm 处	监督区			
7	储源室入口门	监督区			
8	分装室(分装柜)	控制区			
9	注射室(注射柜)	控制区			
10	^{99m}Tc 储源柜	控制区			
11	^{99m}Tc 废源桶	控制区			
12	^{99m}Tc 注射窗	控制区			
13	^{99m}Tc 注射患者头胸腹	控制区			
14	^{99m}Tc 注射医生手胸足	控制区			
15	^{99m}Tc 注射后患者休息室(地面)	控制区		≤2.5	
16	^{99m}Tc 注射后患者卫生间(地面)	控制区			
17	^{99m}Tc 注射医生淋浴卫生间(地面)	控制区			
18	^{99m}Tc 注射医生铅衣内外	控制区			
19	^{18}F 储源柜	控制区			
20	ECT 机房	控制区			
21	ECT 控制室	监督区			
22	^{18}F 废源桶	控制区			
23	^{18}F 注射窗	控制区			
24	^{18}F 注射患者头胸腹	控制区			
25	^{18}F 注射医生手胸足	控制区			
26	^{18}F 注射后患者休息室	控制区			
27	^{18}F 注射后患者卫生间	控制区			
28	^{18}F 注射医生淋浴卫生间	控制区			
29	PET 机房	控制区			
30	PET 控制室	监督区			
31	^{18}F 注射医生铅衣内外	控制区			

注:a. α、β 表面污染检测(Bq/cm^2)检测地点及位置同上表;评价标准分为监督区≤4 Bq/cm^2,控制区≤40 Bq/cm;

b. 放射性核素^{99m}Tc、^{18}F:场所放射防护和表面污染水平检测结果符合《临床核医学放射卫生防护标准》(GBZ 120—2006)和《临床核医学的患者防护与质量控制规范》(GB 16361—2012)的相关要求。

(康智忠 刘红霞)

链接3-5 放射诊断设备的质量控制性能检测

第五节　放射诊断设备的质量控制性能检测

对放射诊断设备的质量控制性能检测主要包含以下设备:X射线透视机、屏片X射线摄影机、CR、DR、数字胃肠摄片机、乳腺CR、乳腺DR、大、小C臂及牙科诊断设备。

一、屏片X射线摄影机质量控制性能检测

摄影用X射线设备防护的专用要求:200 mA及以上的摄影用X射线设备应有可安装附加滤过板的装置。并配备不同规格的附加滤过板;X射线设备应有能调节有用线束照射野的限束装置,并应提供可标示照射野的灯光野指示装置。具体检测要求见表3-11。

表3-11　屏片X射线摄影机的质量控制性能检测

序号	检测项目	检测要求	计算结果	标准要求	结论
1	管电压指示的偏离	数字式高压测量仪（kV）	（%）		
2	输出量重复性	测量5次			
3	输出量线性	相邻两档间			
4	有用线束半值层/mmAl	80 kV			
5	曝光时间指示的偏离	无(状态检测)			
6	自动曝光控制响应	无(不具备检测条件)			
7	自动曝光控制重复性	无(不具备检测条件)			
8	有用线束垂直度偏离	检测筒和检测板			
9	光野与照射野四边的偏离/cm	1 m *SID*	左 右 上 下		
10	光野与照射野中心的偏离	1 m *SID*			
11	聚焦滤线栅与有用线束中心对准	无(状态检测)			

注:检测设备为AT1121型X γ辐射检测仪(响应时间0.03 s)、X射线影像质量控制检测仪、摄影透视功能探测器R/F、便携式屏幕亮度计、防护检测用水箱模体等(检测设备均在检定/校准有效期内)。

二、X 射线透视机质量控制性能检测

透视用 X 射线设备防护性能的专用要求：

（1）C 形臂 X 射线设备的最小焦皮距应不小于 20 cm，其余透视用 X 射线设备的最小焦皮距应不小于 30 cm，透视曝光开关应为常断式开关，并配有透视计时及限时报警装置。

（2）应尽量避免使用普通荧光透视检查，使用中应避免卧位透视，采用普通荧光屏透视的工作人员在透视前应做好充分的暗适应。

（3）进行消化道造影检查时，应严格控制照射条件和避免重复照射，对工作人员、受检者都应采取有效的防护措施。

（4）借助 X 射线透视进行骨科整复、取异物等诊疗活动时，不应连续曝光，并应尽可能缩短累积曝光时间。

X 射线透视机的质量控制性能检测要求见表 3-12。

表 3-12　X 射线透视机的质量控制性能检测

序号	检测项目	判定标准	检测结果	判定
1	受检者入射体表空气比释动能率典型值/(mGy/min)	水模：≤25		
2	空间分辨力/(lp/min)	≥0.6		
3	低对比分辨力	4%，≤7 mm		
4	影像接收器入射屏前空气比释动能率/(μGy/min)	≤48		
5	自动亮度控制响应	平均值±15%		

注：a. 使用检测设备：AT1121 型辐射剂量测量仪、MagicMax 型多功能测量仪及探头、诊断 X 射线机设备性能检测设备工具包、标准水模。（检测设备均在检定/校准有效期内）。

b. 检测条件：自动条件，标准水模，机头朝下。

三、DR 质量控制性能检测

医用数字 X 射线摄影系统（medical digital radiography system，DR），是用数字化 X 射线影像探测器技术实现 X 射线摄影的一种医学成像装置。它的影像直接从影像探测器读出，通常由 X 射线发生装置、数字化 X 射线影像装置和机械辅助装置组成。

1. DR 通用指标

共 5 项，包括管电压指示的偏离、量重复性、用线束半值层、用线束垂直度偏离、野与照射野四边的偏离。

2. DR 专用指标

(1)暗噪声的检测方法

1)如果有可能,取出滤线栅。

2)关闭遮线器,用 1 块面积 15 cm×15 cm、厚 2 mm 的铅板完全覆盖在遮线器出线口,设置最低管电流或最低管电流时间积和最低管电压进行手动曝光并获取一幅空白影像。

3)在预处理影像中央选取面积约 10 cm×10 cm 感兴趣区(ROI),读取平均像素值,或者记录 *DDI* 值。

评价:适当调整窗宽和窗位,目视检查影像均匀,不应看到伪影。所获得像素值或 *DDI* 值应在生产厂家规定值范围内。如果生产厂家没有提供规定值,则以测量的像素值或记录的 *DDI* 值建立基线值。

(2)探测器剂量指示(*DDI*)的检测方法

1)如果有可能,取出滤线栅。设置焦点—影像探测器距离(*SID*)为 180 cm,如达不到,则调节 *SID* 为最大值。

2)调整照射野完全覆盖影像探测器,用 1.0 mm 铜滤过板挡住遮线器出线口,设置 70 kV,对影像探测器入射空气比释动能选取参考剂量约 10 μGy 进行曝光,记录 *DDI* 的数值。在上述相同的条件下重复曝光 3 次,记录 *DDI* 数值,计算平均值。如果 DR 系统没有 *DDI* 的指示,就获取每一幅预处理影像中央面积约 10 cm×10 cm ROI 像素值,并计算三幅影像平均像素值。

3)根据生产厂家提供 *DDI* 公式进行验证,记录的 *DDI* 平均值应与公式提供在参考剂量约 10 μGy 入射空气比释动能计算出 *DDI* 值±20% 内一致。

4)验收检测中获得 *DDI* 平均值作为基线值,状态检测和稳定性检测的值与基线值比较应在±20.0% 内一致。

(3)信号传递特性(STP)的检测方法

1)如果有可能,取出滤线栅。设置 *SID* 为 180 cm,如达不到则调节 *SID* 为最大值;调整照射野完全覆盖影像探测器,用 1.0 mm 铜滤过板盖住遮线器出线口,设置 70 kV,分别选取影像探测器入射空气比释动能约 1 μGy、5 μGy、10 μGy、20 μGy 和 30 μGy 进行曝光,获取每一幅预处理影像。

2)在每一幅影像中央选取面积约 10 cm×10 cm ROI,获取每幅影像 ROI 的平均像素值。

3)对于线性响应的 DR 系统,以平均像素值为纵坐标,影像探测器表面入射空气比释动能为横坐标作图拟合直线(如 $P=aK+b$),计算线性相关系数的平方(R^2)。

4)对于非线性响应的 DR 系统(比如对数相关),应参考厂家提供的信息进行直线拟合[如 $P=a\ln(K)+b$],计算线性相关系数的平方(R^2)。

评价:验收检测要求 $R^2\geqslant0.98$,状态检测要求 $R^2\geqslant0.950$。

(4)响应均匀性的检测方法

1)从(2)检测中,选取任一幅预处理影像,使用分析软件在影像中选取 5 个面积约 4 cm×4 cm ROI,分别获取像素值,要求 ROI 分别从影像中央区和四个象限中央区各取一个,记录每个选点实测像素值。

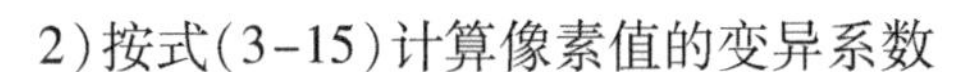

2）按式(3-15)计算像素值的变异系数

$$CV=\frac{1}{\overline{V}}\sqrt{\frac{1}{(5-1)}\sum_{i=1}^{5}(V_i-\overline{V})^2}\times 100\% \qquad (3\text{-}15)$$

式中，CV 表示变异系数，%；$\overline{V}$ 表示 5 个 ROI 的平均像素值；V_i 表示第 i 次测量 ROI 的像素值。

评价：$CV \leqslant 5.0\%$。

（5）测距误差的检测方法

1）设置 *SID* 为 180 cm，如达不到则调节 *SID* 为最大值。

2）选用两个带有米制刻度的铅尺，相互交叉垂直放置在影像探测器表面中央，用 50 kV和约 10 mAs 进行曝光，获取 1 幅影像。

3）用测距软件对水平和垂直两个方向上的铅尺刻度不低于 10 cm 的影像测量距离（D_m），与真实长度（D_0）进行比较。如果铅尺不能放置在影像探测器表面，应把铅尺放置患者床面中央，获得影像应做距离校正。

评价：按式(3-16)计算它们的偏差（E），垂直和水平方向上应在±2.0%以内。

$$E=[(D_m-D_0)/D_0]\times 100\% \qquad (3\text{-}16)$$

式中，E 表示偏差；D_m 表示影像测量距离，单位为 cm；D_0 表示真实长度，单位为 cm。

（6）残影的检测方法

1）如果有可能，取出滤线栅。设置 *SID* 为 180 cm，如达不到则调节 *SID* 为最大值。

2）关闭遮线器，再用一块面积 15 cm×15 cm，厚 2 mm 的铅板完全挡住遮线器出线口，设置最低管电压和最低管电流进行第一次曝光，获取一幅空白影像。

3）打开遮线器取走铅板，在探测器表面中央部位放置一块面积 4 cm×4 cm，厚 4 mm 的铅块。在 70 kVp 和探测器入射面约 5 μGy 空气比释动能进行第二次曝光。

4）按程序 2）重复进行第 3 次曝光，再获得一幅空白影像，这次曝光应在第 2 次曝光后 1.5 mm 内完成。

5）调整窗宽和窗位，在工作站监视器上目视观察第 3 次曝光后的空白影像中不应存在第 2 次曝光影像中残影（一部分或全部）。若发现残影，则利用分析软件在残影区和非残影区各取相同的 ROI 面积获取平均像素值，残影区中平均像素值相对非残影区中平均像素值的误差≤5.0%。

（7）伪影的检测方法

1）设置 *SID* 为 180 cm，如达不到则调节 *SID* 为最大值。

2）将屏片 X 射线摄影密着检测板放在影像探测器上面，在 60 kV 和约 10 mAs 进行曝光，获取一幅预处理影像。

3）评价：在工作站监视器上观察影像，适当调整窗宽和窗位，通过目视检查影像探测器的影像不应存在伪影。

4）如果发现伪影，检查伪影随影像移动或摆动情况，若伪影随影像移动或摆动表示来自影像探测器，不移动则表示来自监视器。应记录和描述所观察到的伪影情况。

（8）极限空间分辨力的检测方法

1）如果有可能，取出滤线栅。设置 *SID* 为 180 cm，如达不到则调节 *SID* 为最大值。

2）取两块分辨力测试卡（最大线对数不低于 5 lp/mm），分别放置在影像探测器表面，并与其面呈水平和垂直方向。

3）按生产厂家给出条件进行曝光。如生产厂家未给出条件，选用适当曝光条件（如 60 kV 和约 3 mAs）进行曝光。

4）调整窗宽和窗位，使其分辨力最优化。从监视器上观察出最大线对组数目。

评价：在垂直和水平方向上分别与生产厂家保证的极限空间分辨力的规定值比较，应≥90.0%。如果得不到规定值应与 $f_{Nyquist}$ 进行比较，≥80.0%。验收检测的结果作为基线值，状态检测与基线值进行比较（≥90.0%基线值）。

（9）低对比度细节检测的检测方法

1）选择任一种低对比度细节检测模体，放置在影像探测器上面，根据模体说明书要求，选择适当的管电压、滤过和 *SID*，照射野完全覆盖住影像探测器，通常对影像探测器入射空气比释动能选择三个剂量水平，在一个以上量级范围（如约 1 μGy、5 μGy 和10 μGy）进行三次曝光获取影像。

2）根据在临床上对影像最常使用评价方式观察影像，应调节窗宽和窗位使每一细节尺寸为最优化，在监视器上观察影像细节，并进行记录。

3）评价：验收检测按检测模体说明书要求判断或建立基线值。状态检测与基线值进行比较，得超过基线值的两个细节变化。

（10）自动曝光控制（AEC）性能的检测方法

1）AEC 灵敏度。选择一个特定器官曝光程序（如胸部），设置电压为 70 kV，用1 mm 铜滤过板挡住遮线器出线口，照射野应覆盖住影像探测器，在 AEC 下曝光，记录 mA、s 或 mAs（按 AEC 方式不同而定），或者记录 *DDI* 值。在验收检测中建立基线值（mA、s，或 mAs，或 *DDI* 值），状态检测应与基线值在±25.0%内一致。

2）AEC 电离室之间一致性。选 70 kV，用 1 mm 铜滤过板挡住遮线器出线口，关闭其他电离室，选择一个电离室，在 AEC 下曝光。曝光后记录机器显示 mA、s 或 mAs（按 AEC 方式不同而定），或 *DDI* 值。然后分别选择其他任一个电离室按上述相同条件进行曝光，记录机器显示 mA、s 或 mAs，或 *DDI* 值。将每一个电离室的测量值（如 mA、s，或 mAs，或 *DDI*）进行相互比较，计算平均值最大偏差。验收检测时平均值最大偏差在±10.0%内一致，状态检测时平均值最大偏差在±15.0%内一致。

3）AEC 管电压变化一致性。照射野应覆盖住影像探测器，用 1 mm 铜滤过板挡住遮线器出线口，如果可能，在无滤线栅和无床面衰减条件下，分别设置电压为 70 kV、80 kV、90 kV 和 100 kV，在 AEC 下曝光分别测量 4 个电压挡的影像探测器表面入射空气比释动能，记录剂量值或 *DDI* 值，并计算总平均值。

验收检测时影像探测器在 4 个电压挡建立剂量总平均值或 *DDI* 总平均值作为基线值，状态检测时剂量总平均值或 *DDI* 总平均值与基线值的最大偏差在±25.0%内。

DR 的质量控制性能检测的通用项目及专用项目要求见表 3-13 和表 3-14。

表 3-13　DR 的质量控制性能检测通用项目

序号	检测项目	判定标准	检测结果	判定
1	管电压指示的偏离	±5% 或 ±5 kV 内，以较大者控制		
2	输出量重复性	≤10%		
3	有用线束半值层	80 kV，≥2.3 mmAl		
4	有用线束垂直度偏离	≤3°		
5	光野与照射野四边的偏离	任一边±1 cm 内		

表 3-14　DR 的质量控制性能检测专用项目

序号	检测项目	判定标准	检测结果	判定
1	暗噪声	像素值或 *DDI* 在规定值或基线值±50%，影像均匀无伪影		
2	探测器剂量指示（*DDI*）	基线值±20%		
3	信号传递特性（STP）	R^2 ≥0.95		
4	响应均匀性	*CV*≤5.0%		
5	测距误差	±2.0% 内		
6	残影	无残影		
7	伪影	无伪影		
8	极限空间分辨力/（lp/mm）	≥90% 基线值		
9	低对比度细节检测	与基线值比较不超过两个细节变化		
10	AEC 灵敏度	基线值±25% 内		
11	AEC 电离室之间一致性	±15.0% 内		
12	AEC 管电压变化一致性	平均值在基线值±25.0% 内		

四、CR 质量控制性能

X 射线摄影系统（computed radiographysystem，CR），是用可重复使用的成像板代替增感屏-胶片作为载体，经 X 射线曝光，用激光扫描成像板曝光后所得潜像信息，通过光学系统收集和放大，计算机采集，得到数字化的影像显示的一种 X 射线摄影设备，简称 CR 系统。

1. CR 通用指标

10 项:管电压指示的偏离、输出量重复性、输出量线性、有用线束半值层(mmAl)、曝光时间指示的偏离、自动曝光控制响应、自动曝光控制重复性、有用线束垂直度偏离、光野与照射野四边的偏离(cm)、光野与照射野中心偏离(cm)。

2. CR 专用指标

共 6 项,检测方法如下:

(1)IP 暗噪声检测方法

1)检测前对选用的 IP 进行一次擦除处理。

2)任选 3 ~5 块 IP 放入阅读器中,用自动定标或固定定标算法和系统增益至最大,进行扫描读取,使用窗宽和窗位并分别获取软拷贝影像。

3)读取每块 IP 的指示值,其值应在生产厂家的规定值范围内。

4)在显示器上观察原始全野影像应清晰、均匀一致,无伪影。如果超过两块 IP 影像上发现有不均匀一致或伪影,应对所有 IP 进行该项检测和评价。

(2)IP 响应均匀性和一致性检测方法

1)任选相同尺寸的三块 IP 分别采用 80 kVp、0. 5 mmCu 和 1 mmAl 滤过,焦点到 IP 距离(*SID*)为 180 cm,选择 100 μGy 入射空气比释动能的曝光条件对每一块 IP 曝光,每次曝光后保持相同的延迟时间读取,获得 3 幅硬拷贝照片或软拷贝影像。

2)每一块 IP 应完全置于 X 射线束中均匀曝光,并保持重复的放置和相同取向。如果出现明显足跟效应,应将 IP 旋转 180°方向各使用一半的入射剂量进行两次曝光。

3)用胶片光密度计分别测量每幅照片的中央区和 4 个象限区中心点光密度,获取并记录 5 个点光密度值;或者对工作站一幅影像中选中央和 4 个象限的感兴趣区(ROI)获取 5 个平均像素值,选取的各感兴趣区面积应大致相同。

4)对单幅照片 5 个点计算平均光密度值或 5 个影像感兴趣区的平均像素值,所有单点测量值在五点的平均值的±10.0% 内一致,则单一 IP 的响应均匀性良好。单块 IP 的五点平均值在三块 IP 总平均值的±10.0% 内一致,则三块 IP 的一致性良好。

(3)剂量指示校准检测方法

1)任选三块不同尺寸(类型)的 IP,分别用 80 kVp、0. 5 mmCu 和 1 mm Al 滤过,焦点到 IP 距离(*SID*)为 180 cm,选择约 10 yGy 入射空气比释动能的曝光条件对每一块 IP 曝光,每次曝光后保持相同的延迟时间读取。

2)用生产厂家提供的 IP 处理条件对每块 IP 读取,获得三幅软拷贝影像,获取 CR 系统的剂量指示所显示的读数值,利用生产厂家提供的计算公式,计算 IP 曝光后的响应空气比释动能 *K* 响应。

3)每块 IP 测量空气比释动能($K_{测量}$)(μGy)与响应空气比释动能($K_{响应}$)(μGy)应在±20% 内一致,每块 IP 响应值与三块 IP 的平均响应值之间的误差应在±10.0% 内一致。

4)如果测量超过规定值,应采用生产厂家设定的 IP 剂量指示校准曝光/读取条件重新进行检验。

(4)IP 响应线性检测方法

1)使用单独一块 IP 在 80 kVp、0. 5 mm Cu 和 1 mm Al 滤过,在 SID 为 180 cm,分别在

约 1 μGy、10 μGy 和 100 μGy 入射空气比释动能曝光条件下，对同一块 IP 按顺序完成 3 次曝光—读取周期，每次曝光后保持相同延迟时间读取。

2）用生产厂家提供的 IP 处理条件，对 IP 3 次曝光后在工作站上获取 3 幅影像，记录 CR 系统剂量指示所显示的读数值，利用公式计算 IP 3 次曝光的响应空气比释动能。

3）对单个 IP 在 3 个不同的曝光档中，测量空气比释动能（μGy）与响应空气比释动能（μGy）在±20.0% 内一致。

4）如果测量超过规定值，应采用生产厂家设定的 IP 响应线性的曝光/读取条件重新进行检验。

（5）激光束功能检测方法

1）用一把钢尺放在 IP 暗盒中心，使其长边垂直于激光束扫描线（通常激光束扫描线垂直于 IP 长边），选择 60 kVp，不加滤过，*SID* 为 180 cm，用约 50 μGy 入射空气比释动能对 IP 曝光，获取一幅软拷贝影像。

2）用 10～20 倍放大镜观察放大影像，观察钢尺长边应为一条连续的直线，表明激光束没有颤动，如果发现钢尺直边有颤动，则用工作站的 ROI 测量工具测量，不应大于±1 像素尺寸。

（6）空间分辨力与分辨力均匀性检测方法

1）选用两个相同型号的空间分辨力测试卡，线对范围在 0.6～10 lp/mm，同时放置在一个 IP 暗盒表面，两个呈正交（水平和垂直）水平，管电压控制在 60 kVp，不加滤过，*SID* 为 180 cm，用约 50 μGy 的入射空气比释动能对 IP 曝光并读取，获取一幅硬或软拷贝影像。

2）用 10～20 倍放大镜在硬或软拷贝影像上观察两个线对卡影像中最大可分辨的线对数目，分别记录水平方向和垂直方向上的该线对数目（水平和垂直方向）。

3）从观察影像中测出 $R_{水平}$ 和 $R_{垂直}$，并与生产厂家提供该 IP 的极限空间分辨力（$f_{Nyqulsl}$）相比较，$R_{水平}/f_{Nyquist}$ 和 $R_{垂直}/f_{Nyquist}$ 应大于 90.0%。

4）用一块屏/片摄影用的密着检测板，对已擦除过的同一块 IP，使用 1）中相同的曝光条件下进行曝光和读取，获取另一幅硬或软拷贝影像。

5）观察整个影像区域，若密着检测板网格的影像呈均匀一致，无模糊区域，无混叠伪影，表明 IP 分辨力均匀性良好。

（7）低对比度细节检测方法

1）选择适当的低对比度细节检测模体，放置在一个 IP 的暗盒表面，根据所选用模体说明书要求，选取管电压和适当的滤过，*SID* 为 180 cm，分别用约 1 μGy、10 μGy 和 50 μGy的入射空气比释动能曝光，依次对同一个暗盒完成 3 次曝光并读取，读取时应使用相同延迟时间采集三幅硬或软拷贝影像。

2）在观片灯箱上或工作站的监视器上，分别观察硬或软拷贝模体影像，按模体说明书要求，观察和记录模体影像中可探测到最小细节。

3）验收检验应按模体说明书要求判断；对验收检验的数据建立基线值，状态检验和稳定性检验应与基线值进行比较。

(8)空间距离准确性检测方法

1)将两把有刻度的铅尺分别垂直和水平放置在1个IP暗盒上面,用60 kVp,无滤过,*SID*为180 cm,约500 μGy入射空气比释动能对IP曝光并读取,采集一幅软拷贝影像。

2)用测距软件在监视器上对铅尺影像读取两个方向的测量距离(d_m),和铅尺的真实距离(d_o),分别记录出它们的读数值。在垂直和水平两个方向上,则$(d_m-d_o)/d_o$均应在±2.0%以内符合。

(9)IP擦除完全性检测方法

1)将一块大于3 mm厚的铅板(4 cm×4 cm)放置在1个IP暗盒中央区,用60 kVp管电压,无滤过,*SID*为180 cm,约500 μGy的高入射空气比释动能对IP曝光并读取,再在上述条件下无铅板的情况下,用约10 μGy入射空气比释动能对IP第二次曝光,获取一幅软拷贝影像。

2)在工作站上观察第二次曝光的影像,不应存在第一次曝光留下的铅板的幻影。否则,表明IP板擦除不完全。然后应用1)的暗噪声检查方法,将IP插入阅读器再扫描一次后重复读取图像后,IP的暗噪声应在厂家规定值内。

CR的质量控制性能检测通用指标及专用指标如表3-15和表3-16。

表3-15 CR的质量控制性能检测通用指标

序号	检测项目	检测要求	计算结果		验收标准要求	结论
1	管电压指示的偏离	数字式高压测量仪	(kV)	(%)	±5.0%或±5.0 kV内,以较大者控制	
2	输出量重复性	测量5次			<10.0%	
3	输出量线性	相邻两档间			±10.0%内	
4	有用线束半值层/mmAl	80 kV			≥2.3	
5	曝光时间指示的偏离	(验收检测)			±10.0%内	
6	自动曝光控制响应	(检测条件)			平均值±0.30D内	
7	自动曝光控制重复性	(检测条件)			<10.0%	
8	有用线束垂直度偏离	检测筒和检测板			<3°	
9	光野与照射野四边的偏离/cm	1 m *SID*	左 右	上 下	任一边±1.0内	
10	光野与照射野中心偏离/cm	1 m *SID*			±1.0内	

注:检测设备:AT1121型X γ辐射检测仪(响应时间:0.03 s)、X射线影像质量控制检测仪、摄影透视功能探测器R/F、便携式屏幕亮度计、防护检测用水箱模体等(检测设备均在检定/校准有效期内)。

表 3-16　CR 的质量控制性能检测专用指标

序号	检测项目	验收标准	检测结果	判定
1	IP 暗噪声	指示值应在规定值范围内，影像均匀，无伪影		
2	IP 响应均匀性和一致性	±10.0%（单板与多板）内		
3	IP 响应线性	±10.0%（单板与多板）内		
4	空间分辨力/（lp/min）与分辨力均匀性	网格影像均匀一致，无模糊区域，无混叠伪影，		
5	低对比度细节检测	基线值±2 个细节变化		
6	剂量指示校准	±20.0%（单板）内 ±10.0%（多板）内		
7	空间距离准确性	±2.0% 内		
8	激光束功能	无颤动或颤动在±1 像素		
9	IP 擦除完全性	不存在铅板幻影，达到暗噪声规定值		

注：a. 检测设备：T1121 型辐射剂量测量仪、MagicMax 型多功能测量仪及探头、诊断 X 射线机设备性能检测设备工具包、标准水模。（检测设备均在检定/校准有效期内）。

b. 条件：自动条件，标准水模，机头朝下。

c. CR 设备，应定期对成像板（IP）进行清洁维护保养和伪影检查。

五、CT 质量控制性能检测

医用 X 射线计算机断层摄影装置（简称 CT），CT 的检测分为 CT 机房防护检测及 CT 质量控制性能检测。

1. CT 剂量指数的检测

（1）检测仪器　用于测量 CT 剂量指数的探测器一般应使用有效长度为 100 mm 的笔形电离室或 CT 长杆电离室。所用仪器应性能合适，经法定计量机构刻度和定期校准，并正确使用。

（2）检测用模体　检测用模体选用 X 射线线性衰减系数与人体组织相近的物质（一般用 PMMA）制成均质圆柱形模体。头部模体的直径为 160 mm，体部模体的直径为 320 mm。模体应有能够容纳笔形电离室的孔（孔的直径一般为 13 mm），这些孔应平行于模体的对称轴，并且孔的中心位于其中心和以 90°为间隔的模体表面下方 10 mm 处。对于在检测时不使用的孔，应用与模体材料相同的插入件完全填充空穴。

（3）检测方法　CT 剂量指数的测量应根据不同扫描部位的 X 射线 CT 检查，分别选用符合规定的相应测试模体，并放置在受检者支架上，位于扫描旋转轴中心。分别使用常规成人头部、成人胸部、成人腹部的扫描参数，对模体进行扫描。在轴向扫描条件下，宜用笔形电离室测量，根据公式计算 $CTDI_{w}$、$CTDI_{vol}$ 和 DLP，并根据相应测试条件进行评判。在螺旋扫描条件下,宜用 CT 长杆电离室测量,测量 $CTDI_w$、$CTDI_{vol}$ 和 DLP,并根据相应测试条件进行评判。

2. 其他项目的检测

见表 3-17。

表 3-17　CT 质量控制性能检测指标

序号	检测项目	评价标准		检测结果	评价
1	诊断床定位精度/mm	定位:±2	归位:±2		
2	$CTDI_w$ /mGy	头部模体 体部模体		± 15% 厂标 或<50 ± 15% 厂标 或<30	
3	定位光精度/mm	±3			
4	重建层厚偏差(s)/mm	s≥8 8>s>2 s≤2		±15% ±30% ±50%	
5	高对比分辨力 /(lp/cm)	常规算法:>5.0			
6	低对比 可探测能力	<3.0			
7	CT 值(水)(HU)	±6			
8	均匀性(HU)	±6			
9	噪声/%	<0.45			

注:使用设备为 A1121 型辐射剂量测量仪、MagicMax 多功能测量仪及 DCT-10 长杆电离室、Catphan500CT 性能模体、CT 剂量模体。(检测设备均在检定/校准有效期内)。

六、乳腺 X 射线设备质量控制性能检测

(一)乳腺数字 X 射线摄影系统质量控制性能检测

乳腺数字 X 射线摄影系统包括乳腺数字体层合成摄影。

1. 乳腺数字 X 射线摄影系统设备操作的防护安全基本要求

(1)应做好乳腺摄影受检者甲状腺部位的防护。

(2)根据乳房类型和压迫厚度选择合适靶/滤过材料组合,宜使用摄影设备的自动曝光控制功能,获得稳定采集效果,达到防护最优化要求。

(3)摄影 X 射线设备的标称最高 X 射线管电压应不超过 50 kV。

(4)几何放大乳腺摄影的 X 射线设备,应配备能阻止使用焦皮距小于 20 cm 的装置。

2.乳腺DR质量控制性能检测项目与方法

(1)侧照射野准直检测方法

1)光野大小至少10 cm×15 cm,将光野/照射野一致性检测工具(如检测板、检测尺或胶片暗盒等)放置于乳房支撑台上,并超出胸壁侧支撑台边沿5 cm,记录胸壁侧支撑台边沿对应在检测工具上的位置。

2)按照检测工具所要求的条件曝光,记录射线在检测工具上留下的照射野标记物位置。

3)测量胸壁侧照射野与胸壁侧支撑台边沿的距离。

(2)光野与照射野的一致性检测方法

1)调整光野大小至少10 cm×15 cm,将光野/照射野检测一致性工具(如检测板、检测尺或胶片暗盒等)放置于乳房支撑台上,分别记录光野三边在检测工具上的刻度位置。

2)按照检测工具所要求的条件曝光,记录X射线在检测工具上留下的照射野标记物的位置。

3)分别计算除胸壁侧外的其他三边光野与照射野相应边沿的偏差。

(3)管电压指示的偏离检测方法

1)应采用非介入方法,如用乳腺摄影专用数字式高压测试仪进行检测。

2)分别在大焦点和小焦点的状态下测量,曝光选用的靶/滤过应与测试仪器检定或校准时的射线质相同。每种状态最少选择临床常用的3个管电压值(25～32 kV)进行测量,所选择的kV值应能覆盖通常乳腺摄影所用的kV范围。

3)计算每个kV测量值和标称值的偏差。

(4)半值层(HVL)检测方法

1)将剂量仪探测器放置于乳房支撑台胸壁侧向内4 cm处X射线束轴上,探测器厚度有效点位于乳房支撑台上方10 cm处(无厚度有效点标记的,以探测器厚度中心为准)。

2)将压迫器调至焦点与探测器之间约1/2处。

3)设置管电压为28 kV,适当的管电流时间积(30～50 mAs),没有铝片的情况下进行曝光,记录剂量仪读数。

4)将0.1 mm厚的铝片放置在压迫器上,铝片应完全遮住光野,采用上一步中同样条件进行曝光,记录剂量仪读数。追加铝片,直到剂量仪的指示值低于在没有铝片情况下的数值的1/2为止。

5)对于X射线衰减率在50%左右的剂量,根据与各自剂量相对应的铝片厚度的值,据下式求HVL

$$HVL=\frac{d_1\cdot\ln(2\cdot K_2/K_0)-d_2\cdot\ln(2\cdot K_1/K_0)}{\ln(K_2/K_1)}\tag{3-17}$$

式中,d_1表示K_1对应的铝片厚度,单位为mm;K_1表示经过铝片衰减后,比$K_0/2$稍小的剂量,单位为mGy;K_0表示无铝片时的剂量,单位为mGy;d_2表示K_2对应的铝片厚度,单位为mm;K_2表示经过铝片衰减后,比$K_0/2$稍大的剂量,单位为mGy。

注:d_1、d_2的厚度与计算得到的半价层厚度之差,不应超过0.2 mmAl。

6）选择临床所使用的其他靶/滤过的组合，重复以上步骤，计算设备中所有靶/滤过组合时的半值层。

注意事项：①也可以选用 *HVL* 测量仪器对半值层进行直接测量；②应在光野完全覆盖剂量仪探测器并在无附加铝片的情况下进行测量；③不同靶/滤过时，应依据厂家说明书对设备读数进行校准。

（5）输出量重复性检测方法

1）移除乳房压迫器，将剂量仪探测器放置于乳房支撑台胸壁侧向内 4 cm 处 X 射线束轴上，探测器厚度有效点位于乳房支撑台上方 10 cm 处（无厚度有效点标记的，以探测器厚度中心为准）。

2）设置管电压为 28 kV，临床常用的靶/滤过，适当的管电流时间积（如 40 ~ 80 mAs），重复曝光 5 次，记录每次曝光的空气比释动能值，按下式计算辐射输出量的变异系数 *CV*，以此表述输出量重复性：

$$CV=\frac{1}{\overline{K}}\sqrt{\sum(K_i-\overline{K})^2/(n-1)}\times 100\% \tag{3-18}$$

式中，CV 表示变异系数，%；$\overline{K}$ 表示 n 次空气比释动能测量值的平均值，单位为 mGy；K_i 表示第 i 次空气比释动能测量读数，单位为 mGy；n 表示空气比释动能测量的总次数。

（6）特定辐射输出量检测方法

1）移除乳房压迫器，将剂量仪探测器放置于乳房支撑台胸壁侧向内 4 cm 处 X 射线束轴上，探测器厚度有效点位于乳房支撑台上方 10 cm 处（无厚度有效点标记的，以探测器厚度中心为准）。记录焦点至探测器的距离 d_1（cm）。

2）设置管电压为 28 kV，临床常用的靶/滤过，适当的管电流时间积（如 40 ~ 80 mAs），重复曝光 5 次，记录每次曝光的空气比释动能值，并计算 5 次曝光的平均空气比释动能值。

3）利用距离平方反比定律，计算距焦点 1 m 位置处的特定辐射输出量为

$$K_2=K_1\times\frac{d_1^2}{d_2^2} \tag{3-19}$$

式中，K_1 表示距离焦点 d_1（cm）处的空气比释动能值，单位为 mGy；Y_2 表示距离焦点 d_2（cm）处的空气比释动能值，单位为 mGy。

（7）影像接收器响应检测方法

1）将剂量仪探测器紧贴影像接收器，置于乳房支撑台胸壁侧向内 4 cm 处 X 射线束轴上。将 4 cm 厚的 PMMA 模体放置在探测器的上方并全部覆盖探测器，模体边沿与乳房支撑台胸壁侧对齐。

2）设置 28 kV，在 10 ~ 100 mAs 选取 4 ~ 6 挡 mAs 的值进行手动曝光。

3）记录每一次的曝光参数（kV、mAs 和靶/滤过等），以及每次曝光后的影像接收器入射表面空气比释动能值。

4）移去剂量仪探测器，按每次记录的曝光参数手动曝光（如果不能完全一致，则选用最接近的曝光参数）。

5）获取上一步曝光后的预处理影像，在每一幅预处理影像的中心位置选取约 4 cm²

大小的兴趣区，测量平均像素值和标准偏差。

6）对于线性响应的系统，以平均像素值为纵坐标，影像接收器表面入射剂量为横坐标作图拟合直线（如 $P=aK+b$），计算线性相关系数的平方 R^2。

对于非线性响应的系统（比如对数相关），应参考厂家提供的信息进行直线拟合[如 $P=a\ln(K)+6$]，计算线性相关系数的平方 R^2。

（8）影像接收器均匀性检测方法

1）将 4 cm 厚的 PMMA 模体放置在乳房支撑台上，模体边沿与乳房支撑台胸壁侧对齐。

2）设置 28 kV，选取临床常用 mAs 和靶/滤过进行手动曝光，或者选用 AEC 进行自动曝光。

3）获取上一步曝光后的预处理影像，在预处理影像的中央区位置和四个象限中央区分别选取约 4 cm² 大小的兴趣区，测量其平均像素值。

4）依据式(3-20)分别计算图像中心兴趣区与图像四角兴趣区像素值的偏差 D_e，将最大偏差值与标准规定值比较。

$$D_e=\frac{m_{中心}-m_{角}}{m_{中心}}\times100\% \qquad (3-20)$$

式中，D_e 表示图像中心兴趣区与图像四角兴趣区像素值的偏差，%；$m_{中心}$ 表示图像中心兴趣区的像素值；$m_{角}$ 表示图像四角兴趣区的像素值。

（9）伪影检测方法

1）采用评估影像接收器均匀性时产生的曝光影像。

2）调节窗宽窗位使图像显示至观察者认为最清晰的状态，观察图像上有无非均匀区、模糊区或者其他影响临床诊断的异常影像。

3）若存在可疑伪影，旋转或平移图像，若可疑伪影不随着移动，则可能是显示器系统伪影，而非影像接收器伪影。

（10）自动曝光控制重复性检测方法

1）将 4 cm 厚的 PMMA 模体放置在乳房支撑台上，模体边沿与乳房支撑台胸壁侧对齐。

2）将压迫板压在模体上，设置临床常用电压和靶/滤过，选择 AEC 条件进行曝光。

3）重复曝光 5 次，每次曝光后及时记录管电流时间积显示值，并计算 5 次的平均管电流时间积。

4）计算所记录的管电流时间积与平均管电流时间积的偏差。将最大偏差值与标准规定值比较。

$$D_{mAs}=\frac{M_R-M_m}{M_m}\times100\% \qquad (3-21)$$

式中，D_{mAs} 表示记录的毫安秒与平均毫安秒值的偏差，%；M_R 表示每次曝光后记录的毫安秒值；M_m 表示 5 次曝光的平均毫安秒值。

（11）乳腺平均剂量

1）普通乳腺数字 X 射线摄影（2D）平均剂量测量检测方法

①4 cm厚的PMMA模体置于乳房支撑台上,模体边沿与乳房支撑台胸壁侧对齐。

②所用对4.5 cm厚的人体乳房的AEC曝光条件下自动曝光,记录管电压、mAs和靶/滤过等曝光参数。

根据模体成分,4 cm厚的PMMA对于X射线的吸收相当于4.5 cm厚的平均人体乳房。为了获取临床对4.5 cm厚乳腺的AEC曝光条件,可将压迫板调至4.5 cm处进行AEC曝光。此方法中压迫板和PMMA之间可能会产生空隙和零压迫力,如果系统要求应在有压迫力情况下才能曝光,则可在4 cm PMMA模体上垫0.5 cm厚泡沫塑料(或其他不显著影响X射线吸收的材料),并将压迫板压在泡沫塑料表面,使得压迫板高度保持在4.5 cm并且造成压迫力,系统可以正常曝光。

③移去PMMA模体,将剂量仪探测器放置于乳房支撑台胸壁侧向内4 cm处X射线束轴上,探测器厚度有效点与模体表面(乳房支撑台上方4 cm)的位置相同(无厚度有效点标记的,以探测器厚度中心为准)。

④选用②中的曝光参数进行手动曝光(如果手动曝光参数选择与AEC不能完全一致,则选用最接近的曝光参数),记录入射空气比释动能值,根据距离平方反比公式计算模体表面的剂量。

⑤根据相应的公式计算乳腺平均剂量。

2)乳腺数字体层合成摄影(3D)平均剂量测量检测方法

①将4 cm厚的PMMA模体置于乳房支撑台上,模体边沿与乳房支撑台胸壁侧对齐。

②将乳腺摄影设备设置成体层合成摄影模式,获取并记录临床常用的3D模式时对4.5 cm厚人体乳房的AEC曝光条件,方法同普通乳腺数字X射线摄影②。

③移去PMMA模体,将设备固定在0°曝光模式,或者将设备调节至2D模式。

④将电离室探测器放置于乳房支撑台胸壁侧向内4 cm处X射线束轴上,探测器厚度有效点与模体表面(乳房支撑台上方4 cm)的位置相同(无厚度有效点标记的,以探测器厚度中心为准)。

⑤选用②中记录的曝光参数进行手动曝光(如果手动曝光参数选择与AEC不能完全一致,则选用最接近的曝光参数),记录累积入射空气比释动能值K_T。

⑥根据相应的公式计算乳腺平均剂量。

(12)高对比分辨力检测方法

1)将两个高对比分辨力卡(最大线对数不低于10 lp/mm)分别呈水平和垂直方向放置在乳房支撑台上胸壁侧内4 cm处,高对比分辨力卡尽可能紧贴影像接收器。

2)按照设备生产厂家推荐的测试步骤和方法进行曝光。如生产厂家未给出条件,可选用适当的手动曝光条件,如26 kV、15 mAs。

3)在高分辨显示器上读取该影像,调节窗宽窗位使影像显示最优化,观察可分辨的线对组数,记录高对比分辨力读数,单位为线对每毫米(lp/mm)。

4)验收检测时分别将水平放置和垂直放置的线对卡的结果与厂家规定值进行比较。如果达不到厂家规定值,则分别与尼奎斯特频率($f_{Nyquist}$)进行比较。建立基线值,状态检测和稳定性检测时与基线值进行比较。

乳腺DR质量控制性能检测指标如表3-18。

表 3-18　乳腺 DR 质量控制性能检测指标

编号	检测项目	判定标准	检测结果	判定
1	胸壁侧的照射野准直	超出台边，但<5 mm		
2	管电压指示的偏离	在±1 kV 内		
3	半值层(*HVL*)	28 kV，W/Rh，0.30～0.58 mmAl		
4	输出量重复性	28 kV，≤5.0%		
5	特定辐射输出量	28 kV，1 m 处，W/Rh，>70% 基线值		
6	影像接收器响应	4 cm PMMA，R^2>0.95		
7	影像接收器均匀性	4 cm PMMA，±10% 内		
8	伪影	4 cm PMMA，无影响临床诊断的伪影		
9	自动曝光控制重复性	4 cm PMMA，±10% 内		
10	乳腺平均剂量	4 cm PMMA，普通 2D 摄影或体层合成摄影<2.0 mGy		
11	高对比分辨力	≥90% 基线值		
12	对比度细节阈值	[0.10，0.25)，<23.0% [0.25，0.5)，<5.45% [0.5，1.0)，<2.35% [1.0，2.0)，<1.40% [2.0，∞)，<1.05%		

注：使用检测设备：AT1121 型辐射剂量测量仪、MagicMax 型多功能测量仪及 XM 乳腺探头、乳腺性能模体、PMMA 乳腺性能模体、诊断 X 射线设备性能检测工具包。(检测设备均在检定/校准有效期内)。

(二)乳腺计算机 X 射线摄影(乳腺 CR)系统质量控制检测

1. 乳腺 CR 质量控制性能检测仪器和模体要求

(1)应使用适用于乳腺 X 射线摄影系统质量控制检测的专用仪器，包括数字式高压(kV)测试仪、剂量仪等。

(2)检测用仪器应根据有关规定进行检定或校准，结果应有溯源性。

(3)对于空气电离室探测器，部分检测项目需要将探测器支起在支撑台上一定高度(本标准中统一规定为 10 cm)。对于部分底部有铅衬的半导体探测器，可直接将探测器放置在支撑台上测量。

(4)使用的聚甲基丙烯酸甲酯(PMMA)模体，要求为厚度误差在±1 mm 范围以内的均匀模体，半圆形模体的半径应不小于 10 cm，矩形模体尺寸应不小 10 cm×12 cm。

(5)检测半值层所用的标准铝吸收片，矩形尺寸应至少 8 cm×8 cm，铝的纯度应不低于 99.9%，厚度尺寸误差应在 1% 范围内。

2. 乳腺 CR 通用检测项目的检测方法与评价

(1)胸壁侧照射野准直检测方法

1）调整光野与胸壁侧支撑台边沿对齐（若无法对齐，则调节至胸壁侧以内最接近支撑台边沿的位置），光野大小至少10 cm×15 cm，将光野/照射野一致性检测工具（如检测板、检测尺或IP等）放置于乳房支撑台上，并超出胸壁侧支撑台边沿5 cm，记录胸壁侧支撑台边沿对应在检测工具上的位置。

2）按照检测工具所要求的条件或临床常用条件曝光，记录射线在检测工具上留下的照射野标记物位置。

3）测量胸壁侧照射野与胸壁侧支撑台边沿的距离。

（2）光野与照射野的一致性检测方法

1）调整光野与胸壁侧支撑台边沿对齐（若无法对齐，则调节至胸壁侧以内最接近支撑台边沿的位置），光野大小至少10 cm×15 cm，将光野/照射野检测一致性工具（如检测板、检测尺或胶片暗盒等）放置于乳房支撑台上，记录除胸壁侧外其他三边的光野在检测工具上的刻度位置。

2）按照检测工具所要求的条件或临床常用条件曝光，记录射线在检测工具上留下的照射野标记物位置。

3）分别计算除胸壁侧外的其他三边光野与照射野相应边沿的偏差。

（3）管电压指示的偏离检测方法

1）应采用非介入方法，如用乳腺摄影专用数字式高压（kV）测试仪进行检测。

2）分别在大焦点和小焦点的状态下测量。曝光选用的靶/滤过、有无压迫器及附加滤过应与测试仪器检定或校准相同。

3）每种焦点状态最少选择临床常用3个kV值（25～32 kV）进行测量，所选择的kV值应能覆盖通常乳腺摄影所用范围。

4）将专用数字式高压（kV）测试仪探测器置于支撑台胸壁侧内4 cm处X射线束轴上，光野大于测量探头面积。为保护IP，可在kV探测器下方加铅防护用品并覆盖乳腺支撑台。

5）在选定kV的情况下，进行自动曝光或手动曝光（30～50 mAs），读取测量仪器读数，计算每个kV测量值和标称值的偏差。

（4）半值层检测方法

1）将剂量仪探测器放置于乳房支撑台胸壁侧向内4 cm处X射线束轴上，探测器厚度有效点位于乳房支撑台上方10 cm处（无厚度有效点标记的，以探测器厚度中心为准）。

2）将压迫器调至焦点与探测器之间约1/2处。

3）设置管电压为28 kV，适当的管电流时间积（30～50 mAs），没有铝片的情况下进行曝光，记录剂量仪读数。

4）将0.1 mm厚的铝片放置在压迫器上或半值层专用支架上，铝片应完全遮住光野，采用上一步中同样条件进行曝光，记录剂量仪读数。追加铝片，直到剂量仪的指示值降至没有铝片情况下数值的1/2以下为止。

5）对于X射线衰减率在50%前后的剂量，根据与各自剂量相对应的铝片厚度的值，根据公式（3-17）求出半值层（*HVL*）。

6）选择临床所使用的其他靶/滤过的组合，重复以上步骤，计算设备中所有靶/滤过组合时的半值层。也可以选用 *HVL* 测量仪器对半值层进行直接测量。应在光野完全覆盖剂量仪探测器并在无附加铝片的情况下进行测量。不同靶/滤过时，应依据厂家说明书对设备读数进行校准。

（5）输出量重复性检测方法

1）移除乳房压迫器，将剂量仪探测器放置于乳房支撑台胸壁侧向内 4 cm 处 X 射线束轴上，探测器厚度有效点位于乳房支撑台上方 10 cm 处（无厚度有效点标记的，以探测器厚度中心为准）。

2）设置管电压为 28 kV，临床常用的靶/滤过，适当的管电流时间积（如 40 ~ 80 mAs），重复曝光 5 次，记录每次曝光的空气比释动能值，按公式（3-18）计算辐射输出量的变异系数 *CV*，以此表述输出量重复性。

（6）特定辐射输出量检测方法

1）剂量仪探测器的摆放与上述“（5）输出量重复性检测方当 1）”相同，记录焦点至探测器的距离 d_1（cm）。

2）设置曝光条件与上述“（5）输出量重复性检测方法 2）”相同，重复曝光 5 次，记录每次曝光的空气比释动能值，并计算 5 次曝光的平均空气比释动能值。

3）利用公式（3-19），计算焦点至探测器的距离 d_2（cm）处的剂量。

4）将 1 m 处的剂量除以曝光时设置的电流时间积，即为特定辐射输出量，单位为 μGy/mAs。

（7）自动曝光控制重复性检测方法

1）将 4 cm 厚的 PMMA 模体放置在乳房支撑台上，覆盖临床常用 AEC 区域，模体边沿与乳房支撑台胸壁侧对齐。

2）将压迫器压在模体上，设置临床常用管电压（如 28 kV）和靶/滤过，选择自动曝光控制（AEC）条件进行曝光。如参数无法单独设置，则选择全自动曝光条件。

3）重复曝光 5 次，每次曝光后及时记录毫安秒值，并计算 5 次的平均毫安秒值。

4）按公式（3-22）计算所记录的毫安秒（mAs_R）与平均毫安秒（mAs_m）值的偏差（E）。将最大偏差值与标准规定值比较。

$$E=\frac{mAs_R-mAs_m}{mAs_m}\times 100\% \tag{3-22}$$

式中，E 表示记录的毫安秒与平均毫安秒值的偏差，%；mAs_R 表示每次曝光后记录的毫安秒值；mAs_m 表示 5 次曝光的平均毫安秒值。

（8）乳腺平均剂量检测方法

1）将 4 cm 厚的 PMMA 模体置于乳房支撑台上，模体边沿与乳房支撑台胸壁侧对齐。

2）将压迫器调至底部距 PMMA 顶部 0.5 cm 处。选用 AEC 曝光条件进行曝光，记录管电压、管电流时间积和靶/滤过等曝光参数。

根据模体成分，4 cm 厚的 PMMA 对于 X 射线的吸收相当于 4.5 cm 厚的平均人体乳房。为了获取临床对 4.5 cm 厚乳腺的 AEC 曝光条件，可将压迫器调至距支撑台面 4.5 cm处进行 AEC 曝光。此方法中压迫器和 PMMA 之间可能会产生空隙和零压迫力，如果系统要求应在有压迫力情况下才能曝光，则可在4 cm PMMA模体上垫0.5 cm厚泡沫塑料（或其他不显著影响X射线吸收的材料），并将压迫器压在泡沫塑料表面，使得压迫器高度保持在4.5 cm并且造成压迫力，系统可以正常曝光。

3）移去PMMA模体，将剂量仪探测器放置于乳房支撑台胸壁侧向内4 cm处X射线束轴上，探测器厚度有效点与模体表面（乳房支撑台上方4 cm）的位置相同（无厚度有效点标记的，以探测器厚度中心为准）。

4）将压迫器调至底部距PMMA顶部0.5 cm处。进行手动曝光（如果手动曝光参数选择与AEC不能完全一致，则选用最接近的曝光参数），记录入射空气比释动能值。

5）计算乳腺平均剂量。

3.乳腺CR专用检测项目的检测方法与评价

（1）IP暗噪声检测方法

1）选择生产厂家建议的IP处理条件。

2）检测前对选用的IP进行一次擦除处理。

3）任选3～5块IP放入阅读器中，进行扫描读取，调节窗宽和窗位并分别获取软拷贝影像。

4）读取每块IP的*DDI*值，其值应在生产厂家的规定值范围内。

（2）IP响应线性检测方法

1）选择生产厂家建议的IP处理条件。

2）将剂量仪探测器放置于乳房支撑台胸壁侧向内4 cm处X射线束轴上，将4 cm厚的PMMA模体放置在剂量仪探测器的上方并全部覆盖探测器，模体边沿与乳房支撑台胸壁侧对齐。

3）设置28 kV，在10～100 mAs间选取4～6档mAs的值进行手动曝光。记录每一次的曝光参数（kV、mAs和靶/滤过等），以及每次曝光后的IP入射空气比释动能值。

4）移去剂量仪探测器，使用单独一块IP，将IP放置在乳腺支撑台上，保证IP入射面和剂量仪探测器厚度有效点一致。

5）按3）中的曝光条件依次完成多次曝光并对IP进行读取，每次曝光后保持相同延迟时间读取。

6）获取每一次曝光后的预处理影像，记录*DDI*值，在每一幅预处理影像的中心位置选取约4 cm^2大小的感兴趣区，测量平均像素值。

7）参考厂家提供的信息进行直线拟合，计算线性相关系数的平方R^2：

对于线性响应的系统，以平均像素值（PV）为纵坐标，IP入射剂量（K）为横坐标作图拟合直线（如$PV=aK+b$），计算线性相关系数的平方R^2。

对于非线性响应的系统（比如对数相关），应参考厂家提供的信息进行直线拟合［如$PV=a\ln(K)+b)$］，计算线性相关系数的平方R^2。

对于非线性响应的系统（比如幂相关），应参考厂家提供的信息进行直线拟合（如$PV=aKb+c$），计算线性相关系数的平方R^2。

其中，PV为像素值，K为IP入射剂量，a、b、c均为拟合公式后形成的系数。

（3）IP响应均匀性检测方法

1）选择生产厂家建议的 IP 处理条件。

2）将 4 cm 厚的 PMMA 模体放置在乳房支撑台上，模体边沿与乳房支撑台胸壁侧对齐。

3）设置 28 kV，选取临床常用条件（mAs、靶/滤过组合、有无滤线栅及压迫器）对 IP 进行手动曝光，或者选用 AEC 对 IP 进行自动曝光。

4）获取曝光后的预处理影像，依据图 3-2 在预处理影像中 PMMA 影像覆盖的范围内分别选取约 4 cm^2 大小的感兴趣区，测量其平均像素值。

5）依据 IP 线性响应测量的拟合公式结果，对测量的平均像素值（PV）进行线性化处理：

对于线性响应的系统，其线性化处理公式为 $K=\frac{PV-b}{a}$。

对于非线性响应的系统（比如对数相关），其线性化处理公式为 $K=\exp[(PV-b)/a]$。

对于非线性响应的系统（比如幂相关），其线性化处理公式为 $K=[(PV-c)/a](1/b)$。

PV 为像素值，K 为经过线性化处理后的平均像素值，a、b、c 均为拟合公式后形成的系数。

6）要求三处 ROI 中，经过线性化处理后的平均像素值，其任意两处结果的偏差在 ±10% 以内。

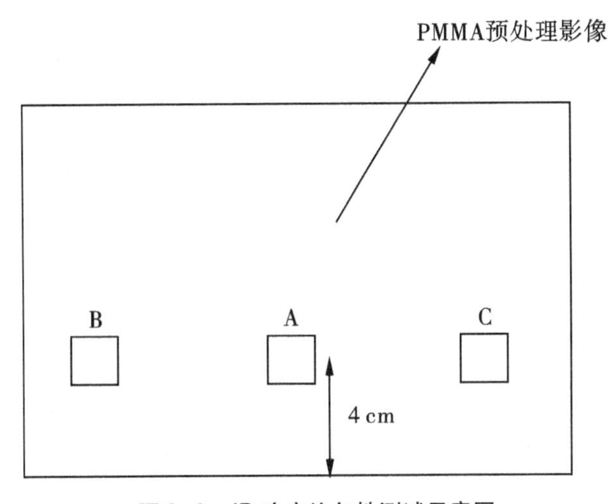

图 3-2　IP 响应均匀性测试示意图

（4）伪影检测方法

1）采用评估 IP 响应均匀性时产生的预处理影像。

2）调节窗宽窗位使图像显示至观察者认为最清晰的状态，观察图像上有无非均匀区、模糊区或者其他影响临床诊断的异常影像。

3）若存在可疑伪影，旋转或平移图像，若可疑伪影不随着移动，则可能是显示器系统伪影，而非影像接收器伪影。

(5)IP 响应一致性检测方法

1)选择生产厂家建议的 IP 处理条件。

2)将 4 cm 厚的 PMMA 模体置于乳房支撑台上,模体边沿与乳房支撑台胸壁侧对齐。

3)任选 3 块相同尺寸/型号的 IP,固定管电压(如 28 kV),采用自动曝光控制模式曝光,无自动曝光控制模式的设备可选用临床常用条件。保证对每一块 IP 曝光条件一致,每次曝光后保持相同的延迟时间读取,获得三幅软拷贝影像。

4)记录每一幅影像的 *DDI* 值,多块 IP 的 *DDI* 偏差应符合标准的要求。

(6)IP 擦除完全性检测方法

1)选择生产厂家建议的 IP 处理条件。将 4 cm 厚的 PMMA 模体纵向置于乳房支撑台的一边,覆盖住 IP 的半边。

2)选择临床常用条件进行手动曝光(如 28 kV,30 ~ 50 mAs),并对 IP 进行读取。

3)将 4 cm 厚的 PMMA 模体横向置于乳房支撑台的中心,将 0.1 mm 厚的铝片置于 PMMA 模体上方中心处。使用同一块 IP,用同样的曝光条件再次对 IP 进行曝光,获取软拷贝影像。两次曝光时间应尽量短(3 min 内)。

4)获取第二次曝光的影像,按照图 3-3 测量 1 区、2 区和 3 区的平均像素值。

5)对平均像素值进行线性化处理。

6)将线性化处理后的测量结果带入公式(3-23),计算鬼影因子,该因子应≤0.3。

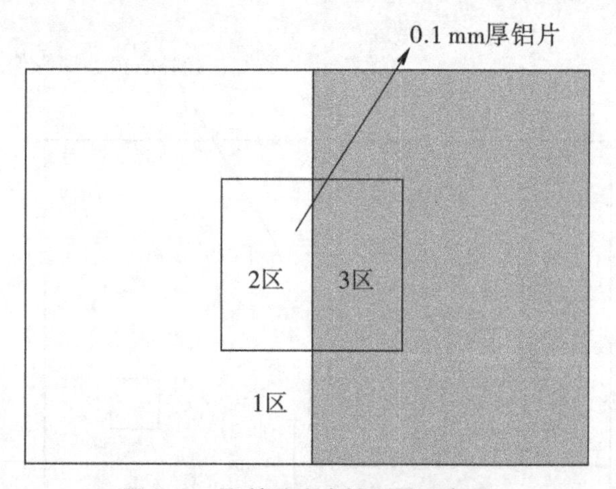

图 3-3　IP 擦除完全性测量示意图

$$F=\frac{MPV_3-MPV_2}{MPV_1-MPV_2} \tag{3-23}$$

式中,F 表示鬼影因子;MPV_1 表示图 3-3 中 1 区的平均像素值经线性化处理后的结果;MPV_2 表示图 3-3 中 2 区的平均像素值经线性化处理后的结果;MPV_3 表示图 3-3 中 3 区的平均像素值经线性化处理后的结果。

(7)高对比分辨力检测方法

1)将两个高对比分辨力卡(最大线对数不低于 10 lp/mm)分别呈水平和垂直方向放置在乳房支撑台上,高对比分辨力卡尽可能紧贴影像接收器。

2）将4 cm厚的PMMA模体置于乳房支撑台上，压住高对比分辨力卡。模体边沿与乳房支撑台胸壁侧对齐。

3）按照生产厂家提供的测试步骤和方法进行曝光。如生产厂家未给出条件，选取AEC模式进行曝光。

4）在乳腺摄影胶片上1：1打印观看，或在高分辨显示器上读取该影像，调节窗宽窗位使影像显示最优化，观察可分辨的线对组数。

5）验收检测时分别将水平放置和垂直放置的线对卡的结果与厂家规定值进行比较。如果得不到厂家规定值，则分别与尼奎斯特频率（$f_{Nyquist}$）进行比较。建立基线值，状态检测和稳定性检测时与基线值进行比较。

（8）对比度细节阈值检测方法

1）选用乳腺X射线摄影专用对比度细节模体。将对比度细节模体放置在乳房支撑台上，模体边沿与乳房支撑台胸壁侧对齐。

2）依据模体说明书给出的条件进行曝光。

3）在高分辨显示器上读取该影像，调节窗宽窗位使影像显示最优化，观察曝光图像，确定不同细节直径时可观察到的最小细节物，对照模体厂家说明书得出该直径的可分辨的最小对比度。

4）对于临床曝光条件与模体说明书中不符的情况，系统应至少达到以模体说明书给出的条件曝光时要求观察到的细节数目。

乳腺CR质量控制性能检测具体要求如表3-19。

表3-19　乳腺CR质量控制性能检测

编号	检测项目	验收判定标准	检测结果	判定
1	胸壁侧的照射野准直	超出台边，但<5 mm		
2	管电压指示的偏离	在±1 kV内		
3	半值层（*HVL*）	28 kV，W/Rh，0.30～0.58 mmAl		
4	输出量重复性	28 kV，≤5.0%		
5	特定辐射输出量	28 kV，1 m处，W/Rh，>70%基线值		
6	光野与照射野一致性	+5.0 mm内		
7	自动曝光控制重复性	4 cm PMMA，±10%内		
8	乳腺平均剂量	4 cm PMMA，普通2D摄影或体层合成摄影<2.0 mGy		
9	IP暗噪声	*SAL*≤134		
10	IP响应线性	R^2>0.95		
11	IP响应均匀性	±10%内（单板）		
12	伪影	4 cm PMMA，无影响临床诊断的伪影		
13	IP响应一致性	±5%（富士/柯尼卡）		

续表 3-19

编号	检测项目	验收判定标准	检测结果	判定
14	IP 擦除完全性	≤0.3		
15	高对比分辨力	≥90% 基线值		
16	对比度细节阈值	[0.10,0.25),<23.0% [0.25,0.5),<5.45% [0.5,1.0),<2.35% [1.0,2.0),<1.40% [2.0,∞),<1.05%		

注:使用检测设备:AT1121 型辐射剂量测量仪、MagicMax 型多功能测量仪及 XM 乳腺探头、乳腺性能模体、PMMA 乳腺性能模体、诊断 X 射线设备性能检测工具包。(检测设备均在检定/校准有效期内)。

七、牙科 X 射线设备质量控制性能检测

牙科 X 射线设备(dental X-ray equipment)是专用于牙科成像的 X 射线设备。牙科口内 X 射线设备(dental intra-oral X-ray equipme)口内机:具有口内 X 射线影像接收器,用以拍摄牙齿 X 射线影像的 X 射线机。牙科口外 X 射线设备(dental extra-oral X-ray equipment)口外机:具有口外 X 射线影像接收器,用以拍摄牙齿和颌骨 X 射线影像的 X 射线机。口外机一般包括全景 X 射线摄影功能和头颅摄影功能。

1. 牙科 X 射线设备质量控制检测一般要求

(1)牙科 X 射线设备安装后及大修后,应按照标准,或按照购买合同所约定的技术要求进行验收检测;处于正常使用状态的牙科 X 射线设备,应按要求进行状态检测,状态检测应每年进行一次。使用中的牙科 X 射线设备,应定期进行稳定性检测。稳定性检测结果与基线值的偏差大于控制标准,又无法判断原因时也应进行状态检测。

(2)验收检测应委托有资质的检测机构进行。法人单位、厂家和检测机构共同配合完成。状态检测应委托有资质的检测机构进行。稳定性检测应由医疗单位自身实施检测或者委托有能力的机构进行。

(3)新安装牙科 X 射线设备的验收检测结果应符合随机文件中所列产品性能指标、双方合同或协议中技术条款,但不得低于本标准的要求。供货方未规定的项目应符合本标准的要求。

(4)牙科 X 射线设备的质量控制检测项目应覆盖本标准所规定的项目,对功能不具备或不能满足检测条件的被检设备的相应检测项目应在检测报告中加以说明。

(5)牙科 X 射线设备的质量控制检测项目、检测方法、评价应符合标准要求。检测结果等于或优于本标准中所规定的指标数值为合格。

(6)质量控制检测应有检测记录,验收检测和状态检测还应出具检测报告。检测报告的基本内容应包括:被检单位基本信息和设备信息、检测项目和检测方法、必要的检测条件、检测结果及其相应标准要求。

(7)牙科 X 射线设备质量控制检测测试方法、测试模体、所需设备与用具符合标准。

2. 牙科 X 射线设备质量控制检测具体要求

(1)牙科 X 射线设备使用时管电压的标称值应不低于 60 kV。

(2)牙科全景体层摄影的 X 射线设备,应有限束装置,防止 X 射线超出 X 射线影像接收器平面。

(3)口内牙科摄影的 X 射线源组件应配备限制 X 射线束的集光筒,集光筒出口平面的最大几何尺寸(直径/对角线)应不超过 60 mm。

(4)牙科摄影装置应配置限制焦皮距的部件,并符合牙科标准的规定。

3. 牙科摄影用 X 射线设备操作的防护安全要求

(1)口腔底片应固定于适当位置,否则应由受检者自行扶持。

(2)确需进行 X 射线检查且固定设备无法实施时才可使用便携式牙科 X 射线摄影设备,曝光时,工作人员躯干部位应避开有用线束方向并距焦点 1.5 m 以上。

4. 牙科 X 射线设备质量控制性能检测方法

(1)检测仪器和模体要求

1)检测用仪器应根据有关规定进行检定或校准,其结果应能溯源。

2)检测管电压时采用数字式高压测量仪,使用非介入方法进行检测。

3)检测半值层所用的标准铝吸收片,铝的纯度应不低于 99.5%,厚度尺寸误差应在 ±0.1 mm范围内。铝片尺寸应至少全部覆盖剂量仪探测器灵敏区域面积。

4)高对比分辨力测试模体中线对范围至少要满足:数字成像的牙科 X 射线设备 1.6~3.0 lp/mm。

5)低对比分辨力测试模体中应至少包括 0.5 mm 厚的铝板上面有直径 1.0 mm、1.5 mm、2.0 mm 和 2.5 mm 的圆孔。

(2)管电压指示的偏离检测方法

1)应根据所检测设备的高压发生器类型、检测参数等对数字式高压测量仪进行相应设置。

2)对于口内机,将 kV 探测器置于靠近限束筒出口位置,其有效测量点位于主射束中心轴并使探测器表面与主射束中心轴垂直,确保 X 射线束完全覆盖探测器。

3)对于口外机全景摄影功能,可先用免冲洗胶片在影像接收器上找到射野的位置,将 kV 探测器置于影像接收器外壳表面,其有效测量点位于主射束中心轴并使探测器表面与主射束中心轴垂直。

4)对于口外机头颅摄影功能,可先用免冲洗胶片在次级光阑外侧找到射野的位置,将 kV 探测器置于次级光阑外侧,其有效测量点位于主射束中心轴并使探测器表面与主射束中心轴垂直。

5)验收检测时,设置可调管电压设备的最低、中间和最高三档管电压;状态检测时,可用设备常用档位进行检测。重复曝光至少 3 次,记录每一次的管电压测量值,并计算其平均值。

6)依据式(3-24)计算管电压指示值的相对偏差,并与标准要求进行比较:

$$E_V=\frac{\overline{V}_i-V_0}{V_0}\times 100\% \qquad (3-24)$$

式中，E_V表示管电压测量相对偏差；$\overline{V}_i$表示管电压测量的平均值，单位为 kV；V_0表示管电压预设值，单位为 kV。

（3）输出量重复性检测方法

1）对于口内机，将剂量探测器置于靠近限束筒出口位置，其有效测量点位于主射束中心轴并使探测器表面与主射束中心轴垂直，确保 X 射线束完全覆盖探测器。

2）以设备常用成人曝光条件下曝光，连续曝光 5 次，记录每一次的剂量值，并以式（3-25）计算辐射输出量的重复性

$$CV = \frac{1}{\overline{K}}\sqrt{\sum (K_i - \overline{K})^2/(n-1)} \times 100\% \tag{3-25}$$

式中，CV 表示变异系数，%；K_i 表示每次辐射输出量的测量值，单位为 mGy/mAs；$\overline{K}$ 表示 n 次辐射输出量测量值的平均值，单位为 mGy/mAs；n 表示辐射输出量的测量总次数。

（4）加载时间偏离检测方法

1）测试几何条件同（2）中 1）~4）。

2）以设备常用成人曝光条件，连续曝光 3 次，记录每次曝光后剂量仪显示的测量时间，计算平均值。

3）将加载时间测试平均值与设备显示值进行比较。

4）依据式（3-26）计算加载时间的偏离

$$E_T = \frac{\overline{T}_i - T_0}{T_0} \times 100\% \tag{3-26}$$

式中，E_T表示加载时间的偏离；$\overline{T}_i$表示加载时间测量的平均值，单位为 ms；T_0表示加载时间预设值，单位为 ms。

（5）有用线束半值层检测方法

1）方法一：铝片法

①测试几何条件同（2）中 1）~4）。

②设置 1~3 档设备常用管电压并进行曝光，记录空气比释动能率值。

③将铝片放置在球管 X 射线出线口位置，保持曝光条件不变，测量不同厚度铝片后的空气比释动能率值。

④逐步增加铝片厚度，直至测得的空气比释动能率值小于未加铝片时空气比释动能率值的一半，用作图法或计算法求出半值层。

2）方法二：多功能剂量仪直接测量法

①有用线束半值层也可采用多功能数字剂量仪直接测量，测试几何条件同（2）中 1）~4）。

②设置 1~3 档设备常用管电压并进行曝光，直接记录剂量仪显示的半值层读数。

③当对结果有异议时应采用铝片法（方法一中①~④）重新测量。

（6）高对比分辨力检测方法

1）可采用线对卡或内嵌有线对测试卡的模体进行检测。

2）对于口内机，将线对卡或测试模体置于靠近限束筒出口位置，并使其平面与主射

束中心轴垂直。

3）对于口外机全景摄影功能，将线对卡或测试模体置于头托中心，主射束中心轴与测试模体平面垂直。X 射线球管出线口放置 0.8 mmCu 作为附加衰减层。

4）对于口外机头颅摄影功能，将线对卡或测试模体置于临床受检者头颅所在位置，主射束中心轴与测试模体平面垂直。X 射线球管出线口放置 0.8 mmCu 作为附加衰减层。

5）按照设备生产厂家推荐的测试步骤和方法进行曝光，或设置设备常用成人曝光条件。

6）在高分辨显示器上读取影像，观察可分辨的线对组数。

（7）低对比分辨力检测方法

1）采用低对比分辨力模体进行检测。

2）测试几何条件同（6）中 2）~4）。

3）按照设备生产厂家推荐的测试步骤和方法进行曝光，或设置设备常用成人曝光条件。

4）在高分辨显示器上读取影像，观察可分辨的最小低对比细节。

牙科 X 射线设备质量控制检测及防护要求如表 3-20 ~ 表 3-23。

表 3-20　牙科 X 射线设备质量控制检测所需设备与用具

编号	名称	规格要求
1	管电压测量仪器	经校准的诊断用数字式高压测量仪
2	剂量测量仪器	经校准的小体积探测器剂量仪
3	高对比分辨力测试模体	数字成像的牙科 X 射线设备：1.6 ~ 3.0 lp/mm
4	低对比分辨力测试模体	至少应包括 0.5 mm 厚带孔的铝板，上面有直径为 1 mm、1.5 mm、2 mm 和 2.5 mm 的圆孔
5	铝片	铝的纯度应不低于 99.5%，厚度尺寸误差应在 ±0.1 mm 范围内
6	照射野检测工具	如免冲洗胶片、检测板或胶片-暗盒组合等
7	测量用卷尺	长度不小于 2 m，精度 ±1 mm
8	固定用胶带	—

表 3-21　牙科 X 射线摄影的最短焦皮距

应用类型		最短焦皮距/cm
标称 X 射线管电压 60 kV 的牙科摄影		10
标称 X 射线管电压 60 kV 以上的牙科摄影		20
口外片牙科摄影		6
牙科全景体层摄影		15
口腔锥形束 CT(口腔 CBCT)	坐位扫描/站位扫描	15
	卧位扫描	20

表 3-22　牙科 X 射线设备检测项目与技术要求

序号	检测项目	设备类型	验收检测	状态检测	稳定性检测	
			判定标准	判定标准	判定标准	周期
1	管电压指示的偏离/%	口内机,口外机	±10 内	±10 内	±10 内	6 个月
2	输出量重复性/%	口内机	≤5	≤5	≤5	3 个月
3	加载时间偏离	口内机	±5% 内或 ± 20 ms,取较大者	±5% 内或 ± 20 ms,取较大者	±5 内或 ± 20 ms,取较大者	3 个月
		口外机	±(5%+50 ms)内	±(5%+50 ms)内	±(5%+50 ms)内	3 个月
4	有用线束半值层/mmAl	口内机,口外机	不低于表 3-23 规定值	不低于表 3-23 规定值	—	—
5	高对比分辨力/(lp/mm)	数字成像设备	≥2	≥2	≥2	6 个月
6	低对比分辨力	数字成像设备	可分辨0.5 mm 厚铝板上 1 mm 直径孔	可分辨0.5 mm 厚铝板上 1 mm 直径孔	可分辨0.5 mm 厚铝板上 1 mm 直径孔	6 个月

表 3-23　牙科 X 射线设备的半值层

序号	应用类型	X 射线管电压/kV		最小第一半值层/mmAl
		正常使用范围	所选择值	
1	采用口内机的牙科应用	60～70	60	1.5
			70	1.5
		60～90	60	1.8
			70	2.1
			80	2.3
			90	2.5
2	其他牙科应用	60～70	60	1.3
			70	1.5
		60～125	60	1.8
			70	2.1
			80	2.3
			90	2.5
			100	2.7
			110	3.0
			120	3.2
			125	3.3

八、移动 X 射线机设备质量控制性能检测

移动 X 射线机设备质量控制性能检测可参照不同的移动设备性能进行检测，大、小 C 臂、移动 X 射线机等不同的质量控制标准要求进行检测。

九、车载 X 射线机设备质量控制性能检测

车载 X 射线机设备质量控制性能检测可根据其车载设备的标准进行检测，如车载 CR、车载 DR、车载 CT 等不同的质量控制标准进行检测。

（康智忠　韦　星）

链接3-6 介入及放疗设备的质量控制性能检测

第六节 介入诊疗设备及放射治疗设备的质量控制性能检测

一、DSA设备质量控制性能检测

介入放射学(interventional radiology)是指在医学影像系统监视引导下,经皮针穿刺或引入导管做抽吸注射、引流或对管腔、血管等做成型、灌注、栓塞等,以诊断与治疗疾病的技术,常用设备有血管造影机、大平板、DSA、大、小C臂等。

1. DSA设备通用检测

DSA设备质量控制通用性能检测指标如表3-24。

表3-24 DSA质量控制性能检测指标

	检测项目	检测要求	计算结果	标准要求	结论
1	透视受检者入射体表空气比释动能率典型值/(mGy/min)	非透视荧光屏设备,水模		≤25	
2	空间分辨力/(lp/mm)	影像增强器透视设备		≥0.8(影像增强器入射屏直径350 mm)	
3	低对比分辨力	低对比度分辨力测试板		4%,≤7 mm	
4	影像接收器入射屏前空气比释动能率/(μGy/min)	非透视荧光屏设备		≤30.0(影像增强器入射屏直径350 mm)	
5	自动亮度控制	不同厚度衰减层时亮度变化		平均值±10%	
6	DSA动态范围				
7	DSA对比灵敏度				
8	伪影	无			

注:使用检测设备为AT1121型Xγ辐射检测仪(响应时间:0.03 s)、X射线影像质量控制检测仪、摄影透视功能探测器R/F、便携式屏幕亮度计、防护检测用水箱模体等。(检测设备均在检定/校准有效期内)。

2. DSA设备专用检测项目及检测方法

(1)DSA动态范围检测方法

1)将性能模体水平放置在诊断床上,调整焦点—影像接收器距离(*SID*)为系统允许的最小值,设置影像视野(field of view,FOV)为系统允许的最大尺寸,调节球管角度使射线垂直入射模体表面。

2)在透视状态下进行定位观察,前后左右移动诊断床,使模体在视野的中心,调整限束器使射线野与模体大小一致。

3)采用自动控制模式,选择 DSA 程序进行减影,采集模体的影像作为蒙片。

4)当采集完蒙片影像,推动模体的血管插件模块,采集减影影像。通常蒙片与减影之间可选 3 ~5 s 延迟时间。

5)观察减影后的影像,调节窗宽和窗位使影像显示最佳。记录减影影像中,最粗的 DSA 血管模拟组件是否在所有灰阶均可见。

(2)DSA 对比灵敏度检测方法

1)测试步骤与 DSA 动态范围的测试基本一致。

2)用同样的方法得到减影图像后,观察图像,得到灰阶上每一个血管模拟结构均可见的阶梯计数,即为 DSA 对比灵敏度。

3)记录减影影像中,最薄灰阶上是否所有血管可见。

(3)伪影检测方法

1)测试步骤与 DSA 动态范围的测试基本一致。

2)为了检测伪影的时间依赖性,伪影检测时的持续时间在以每秒一帧图像的条件下进行。

3)将性能模体放置在诊断床上,选择 DSA 程序进行减影,并持续至少 20 s。然后停止曝光,观察图像中是否有伪影并记录。

4)期间应使 DSA 体模中的模拟血管运动并产生位移,检查减影得到的图像上是否有伪影存在,并详细描述伪影的外观及可能产生的来源。

二、医用电子加速器质量控制性能检测

医用电子加速器,简称加速器,是指利用微波电磁场加速电子并且具有直线运动轨道的加速装置,用于患者肿瘤或其他病灶的放射治疗。它能产生高能 X 射线和电子线,具有剂量率高、照射时间短、照射野大、剂量均匀性和稳定性好以及半影区小等特点。

医用电子加速器质量控制性能检测使用检测设备主要有 AT1121 型 X、γ 辐射检测仪(响应时间 0.03 s)、RGD—3D 型热释光剂量仪、SRT—100 型放疗剂量仪、0.6 电离室、SRT—300S 型放疗三维自动扫描水箱、参考探头、扫描探头、胶片扫描仪等。(检测设备均在检定/校准有效期内)。

医用电子加速器质量控制性能检测指标及方法见表 3-25 ~ 表 3-38。

(1)输出剂量重复性检测方法

检测条件:X 射线剂量率 200 cGy/min;电子线剂量率 200 cGy/min;预设剂量 100 cGy;照射野 10 cm×10 cm,SSD=100 cm。

表 3-25　输出剂量重复性

射线种类		水下深度/cm	检测结果	标准要求	结论
X 射线	6 MV	5		≤0.5%	
电子线	10 MeV	2			

(2)输出剂量线性检测方法

检测条件:X 射线剂量率 200 cGy/min;电子线剂量率 200 cGy/min;照射野 10 cm×10 cm,$SSD=100$ cm。

表 3-26　输出剂量线性

射线种类		水下深度/cm	检测结果	标准要求	结论
X 射线	6 MV	5		≤±2%	
电子线	10 MeV	2		≤±2%	

(3)输出剂量的日稳定性检测方法

检测条件:X 射线剂量率 200 cGy/min;电子线剂量率 200 cGy/min,预设剂量 100 cGy;照射野 10 cm×10 cm,$SSD=100$ cm。

表 3-27　输出剂量的日稳定性

射线种类		水下深度/cm	间隔时间/h	检测结果	标准要求	结论
X 射线	6 MV	5	4		≤±2%	
电子线	10 MeV	2	4			

(4)辐射质(D_{20}/D_{10})检测方法

检测条件:预设剂量 400 cGy;照射野 10 cm×10 cm,$SSD=90$ cm。

表 3-28　辐射质(D_{20}/D_{10})

射线种类		检测结果
X 射线	6 MV	
电子线	10 MeV	

(5)最大吸收剂量比校准点吸收剂量检测方法

检测条件:预设剂量 400 cGy;照射野 10 cm×10 cm,$SSD=90$ cm。

表 3-29　最大吸收剂量比校准点吸收剂量

射线种类		检测结果	标准要求	结论
X 射线	6 MV		≤107%	
电子线	10 MeV		≤109%	

(6)辐射野均整度检测方法

检测条件:预设剂量 400 cGy;照射野 10 cm×10 cm,*SSD*=90 cm。

表 3-30　辐射野均整度

射线种类		水下深度/cm	方向	检测结果	标准要求	结论
X 射线	6 MV	10	GT AB		≤106%	
电子线	10 MeV	2	GT AB			

(7)辐射野对称性检测方法

检测条件:预设剂量 400 cGy;照射野 10 cm×10 cm,*SSD*=90 cm。

表 3-31　辐射野对称性

射线种类		水下深度/cm	方向	检测结果	标准要求	结论
X 射线	6 MV	10	GT AB		≤103%	
电子线	10 MeV	2	GT AB		≤105%	

(8)辐射野半影检测方法

检测条件:预设剂量 400 cGy;照射野 10 cm×10 cm,*SSD*=90 cm。

表 3-32　辐射野半影

射线种类		水下深度/cm	方向	检测结果	
				左	右
X 射线	6 MV	10	GT AB		
电子线	10 MeV	2	GT AB		

(9)辐射野的数字指示检测方法

表3-33 辐射野的数字指示

射线种类	方向	检测结果	标准要求	结论
X射线	GT		≤±3 mm	
	AB			
电子线	GT		≤±2 mm	
	AB			

(10)辐射野的光野指示检测方法

表3-34 辐射野的光野指示

射线种类	方向	检测结果	标准要求	结论
X射线	GT		≤±2 mm	
	AB			

(11)辐射野与灯光野重合度(光野与辐射野)检测方法

表3-35 辐射野与灯光野重合度

射线种类	检测结果	标准要求	结论
X射线		≤±2 mm	

(12)等中心检测方法

表3-36 等中心

检测项目	检测结果	标准要求	结论
辐射束轴相对于等中心点的偏移		≤2 mm	
到等中心距离的指示		≤2 mm	

(13)旋转运动标尺的零刻度位置检测方法

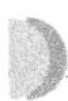

表 3-37　旋转运动标尺的零刻度位置

检测项目	检测结果	标准要求	结论
机架旋转轴		≤±0.5°	
辐射头横向转动轴		≤±0.1°	
辐射头纵向转动轴		≤±0.1°	
限束系统旋转轴		≤±0.5°	
治疗床的等中心旋转轴		≤±0.5°	
治疗床床面的旋转轴		≤±0.5°	
治疗床纵向转动轴		≤±0.5°	
治疗床横向转动轴		≤±0.5°	

(14)治疗床的运动检测方法

表 3-38　治疗床的运动

检测项目	检测结果	标准要求	结论
治疗床的垂直运动		≤2 mm	
治疗床的纵向刚度		≤5 mm	
治疗床的横向刚度		≤5 mm	

三、^{60}钴 γ 射线治疗机质量控制性能检测

^{60}钴医用 γ 远距离治疗机，是利用放射性元素^{60}钴发出的 γ 射线对病变组织进行照射，使病变细胞及组织死亡，达到治疗目的医疗设备。目前随着医用电子加速器的大量使用，^{60}钴医用 γ 远距离治疗机的使用逐渐减少，检测指标见表 3-39。

表 3-39　^{60}钴 γ 射线治疗机质量控制性能检测指标

	检测项目	检测要求	标准要求
1	辐射野对称性	照射野:10 cm×10 cm	≤105%
2	辐射野与灯光野重合性	照射野:10 cm×10 cm 测四边偏差	≤2 mm
3	半影区宽度	照射野:10 cm×10 cm 测 *XY* 轴	≤10 mm
4	校准点吸收剂量	照射野:10 cm×10 cm	±3% 内
5	计时器控制照射偏差	照射野:10 cm×10 cm	±2% 内
6	放射源防护屏蔽装置泄漏辐射	照射野:10 cm×10 cm	±0.1%
7	机械等中心	照射野:10 cm×10 cm	≤2 mm

四、头部伽马刀监测质量控制检测

立体定向外科治疗(stereotactic radiosurgery)是利用立体定向装置CT、磁共振或X射线数字减影等影像设备,及三维重建技术确定病变组织和邻近重要器官的准确位置及范围,使用小野集束X射线或γ射线聚焦在靶点进行大剂量照射的技术。检测指标见表3-40。

表3-40 头部伽马刀质量控制性能检测

检测项目	检测要求	计算结果	标准要求	结论
焦点剂量率/(G/min)	准直器编号		≥1.0	
焦点计划剂量与实测剂量的相对偏差/%	准直器编号		±5	
照射野尺寸与标称值最大偏差/mm	准直器编号		≤0.5	
焦平面上照射野半影宽度/mm	准直器编号		≤12	
通过准直体的泄漏辐射/(μGy/h)	准直器编号			
非治疗状态下设备周围的杂散辐射水平/(μGy/h)	准直器编号		≤200	

注:检测设备为451P型加压电离室巡测仪、UNIDOS剂量仪、FAS-09胶片分析系统、直径16 cm X/γ刀检测球型模体、体部伽马刀检测模体。

五、X射线、γ射线立体定向放射治疗系统质量控制性能检测

X射线、γ射线立体定向放射治疗系统利用立体定向装置、X射线计算机断层摄影装置(以下简称"CT")等影像设备及放射治疗计划系统(以下简称"TPS"),确定病变组织和邻近重要器官的准确位置及范围,使用X射线或γ射线聚焦在靶点进行放射治疗的装置。

(一)检测仪器和模体

1.剂量探测器

电离室探测器适用于测量X射线、γ射线立体定向放射治疗系统的吸收剂量。电离室探测器有效收集体积的外形尺寸应满足测量要求。

2.胶片扫描仪应满足扫描胶片的各项技术要求

使用前,应对扫描仪进行尺寸校准。扫描时,应按要求选择扫描光通道和扫描方向。胶片应具备低能量依赖性、与人体组织密度相近和足够的空间分辨力(至少10 lp/mm)。定期进行胶片和扫描仪的维护。更换不同型号、批次的胶片时,应重新建立剂量-灰度曲线。同一批次的胶片使用较长时间时,应定期更新剂量-灰度曲线(一般不宜超过3个月)。胶片插板上应带有定位孔。定位孔的横断面直径不宜超过1.0 mm。模体应使用

 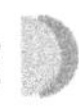

均质且与人体组织密度相近的材料制成，推荐使用固体水材料。模体内带有插槽，用于插入胶片插板或探测器插板。

3. 模体选择

头模应使用球体模体，体模应使用横断面为椭圆形的柱状模体。推荐使用的模体外形和尺寸符合标准要求。模体的插板与插槽之间、插板与胶片之间、探测器与插孔之间的缝隙应尽可能小，使测量时不易发生位移。模体在环境温度为 15～35 ℃，大气压强为 80～110 kPa，相对湿度为 30%～75% 条件下均不应发生尺寸改变。

（二）γ 射线立体定向放射治疗系统检测方法

1. 定位参考点与照射野中心的距离检测方法

（1）把专用测量工具放在定位支架的定位销上，按生产厂商说明调定位置。

（2）将胶片装入专用测量工具内，使胶片处于水平位置，按压专用工具上的压针，在胶片上扎一个孔，随治疗床把专用工具送入预定照射位置，选用最小准直器进行照射。

（3）更换专用测量工具内的胶片，使胶片处于垂直位置，重复扎孔和照射操作。

（4）扫描胶片后，使用胶片分析软件给出 X 轴、Y 轴、Z 轴三个方向的剂量分布，分别计算出三个方向上定位参考点与照射野中心的距离，计算定位参考点与照射野中心的距离 d_{v1}。

$$d_{v1}=\sqrt{(d_X)^2+(d_Y)^2+(d_Z)^2} \tag{3-27}$$

式中，d_{v1} 表示定位参考点与照射野中心的距离，单位为 mm；d_X 表示照射野中心在 X 轴上与定位参考点的距离，单位为 mm；d_Y 表示照射野中心在 Y 轴上与定位参考点的距离，单位为 mm；d_Z 表示照射野中心在 Z 轴上与定位参考点的距离，单位为 mm。

2. 焦点剂量率检测方法

（1）将电离室探测器插板插入模体，按临床方法对模体固定后，使用 CT 扫描定位。

（2）将定位图像导入 TPS，配准，建立坐标系。在模体中心断层上，将电离室测量参考点所在的位置作为治疗计划的靶区中心（即焦点位置），作最大准直器的单靶点放射治疗计划。按照约为 300 s 的照射时间预置照射剂量。

（3）将模体转移至治疗床上，执行放射治疗计划。

（4）照射开始后，使用剂量仪测量 60 s 照射时间的水吸收剂量。在照射结束前，完成 3 次相同的测量并取平均值作为测量结果。

（5）当模体为固体水材料时，测量结果即为焦点剂量率。当模体为非固体水材料时，应对测量结果进行修正，以水介质中相同深度处的水吸收剂量作为焦点剂量率。

3. 焦点计划剂量与实测剂量的相对偏差检测方法

（1）将电离室探测器插板插入模体，按临床方法对模体固定后，使用 CT 扫描定位。进行测量。

（2）将定位图像导入 TPS，配准，建立坐标系。在电离室测量参考点断层上，将电离室测量参考点所在的位置作为治疗计划的靶区中心，作某一准直器的单靶点放射治疗计划。50% 剂量曲线预置 5 Gy 后，使用 TPS 中的体积元剂量工具读出测量参考点位置处的计划剂量。

(3)将模体转移至治疗床上,执行放射治疗计划。使用剂量仪测量实际输出剂量。

(4)计算焦点计划剂量与实测剂量的相对偏差。

(5)不适合电离室探测器测量的准直器照射野,该准直器的焦点计划剂量与实测剂量的相对偏差可使用半导体探测器测量出准直器照射野输出因子后间接得出。

4. 照射野尺寸偏差检测方法

(1)将1张胶片装入胶片插板,沿水平方向或垂直方向将胶片插板插入模体,按临床方法对模体固定后,使用CT扫描定位。

(2)将定位图像导入TPS,配准,建立坐标系。在胶片插板的中心定位孔断层上,将中心定位孔处的胶片位置作为治疗计划的靶区中心,作某一准直器的单靶点放射治疗计划。50%剂量曲线的预置剂量能够使胶片受照剂量保持在剂量-灰度曲线的最佳线性区域内。

(3)将模体转移至治疗床上,胶片插板内更换新胶片,执行放射治疗计划。照射完成后,从模体内取出胶片插板,在四周定位孔处扎孔定位。

(4)取出胶片,标记照射野方向。使用胶片扫描仪扫描胶片,保存图像。

(5)使用胶片分析软件导入图像,根据四周定位孔与中心定位孔的几何位置关系确定治疗计划靶区中心在胶片上的位置。根据胶片上靶区中心位置的剂量值及TPS中对应该点的剂量曲线值对胶片剂量进行归一。

(6)在胶片分析软件上,找出通过治疗计划靶区中心的3条轴线(X轴、Y轴、Z轴)与50%等剂量曲线的交点。测量同一轴线上两交点间的距离,将其与TPS中给出的相应距离进行比较。

(7)计算该轴线上的照射野尺寸偏差。

5. 照射野半影宽度检测方法

(1)将1张胶片装入胶片插板,沿水平方向或垂直方向将胶片插板插入模体,按临床方法对模体固定后,使用CT扫描定位。

(2)将定位图像导入TPS,配准,建立坐标系。在胶片插板的中心定位孔断层上,将中心定位孔处的胶片位置作为治疗计划的靶区中心,作某一准直器的单靶点放射治疗计划。50%剂量曲线的预置剂量能够使胶片受照剂量保持在剂量-灰度曲线的最佳线性区域内。

(3)将模体转移至治疗床上,胶片插板内更换新胶片,执行放射治疗计划。照射完成后,从模体内取出胶片插板,在四周定位孔处扎孔定位。

(4)取出胶片,标记照射野方向。使用胶片扫描仪扫描胶片,保存图像。

(5)使用胶片分析软件导入图像,根据四周定位孔与中心定位孔的几何位置关系确定治疗计划靶区中心在胶片上的位置。根据胶片上靶区中心位置的剂量值及TPS中对应该点的剂量曲线值对胶片剂量进行归一。

(6)在胶片分析软件上,找出通过治疗计划靶区中心的3条轴线(X轴、Y轴、Z轴)与80%等剂量曲线、20%等剂量曲线的交点。分别测量同一轴线上位于靶区中心同侧的两交点间的距离,取最大者作为该轴线上照射野半影宽度。

（三）X 射线立体定向放射治疗系统检测方法

1. 等中心偏差检测方法

（1）不带落地支架 X-刀的等中心偏差

1）把一张胶片用两张厚度不小于 10 mm 的建成材料板夹住并使其沿 LAT 方向垂直立于治疗床面，并且使胶片中心位于辐射束轴上，源-胶距为正常治疗距离。加速器的上钨门打开，下钨门关闭，留一窄缝，将大机架分别旋转至 0°、45°、90°、135°照射胶片并显影，不同黑线中心交点间的最大距离的 1/2 为大机架的旋转偏差。

2）把一张胶片用两张厚度不小于 10 mm 的建成材料板夹住，水平放在治疗床上，使胶片中心位于辐射束轴上，源-胶距为正常治疗距离。加速器的上钨门打开，下钨门关闭，留一窄缝，将小机头分别旋转至 0°、45°、90°、135°照射胶片并显影，不同黑线中心交点间的最大距离的 1/2 为小机头的旋转偏差；把一张胶片用两张厚度不小于 10 mm 的建成材料板夹住，水平放在治疗床上，使胶片中心位于辐射束轴上，源-胶距为正常治疗距离。加速器的上钨门打开，下钨门关闭，留一窄缝，将治疗床分别旋转至 0°、45°、90°、135°照射胶片并显影，不同黑线中心交点间的最大距离的 1/2 为治疗床的旋转偏差。

3）计算 X-刀的等中心偏差。

（2）落地支架 X-刀的等中心偏差

1）安装零指针校验器，调整各激光束使其交汇到指针的尖端。将三维坐标头架中心的坐标设置为(0,0,0)。使已知靶点的中心坐标与系统的等中心一致，安装夹片装置，装上胶片。选一常用能量，准直器的直径可在 26～30 mm 中选择一种，按照表中给出的各组合位置，分别曝光。

2）用胶片分析软件给出等中心平面的剂量分布，以剂量半峰高度和半谷高度确定照射野和已知靶点的几何中心，测量各个组合位置上的两个几何中心（照射野、已知靶点）的距离，取最大者并用毫米（mm）表示单位。检测指标见表 3-41。

表 3-41　等中心偏差测量时机架与治疗床的位置组合

旋转轴	组合				
	组合 1	组合 2	组合 3	组合 4	组合 5
机架	0°	90°	270°	120°	330°
治疗床	0°	0°	0°	45°	270°

2. 治疗定位偏差检测方法

（1）将有靶点的模体按临床方法固定，以不大于 2 mm 的层厚进行 CT 扫描。将扫描数据送入治疗计划系统，计算出靶点坐标，并定位到系统的等中心处。选取系统的一常用能量和一常用准直器，分别拍摄靶点的正位片和侧位片。

（2）用胶片分析软件给出 LAT、AP、VERT 3 个方向的剂量分布，分别测量出 3 个方向上照射野中心与靶点中心的距离，计算治疗定位偏差。

3. 照射野尺寸与标称值最大偏差检测方法

（1）选系统的常用能量，将胶片置于等中心平面的中央，加速器机架置于0°，选取适当剂量，对某一准直器完成一次曝光。

（2）胶片分析软件给出剂量分布，测出剂量半峰值对应的宽度并与标称值比较，求出其最大偏差，其结果单位用 mm 表示。

4. 照射野半影宽度检测方法

（1）选系统的常用能量，将胶片置于等中心平面的中央，加速器机架置于0°，选取适当剂量，对某一准直器完成一次曝光进行测量。

（2）胶片分析软件给出剂量分布，测出80% D_{max} 剂量点到20% D_{max} 剂量点对应的宽度，其结果单位用 mm 表示。

5. 等中心处计划剂量与实测剂量相对偏差检测方法

（1）将电离室插入模体内，按临床方法固定，以不大于2 mm的层厚进行CT扫描。

（2）扫描数据送入TPS，使电离室测量参考点与靶点重合，制订一放疗计划。选择某一准直器，设定靶点的吸收剂量，进行模拟治疗照射并测量治疗剂量。测量结果经处理后计算等中心处计划剂量与实测剂量相对偏差。

（3）不适合电离室探测器测量的准直器照射野，该准直器的等中心处计划剂量与实测剂量相对偏差可使用半导体探测器测量出准直器照射野输出因子后间接得出。

（4）支持X-刀治疗模式的医用电子加速器性能检测依据标准进行。

（四）γ射线立体定向放射治疗系统质量控制检测

γ射线立体定向放射治疗系统质量控制检测项目与技术要求见表3-42、表3-43。

表3-42 γ射线立体定向放射治疗系统检测项目与技术要求

序号	检测项目	验收检测		状态检测		稳定性检测		
		检测条件	要求	检测条件	要求	检测条件	要求	周期
1	定位参考点与照射野中心的距离	最小准直器	≤0.5 mm	最小准直器	≤0.5 mm	最小准直器	≤0.5 mm	一周
2	焦点剂量率	头部治疗最大准直器[a]	≥2.5 Gy/min	头部治疗最大准直器[a]	≥1.5 Gy/min	头部治疗最大准直器[a]	≥1.5 Gy/min	一年
		体部治疗最大准直器[b]	≥2.0 Gy/min	体部治疗最大准直器[b]	≥1.0 Gy/min	体部治疗最大准直器[b]	≥1.0 Gy/min	
3	焦点计划剂量与实测剂量的相对偏差	各准直器	±5%	1档常用准直器	±5%	各准直器	±5%	六个月

续表 3-42

序号	检测项目	验收检测		状态检测		稳定性检测		
		检测条件	要求	检测条件	要求	检测条件	要求	周期
4	照射野尺寸偏差	头部治疗各准直器	±1.0 mm	头部治疗 1 档常用准直器	±1.0 mm	头部治疗各准直器	±1.0 mm	六个月
		体部治疗各准直器	±2.0 mm	体部治疗 1 档常用准直器	±2.0 mm	体部治疗各准直器	±2.0 mm	
5	照射野半影宽度[c]	照射野尺寸≤10 mm	头部治疗，≤6 mm；体部治疗，≤标称值	照射野尺寸≤10 mm	头部治疗≤6 mm；体部治疗≤标称值	照射野尺寸≤10 mm	头部治疗≤6 mm；体部治疗≤标称值	六个月
		10 mm<照射野尺寸≤20 mm	头部治疗≤8 mm；体部治疗≤标称值	10 mm<照射野尺寸≤20 mm	头部治疗≤8 mm；体部治疗≤标称值	10 mm<照射野尺寸≤20 mm	头部治疗≤8 mm；体部治疗≤标称值	
		20 mm<照射野尺寸≤30 mm	头部治疗≤10 mm；体部治疗≤标称值	20 mm<照射野尺寸≤30 mm	头部治疗≤10 mm；体部治疗≤标称值	20 mm<照射野尺寸≤30 mm	头部治疗≤10 mm；体部治疗≤标称值	
		照射野尺寸>30 mm	≤标称值	照射野尺寸>30 mm	≤标称值	照射野尺寸>30 mm	≤标称值	

注：a 头部治疗最大准直器照射野的标称尺寸不应大于 30 mm。

b 体部治疗最大准直器照射野的标称尺寸不应大于 60 mm（特殊形状的照射野可采用等效于直径 60 mm 圆面积的尺寸）。

c 照射野半影宽度验收检测和稳定性检测时，应测量所有准直器；状态检测时，可测量 1 档常用准直器。

表 3-43　X-刀质量控制检测项目与技术要求

序号	检测项目	验收检测		状态检测		稳定性检测		
		检测条件	要求	检测条件	要求	检测条件	要求	周期
1	等中心偏差	胶片法	±1.0 mm	胶片法	±1.0 mm	胶片法	±1.0 mm	六个月
2	治疗定位偏差	模体靶点法	≤2.0 mm	模体靶点法	≤2.0 mm	模体靶点法	≤2.0 mm	六个月
3	照射野尺寸与标称值最大偏差	胶片法，各准直器	±1.0 mm	胶片法，1 档常用准直器	±1.0 mm	胶片法，各准直器	±1.0 mm	六个月

续表 3-43

序号	检测项目	验收检测		状态检测		稳定性检测		
		检测条件	要求	检测条件	要求	检测条件	要求	周期
4	焦平面上照射野半影宽度	胶片法，各准直器	照射野直径≤20 mm时，≤4 mm；照射野直径>20 mm时，≤5 mm	胶片法，1 档常用准直器	照射野直径≤20 mm时，≤4 mm；照射野直径>20 mm 时，≤5 mm	胶片法，各准直器	照射野直径≤20 mm时，≤4 mm；照射野直径>20 mm时，≤5 mm	六个月
5	等中心处计划剂量与实测剂量相对偏差	模体法，各准直器	±5%	模体法，1 档常用准直器	±5%	模体法，各准直器	±5%	六个月

(五)放射治疗吸收剂量检测计算方法

1. 高能 X 射线校准点吸收剂量测量

高能 X 射线校准点吸收剂量测量的参考条件如表 3-44 所示。

表 3-44　高能 X 射线水中吸收剂量测量参考条件

影响量	参考值或参考特性
模体物质	水
电离室类型	圆柱形
校准点深度 Z_{ref}	对 $TPR_{20,10}\leqslant 0.7$，5 cm 对 $TPR_{20,10}>0.7$，10 cm
电离室有效测量点	电离室中心轴上空腔体积中心向射线入射方向前移 $0.6\ r_{cyl}$，r_{cyl} 为圆柱形电离室空腔内半径
电离室有效测量点在模体中深度	$Z_{ref}+0.6\ r_{cyl}$
SSD	常用治疗距离
辐射野大小	10 cm×10 cm

校准点吸收剂量的计算如下

$$D_W=M\times N_K\times(1-g)\times k_{att}\times k_m\times S_{w,air}\times p_u\times p_{cel} \tag{3-28}$$

式中，D_W 表示校准点吸收剂量；M 表示经影响量(温度、气压、离子复合等)修正后的电离室剂量仪器读数；N_K 表示电离室剂量仪 ^{60}Co γ 射线空气比释动能校准因子；g 表示次级电子韧致辐射能量份额，对 ^{60}Co γ 射线，$g=0.003$；k_{att} 表示仪器校准时，电离室物质对光子减

弱的校正因子；k_m表示仪器校准时，电离室物质的非空气等效校正因子；$S_{w,air}$表示水/空气阻止本领比；p_u表示扰动因子，校正电离室物质非水物质等效性；p_{cel}表示电离室中心极非空气等效性校正因子。

2. 高能电子束校准点吸收剂量

高能电子束校准点吸收剂量测量参考条件见表3-45。

表3-45 高能电子束水吸收剂量测量参考条件

影响量	参考值或参考特性
模体物质	水
电离类型	E_0<5 MeV，平行板电离室 5 MeV≤E_0<10 MeV，平行板或圆柱形电离室 E_0≥10 MeV，圆柱形电离室
校准点深度 Z_{ref}	E_0<5 MeV，电子束剂量最大深度 R_{100} 5 MeV≤E_0<10 MeV，R_{100}或1 cm（取其中最大者） 10 MeV≤E_0<20 MeV，R_{100}或2 cm（取其中最大者） 20 MeV≤E_0<50 MeV，R_{100}或3 cm（取其中最大者）
电离室有效测量点	对平行板电离室，前表面中心对圆柱形电离室，空腔体积中心向射线入射方向前移0.5 r_{cyl}，r_{cyl}为圆柱形电离室空腔内半径
电离室有效测量点在模体中深度	对平行板电离室，Z_{ref} 对圆柱形电离室，Z_{ref}+0.5r_{cyl}
SSD	标称治疗距离
辐射野大小	E_0<20 MeV，10 cm×10 cm 20 MeV≤E_0<50 MeV，15 cm×15 cm

（六）后装机β表面污染检测及质量控制性能检测

后装治疗机是用手动或遥控的传动方式，将一个或多个密封放射源，从贮源器到预先定好位置的施源器之间传送，并进行身体中的腔内治疗的设备。施源器是治疗时放置于人腔体、管道或组织间，供放射源驻留或运动，并实施治疗的特殊器具。例如针、管或特殊设计的小器具。贮源器是后装治疗机配置的可容纳一个或多个放射源的容器。

1. 质量控制检测要求

（1）对新安装的γ源后装治疗设备应进行验收检测；对^{192}Ir源、^{60}Co源后装治疗设备每年应进行一次状态检测；对换源或维修后的后装治疗设备应进行稳定性检测；对^{192}Ir源、^{60}Co源后装治疗设备应定期进行稳定性检测（γ源后装治疗设备的检测项目与技术要求应符合标准的要求）。

（2）应配备后装源活度测量仪（如井型电离室）和辐射防护测量仪器。

（3）应配备温度计，测量范围从0～50 ℃，最小分度值0.5 ℃，气压计，测量范围50～

106 kPa,最小分度值0.1 kPa。

(4)源活度测量仪应定期进行检定或校准。井型电离室校准周期为2年。

(5)检测时,电离室离墙至少1.5 m,离地面1 m。

(6)检测使用的源活度测量仪应符合工作级要求,并附有^{192}Ir和^{60}Co源的校准或刻度因子。

2.质量控制性能检测项目与方法

(1)源活度测量与计算方法

1)对步进多源系统后装治疗机:在自由空气中,测量支架插入井型电离室,经后装治疗机源驱动系统按预置程序,由定时控制装置自动地将源沿着测量支架方向传输到电离室底部;按照后装治疗机驱动程序,步长2.5 mm或5.0 mm向上或向下移动,寻找源在井型电离室最大灵敏位置。源活度测量仪预置时间15 s,收集电离电荷积分,经若干点测量,直到测量仪读数显示最大值为止;电离室的最大灵敏点,在源导管底部的50~55 mm位置。当源在电离室最大灵敏位置上下移动5 mm时,在平坦峰值范围内灵敏度的变化为0.1%;将源传输到井型电离室最大灵敏度响应位置,测量该位置的电离电荷读数,设置时间60 s,收集电离电荷积分。

2)对固定多源系统后装治疗机:将一段20 mm长的塑料导管,放在井型电离室底部;在自由空气中,测量支架插入井型电离室,经后装治疗机源驱动系统预置程序,由定时控制装置将源沿着测量支架方向传输到井型电离室最大灵敏度响应位置,测量该位置的电离电荷读数(仅步进式后装治疗机除外),设置时间60 s,收集电离电荷积分。

3)将源传输到井型电离室最大灵敏度位置,测量仪预置时间60 s,取5个电离电荷读数,求算术平均值。

计算源空气比释动能强度S_K

$$S_K = M_u \cdot N_{SK} \cdot N_E \cdot C_{T\cdot p} \cdot A_{ion} \tag{3-29}$$

式中,M_u表示剂量仪测量电离电荷读数的平均值,单位为nC/mm;N_{SK}表示^{192}Ir或^{60}Co源空气比释动能强度刻度因子,单位为$Gy \cdot m^2 \cdot h^{-1} \cdot A^{-1}$;$N_E$表示静电计刻度系数;$C_{T.p}$表示环境温度、气压校正因子;$A_{ion}$表示电离电荷复合率校正因子。

环境温度、气压校正$C_{T\cdot p}$

$$C_{T.p} = \frac{273.15+T}{273.15+T_0} \cdot \frac{p_0}{p} \tag{3-30}$$

式中,T表示环境温度读数,单位为℃;T_0表示标准条件温度(22 ℃);p_0表示标准条件气压(101.3 kPa);p表示环境气压读数,单位为kPa。

4)将源传输到井型电离室最大灵敏度位置,测量仪分别在高压300 V,半压150 V测量电离电荷积分,各取5个读数求算术平均值。

计算电离电荷复合率校正因子

$$A_{ion} = \frac{4}{3} - \left(\frac{1}{3} \times \frac{Q_1}{Q_2}\right) \tag{3-31}$$

式中,Q_1表示测量仪在高压300 V电离电荷读数,单位为nC/min;Q_2表示测量仪在半压150 V电离电荷读数,单位为nC/min。

5）源活度 A_{app} 的计算

$$A_{app}=\frac{S_K}{F} \tag{3-32}$$

式中：S_K 表示源空气比释动能强度，单位为 $Gy\cdot m^2\cdot h^{-1}$；F 表示 ^{192}Ir 源空气比释动能强度与源活度转换系数，$F=4.034\times10^{-3}Gy\cdot m^2\cdot h^{-1}\cdot Ci^{-1}$，$^{137}Cs$ 源空气比释动能强度与源活度转换系数，$F=2.873\times10^{-3}Gy\cdot m^2\cdot h^{-1}\cdot Ci^{-1}$，$^{60}Co$ 源空气比释动能强度与源活度转换系数，$F=1.130\times10^{-2}Gy\cdot m^2\cdot h^{-1}\cdot Ci^{-1}$。

6）计算检测源活度值（$A_{app,t}$）与临床实际使用源活度值（$A_{app,B}$）相对偏差 DeV

$$DeV=\frac{A_{app,B}-A_{app,t}}{A_{app,t}}\times100\% \tag{3-33}$$

式中：$A_{app,B}$ 表示临床实际使用源活度值，单位为 Ci；$A_{app,t}$ 表示检测源的活度值，单位为 Ci。

（2）放射源累计定位误差的检测方法　通过放射治疗计划系统制订放射治疗计划，设定 10 个点，点与点之间距离 5 mm，真源设置时间 5 mm，每点驻留 30 s，采用厂家提供的质量保证尺，通过照相机（具有摄像功能）或机房监控装置观测质量保证尺上每点的误差值并记录。或采用胶片测量法，如免冲洗胶片，通过放射治疗计划系统制订放射治疗计划，设定 10 个点，点与点之间距离 5 mm，真源设置时间 20 s，每点驻留 2 s，照射后的胶片经扫描仪扫描，用胶片软件测量并估算每点误差值，也可使用厂家提供的带刻度胶片进行测量，通过上述方法测得的每点误差值代入公式计算放射源累计定位误差。

计算放射源累计定位误差 S

$$S=d_1+d_2+\cdots+d_{10} \tag{3-34}$$

式中，d_1 表示第 1 个驻留点的差值，单位为 mm；d_2 表示第 2 个驻留点的差值，单位为 mm；d_{10} 表示第 10 个驻留点的差值，单位为 mm。

（3）源传输到位精确度的检测方法　采用厂家提供质量保证尺，通过放射计划系统制订放射治疗计划，按厂家规定或任意给出源长度，通过照相机（具有摄像功能）或机房监控装置，观察源出来后到达预定位置，并与放射治疗计划预定值进行比较，其最大差值为到位误差。

计算源传输到位精确度误差（单位 mm）

$$差值=预定值-测量值 \tag{3-35}$$

（4）贮源器表面泄漏辐射所致周围剂量当量率　用辐射防护仪器，测量距贮源器表面 5 cm 和 100 cm 泄漏辐射所致周围剂量当量率，取 5 个读数，求算术平均值。

计算贮源器表面 5 cm 和 100 cm 泄漏辐射所致周围剂量当量率 $\dot{H}\cdot(d)$

$$\dot{H}*(d)=\dot{H}*(10)\cdot N_{H*(10)} \tag{3-36}$$

式中，$\dot{H}*(10)$ 表示周围剂量当量率读数平均值，单位为 μSv/h；$N_{H*(10)}$ 表示 γ 源周围剂量当量率刻度因子。

（5）源驻留时间误差的检测方法　通过放射治疗计划系统制定放射治疗计划，任意选择一个驻留位置，测量时间 60 s，出真源时，用秒表同时计时，并与放射治疗计划预定值进行比较，最大差值为驻留时间误差。

计算源驻留时间误差

$$差值(S)=预置值(S)-实测值(S) \tag{3-37}$$

(6)多源系统重复性的检测方法　源单独选择步进或固定多源系统，按照前面讲过的源活度检测方法，源在最佳驻留位置，测量仪高压300 V，收集电离电荷时间60 s，读取10个读数。

源随机选择步进或固定多源系统，按照前面讲过的源活度检测方法，源在最佳驻留位置，测量仪高压300 V，收集电离电荷时间60 s，读取10个读数。

计算多源系统重复性 V

$$V=\frac{1}{\bar{X}}\sqrt{\frac{1}{n-1}\sum_{i=1}^{n}(X_i-\bar{X})^2}\times100\% \tag{3-38}$$

式中，X_i 表示源在井型电离室最大灵敏度位置，第 i 个测量读数；$\bar{X}$ 表示源在井型电离室最大灵敏度位置连续取10个读数的平均值。

后装机质量控制性能检测项目与方法见表3-46、表3-47。

表3-46　后装机β表面污染检测　(Bq/cm^2)

序号	检测点位置	检测值	校准值	标准	结论
1	贮源器表面			≤4	
2	施源器表面				
3	治疗床表面				
4	桌面				
5	椅子表面				
6	柜子表面				

注：a. 以上检测结果未扣除本底；

b. FJ1210的校准：$q_i=(N_i-N_{ib})/R_i$。

表3-47　后装机质量控制性能检测

序号	检测项目	计算结果	标准要求	结论
1	源活度/%		±5	
2	多源系统吸收剂量重复性		单独0.02%，随机0.03%	
3	源传输到位精确度/mm		±1	
4	放射源累计定位误差/mm		±2	
5	计时器误差驻留时间/s		±0.5	
6	距贮源器表面(5 cm、100 cm)泄漏辐射所致周围剂量当量率/(μSv/h)	5 cm	≤50	
		100 cm	≤5	

(康智忠　韦　星)

第七节　核医学设备的质量控制性能检测

链接 3-7 核医学设备的质量控制性能检测

一、单光子发射计算机断层装置设备质量控制性能检测

单光子发射计算机断层装置(single photon emission computed tomograph,SPECT)采用单光子发射计算机断层术获取闪烁图像的一种成像设备。SPECT 设备性能检测指标主要包括:固有非均匀性、固有空间分辨率、固有非线性、计数率特性、系统平面灵敏度、系统空间分辨率、SPECT 的系统空间分辨率、全身平面空间分辨力。参考的标准主要包括:《放射性核素成像设备性能和试验规则第 2 部分:单光子发射计算机断层装置》(GB/T 18988.2—2013);《放射性核素成像设备性能和试验规则伽玛照相机》(GB/T 18989—2013)。

1. 待检测仪器设备准备程序

(1)在上午 9 点需要^{99m}Tc 30 mCi 以上,1 mL 体积以下。

(2)医院需配有活度计。

(3)最后提供检测过程中形成的 DICOM 格式的图像文件。

2. 具体性能指标检测过程

(1)固有非均匀性检测方法

1)检测条件　测量所使用源为^{99m}Tc 溶液,盛入试管或小安瓿中,活度约为 20 MBq,使计数率小于 $3.0\times10^4 s^{-1}$。放射源应置于距离探头表面中心 5 倍于视野最大线径的位置上。

2)数据采集步骤　泛源图像数据采集。卸下准直器,SPECT 能峰位置设置为 140 keV,能窗 20%,采集矩阵 256×256,采集总计数 16M。

(2)固有空间分辨率和固有空间微分线性检测方法

1)检测条件　测量所使用源为^{99m}Tc 溶液,盛入试管或小安瓿中,活度为 20 ~ 40 MBq,使计数率小于 $3.0\times10^4 s^{-1}$,放射源距离探头表面中心 1.5 m 以上位置。

2)数据采集步骤　使用狭缝铅栅模体进行图像采集。狭缝铅栅模体为 1 mm 宽相距 30 mm 狭缝构成,铅的厚度不小于 3 mm。从探头上卸下准直器,置狭缝铅栅模体于探头表面。SPECT 能峰位置设置为 140 keV,能窗 20%,采集矩阵 512×512(或能达到的最大矩阵),采集总计数 40×10^6。

(3)固有最大计数率检测方法

1)检测条件　测量所使用核素为^{99m}Tc 溶液,活度约 37 MBq,置于距离探头表面中心 2 m 以上距离。

2)数据采集步骤　从探头上卸下准直器,SPECT 能峰设为 140 keV,能窗 20%。将 SPECT 置于静态采集模式,观察放射源计数率的变化。使放射源垂直于探头表面,从距离远的位置逐渐向探头表面移动,并注意观察计数率的变化。放射源移动至某一位置时将达到最大计数率。该最大计数率为 SPECT 最大计数率,单位为 s^{-1}。

(4)系统平面灵敏度检测方法

1)检测条件　测量所使用源为 ^{99m}Tc 溶液,活度需用活度计精确测量并记下测量时间,活度约为 40 MBq。将精确测量的 ^{99m}Tc 溶液放入灵敏度模体内,并加满水。

2)数据采集步骤　平面灵敏度模体静态图像采集。在 SPECT 探头上安装低能多孔型准直器(低能通用或低能高分辨准直器),置系统平面灵敏度模体于探头中心位置,距准直器表面 10 cm。采集矩阵 256×256,能峰 140 keV,能窗 20%,采集时间300 s。采集灵敏度模体前先采集本底计数300 s,记为 NB,再采集含 ^{99m}Tc 溶液的灵敏度模体计数 300 s,记为 N。

(5)系统空间分辨率检测方法

1)检测条件　测量所使用的模体为双线源模体,源为 ^{99m}Tc 溶液,体积约 1 mL,活度约为 74 MBq,测量的计数率应小于 $3.0\times10^4 s^{-1}$。

2)数据采集步骤　双线源模体图像采集。SPECT 配低能通用或低能高分辨准直器,能峰位 140 keV,能窗 20%,采集矩阵 512×512(或能达到的最大矩阵)。将平行双线源模体置于距探头准直器表面 10 cm 距离,悬空放置。线源模体应位于视野中心,并平行于探头的 X 或 Y 方向。每个探头采集总计数为 1×10^6。

(6)SPECT 的系统空间分辨率(断层空间分辨力)检测方法

1)检测条件　点源的制备。测量所使用源为高比活度的 ^{99m}Tc 溶液。将溶液装入试管中,再用毛细管(内直径小于 1 mm)吸取一小滴 ^{99m}Tc 溶液,长度小于 1 mm,计数率小于 $3.0\times10^4 s^{-1}$。

2)数据采集步骤　点源断层图像采集。SPECT 配低能高分辨准直器,点源悬空置于轴向和横向视野中心(偏差小于 2 cm),旋转半径 15 cm。SPECT 能峰 140 keV,能窗 20%。断层采集条件为:矩阵 128×128,120 帧(3°/帧),3×10^3/帧,总计数 360×10^3。

(7)全身平面空间分辨力检测方法

检测条件同(6)。

1)数据采集步骤　平行双线源模体全身图像采集。全身平面空间分辨力测定是测量 SPECT 垂直于运动方向的分辨力。SPECT 配低能高分辨准直器。将平行双线源模体置于检查床上,并使线源垂直于扫描床的运动方向,其中一根线源的中心点与扫描床的中心点重合。SPECT 能峰设为 140 keV,能窗 20%;采集矩阵 256×1024,扫描长度 195 cm;采用连续走床采集模式,走床速度设定为 10 cm/min,每个探头总计数应大于1×10^6。

2)数据处理　从采集的平行双线源模体全身图像中剔除线源两端各 5 个像素后对剩余所有数据进行分析处理。对每条线源以像素为单位拟合高斯曲线,确定峰值位置和半高宽。由两条线源高斯曲线峰值位置和两条线源的几何距离计算像素大小(mm),然后计算多条高斯曲线 FWHM 的平均值,具体要求见表 3-48。

 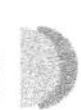

表 3-48　单光子发射计算机断层装置(SPECT)设备质量控制性能检测指标与要求

序号	检测项目		验收检测要求	状态检测要求
1	固有均匀性	积分均匀性	3.0%	4.5%
		微分均匀性	2.5%	3.5%
2	固有空间分辨力/mm		5.5	6.0
3	固有空间微分线性/mm		0.25	0.30
4	系统平面灵敏度/($s^{-1}\cdot MBq^{-1}$)		70	60
5	固有最大计数率/s^{-1}		110×10^3	75×10^3
6	系统空间分辨力/mm		10.0	10.0
7	断层空间分辨力/mm		15.0	17.0
8	全身平面空间分辨力/mm		13.0	14.0

注 a. 注明探头晶体厚度;需要使用准直器测试的项目,推荐使用低能高分辨力准直器,使用的准直器类型应在报告中注明。

b. 考虑测试时模体摆位误差,放射性计数的统计涨落和活度计测量误差等因素,最后测量结果的合格值范围放宽 10%。

c. 对于 1 英寸晶体厚度的 SPECT,其固有均匀性在上述要求基础上放宽 30%。

二、正电子发射计算机断层装置设备质量控制性能检测

正电子发射计算机断层装置 PET 设备性能检测指标主要包括空间分辨率、系统灵敏度、散射测量、计数丢失和随机符合测量。其中 PET/CT 中 CT 部分的指标是 $CTDI_w$、CT 值(水)(HU)、CT 均匀性、高对比分辨力、低对比可探测能力、CT 值线性、诊断床定位精度,参考诊断 CT 部分测量。

参考的标准主要包括《放射性核素成像设备　性能和试验规则　第 1 部分:正电子发射断层成像装置》(GB/T 18988.1—2013);《正电子发射断层成像装置性能测试》(NEMANU2—2001)。

1. 待检测仪器设备准备程序

(1)放射性药物^{18}F 准备(这里指一般情况下,具体不同厂家不同型号会有所区别):

第一次(第一天上午 9 点):40 mCi 以上,5 mL 以下体积;

第二次(第二天上午 9 点):50 mCi 以上,1 mL 以下体积。

(2)准备好活度计。

2. 具体性能指标检测过程

(1)空间分辨率　测试源为置于毛细玻璃管内的、经浓缩的一小滴放射源。毛细管的内径为 1 mm 或更小,外径小于 2 mm。放射源在管内的长度也应小于 1 mm。沿平行断层长轴将源固定,并按以下 6 个位置来布置:在轴向方向,分别为沿断层平面的轴向 FOV1/2 和距离 FOV 中心 1/4 轴向 FOV 处。在横断方向:①放射源应垂直置于距离中心 1 cm 处(表示 FOV 中心,如此放置点源是避免在 FOV 正中心可能引起的任何不一致结

果)；②$x=0$ cm，$y=10$ cm；③$x=10$ cm，$y=0$ cm。每个响应函数最少应采集100 000计数，也可以用多个源同时进行测量。

(2)系统灵敏度　放射性核素为^{18}F。塑料管的700 mm±5 mm段应灌入与水充分混合的已知活度的溶液，并将两端密封。记录源的活度A_{cal}(单位为MBq)，以及测量时间T_{cal}。将模型悬挂于横轴FOV中心，与断层轴对准，并使模型的所有支撑装置位于FOV以外。数据采集的持续时间应确保每一层至少达到10 000真符合计数。用单层重组技术将LORs(交叉响应线)的计数分配到LORs跨越扫描仪轴方向的图像层，同时记录测量时间T_1、采集持续时间T_{acq}和采集到的计数。对于需要探头旋转才能完成全环数据采集的扫描仪，T_{acq}应包括探头旋转所需的时间。每秒计数率$R_{1,i}$可用该层采集到的计数除以采集持续时间来确定。接着，将另外4条套管依次加入模型中，重复测量，并记录每一次的T_j和R_{ji}。为评价不同径向位置的灵敏度，应在径向偏离横向FOV中心10 cm处重复上述测量。

(3)散射测量、计数丢失和随机符合测量　测试模型线源插件的中心700 mm±5 mm段，应灌入与水充分混和的已知活度的溶液，并将两端密封。然后将线源插入测试模型的孔中，并使线源的活度区与70 cm长的模型两端相一致。将带线源的模型置于由制造商提供的标准检查床上，并使线源的一侧贴近检查床。模型应位于横向和轴向FOV5 mm以内的中心处。以小于半个放射性核素$T_{1/2}$的间隔时间来采集数据，直到真符合事件丢失低于1.0%，以及随机符合率低于真符合率的1.0%。每一次采集持续的时间($T_{acq,j}$)应小于$T_{1/2}$的1/4。采集方式必须是全环断层采集，因此，旋转型扫描仪必须旋转，从而为每一次采集提供完全、均匀的角度取样。对于旋转型扫描仪，采集时间T_{acq}应包括探头旋转所需的时间。对于精确估算系统死时间计数丢失，必须在计数丢失率和随机符合率两者均低于真符合率1.0%的情况下，采集到足够的计数。每一次采集至少达到500 000计数。

3.数据处理程序

(1)空间分辨率　所有空间分辨力数据均用非平滑滤波器进行滤波反投影重建。点源响应函数的空间分辨力(FWHM)要在三个方向上进行计算。分别沿三个相互垂直图像面绘出三条图像值的剖面曲线，剖面曲线是一维响应函数，根据其峰值分布可计算出空间分辨力。

(2)系统灵敏度

$$S_{TOT}=R_{CORR,O}/A_{cal} \tag{3-39}$$

式中，S_{TOT}表示总的符合计数率；$R_{CORR,O}$表示无衰减时的计数率；A_{cal}表示在时间T_{cal}时刻的放射性活度。

(3)散射分数

$$SF=\sum\sum C_{r+si,j1}/\sum\sum C_{TOT,i,j1} \tag{3-40}$$

式中，$C_{r+si,j1}$表示采集j次，i层随机与散射符合计数之和；$C_{TOT,i,j1}$表示采集j次，i层总的符合计数。

(4)计数丢失和随机符合

$$R_{NEC,j}=\frac{R_{t,i,j}^2}{R_{r,i,j}}+R_{TOT,i,j} \tag{3-41}$$

式中，$R_{NEC,j}$表示所有i层的噪声等效计数率之和；$R_{t,i,j}$表示采集j次，i层真符合计数率；$R_{TOT,i,j}$表示采集j次，i层总符合计数率；$R_{r,i,j}$表示采集j次，i层随机符合计数率。

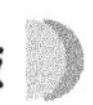

报告以下数值：$R_{\mathrm{NEC,peak}}$表示峰值 NECR；$a_{\mathrm{NEC,peak}}$表示达到 $R_{\mathrm{NEC,peak}}$时的活度浓度。设备质量控制性能检测要求见表 3-49。

表 3-49　正电子发射计算机断层装置(PET-CT)设备质量控制性能检测指标与要求

生产厂家	设备型号	空间分辨力/mm				灵敏度/(bs^{-1}·kBq^{-1})		噪声等效计数率峰值/s^{-1}	散射分数 c
		横断面 1 cm	横断面 10 cm	轴向 1 cm	轴向 10 cm	0 cm 位置	10 cm 位置		
上海联影公司	uMIS96R	3.3	3.7	3.6	3.5	7.0		85×10^{-3}	41%
	uMI510	3.3	3.7	3.6	3.5	7.0		85×10^{-3}	41%
锐视康公司	RAY-SCAN64	5.9	6.5	5.9	6.9	4.0	4.0	30×10^{-3}	45%
通用电气公司	DLS[a]	4.8	5.3	7.1	7.1	5.8		26×10^{-3}	49%
	DST	6.8	7.4	6.2	6.5	8.4		59×10^{-3}	48%
	DSTE	5.5	6.2	6.2	6.5	7.7		68×10^{-3}	39%
	0560	5.5	6.2	6.2	6.9	5.85		49×10^{-3}	42%
	D600	5.5	6.2	6.2	6.9	8.2		68×10^{-3}	42%
	D690\D710	5.4	6.1	6.2	6.9	6.3		115×10^{-3}	41%
西门子公司司	Biograph(3 环 8×8 晶体)	7.0	8.0	6.8	8.0	5.2		80×10^{-3}	40%
	Biograph(3 环13×13 晶体)(无Hi-Rez)	6.5	6.5	6.0	6.5	3.8		86×10^{-3}	38%
	Biograph(3 环13×13 晶体)(有 Hi-Rez)	4.6	5.3	5.0	6.1	3.8		86×10^{-3}	38%
	Biograph(4 环 8×8 晶体)(有 Hi-Rez)	4.6	5.3	5.0	6.1	7.0		148×10^{-3}	38%
	BiographmCT(3 环 13×13 晶体)(有 Hi-Rez)	4.7	5.2	4.8	6.2	4.8		90×10^{-3}	40%
	BiographmCT(4 环 13×13 晶体)(有 Hi-Rez)	4.7	5.2	4.8	6.2	8.5		155×10^{-3}	40%

续表 3-49

生产厂家	设备型号	空间分辨力/mm				灵敏度/($bs^{-1}\cdot kBq^{-1}$)		噪声等效计数率峰值/s^{-1}	散射分数 c
		横断面 1 cm	横断面 10 cm	轴向 1 cm	轴向 10 cm	0 cm 位置	10 cm 位置		
飞利浦公司	GEMINIGXL	5.7	6.6	6.5	7.0	7.3		52×10^{-3}	40%
	TFBase	4.9	5.5	4.9	5.5	6.4		92×10^{-3}	37%
	TF	4.9	5.5	4.9	5.5	6.4		85×10^{-3}	35%

注:采集模式为3D。

a 此型号 PET 为检测实践中确定比较稳定的检测值,有厂家标称值的以厂家标称值为准。

b 未分别定义 0 cm 位置和 10 cm 位置标称值的型号,此标称值为 2 个位置的平均值。

c 此值是最后一次采集(活度最低处)的标称值。

d 此值是 NECR 峰值处的标称值。

4. PET-CT 设备 CT 部分质量控制

PET-CT 设备 CT 部分质量控制性能检测指标见表 3-50。

表 3-50　PET-CT 设备 CT 部分质量控制性能检测指标

序号	检测项目	评价标准		检测结果
1	诊断床定位精度/mm	定位:±2	归位:±2	
2	$CTDI_w$/mGy	头部模体	±15%厂标或<50	
		体部模体	±15%厂标或<30	
3	定位光精度/mm	±3		
4	重建层厚偏差(s)/mm	$s\geq8$	±15%	
		$8>s>2$	±30%	
		$s\leq2$	±50%	
5	高对比分辨力/(lp/cm)	常规算法:>5.0		
6	低对比可探测能力	<3.0		
7	CT 值(水)(HU)	±6		
8	CT 均匀性(HU)	±6		
9	噪声/%	<0.45		

检测设备:A1121 型辐射剂量测量仪、Raysafe 2 型多功能测量仪及 DCT-10 长杆电离室、Catphan500CT 性能模体、CT 剂量模体(检测设备均在检定/校准有效期内)。

5. PET-CT 设备 PET 部分质量控制

PET-CT 设备 PET 部分质量控制性能检测指标见表 3-51。

表 3-51　PET-CT 设备 PET 部分质量控制性能检测指标

序号	检测项目		验收检测要求	状态检测要求
1	空间分辨力/mm	横向(距离中心 1 cm)		
		横向(距离中心 10 cm)		
		轴向(距离中心 1 cm)		
		轴向(距离中心 10 cm)		
2	系统灵敏度/(s^{-1} · MBq^{-1})	径向 0 cm 处 S_0		
		径向 10 cm 处 S_{10}		
3	散射测量			
4	计数丢失和随机符合测量(噪声等效计数率峰值)			

检测设备:PET 性能检测模体、Raysafe 2 型多功能测量仪(检测设备均在检定/校准有效期内)。

(冯　娟　韦　星)

第八节　常用 CT 剂量指数

链接 3-8 常用 CT 剂量指数

CT 扫描受检者的辐射剂量表达称为 CT 剂量指数(*CTDI*)。即是指沿着垂直于断层平面方向(*Z* 轴)上的吸收剂量分布 $D(z)$,除以 X 射线管在 360°的单次旋转时产生的断层切片数 *N* 与标称厚度 *T* 之积的积分。*CTDI* 是 CT 设备辐射剂量特性的实用表征量。1981 年首次由 Shope 提出后,先后被 FDA、IEC、CEC、IAEA 等多个权威组织所定义并采用。我国国家标准亦采用此概念。

目前国际上对 CT 剂量的表征量和测量方法(包括模体种类)未有一致意见,ICRP 亦指出为避免混淆,应明确各种 *CTDI* 定义的区别:根据剂量曲线积分长度、有无模体及何种模体的差别,目前公认的 *CTDI* 有以下三个:CT 剂量指数 100($CTDI_{100}$);加权 CT 剂量指数($CTDI_w$);容积 CT 剂量指数($CTDI_{vol}$)。三个指数并不直接表征各种 CT 扫描所致受检者的剂量,但与受检者剂量密切相关。与吸收剂量有相同的量纲,以毫戈瑞(mGy)为单位。

一、CT 剂量指数 100

$CTDI_{100}$是迄今广泛应用的最基本的反映 CT 扫描剂量特征的表征量,可用于统一比较 CT 机性能。

$CTDI_{100}$定义为CT旋转一周，将平行于旋转轴（Z轴，即垂直于断层平面）的剂量分布（D_Z）沿Z轴从-50 mm到+50 mm积分，除以层厚T与扫描断层数N的乘积之商。即

$$CDTI_{100}=\int_{-50\ \text{mm}}^{+50\ \text{mm}}\frac{D(z)}{N\cdot T}\mathrm{d}z \tag{3-42}$$

二、加权CT剂量指数

加权CT剂量指数（$CTDI_w$）反映扫描平面中的平均剂量。定义为

$$CTDI_w=\frac{1}{3}CTDI_{100(\text{中心})}+\frac{2}{3}CTDI_{100}(\text{外周}) \tag{3-43}$$

$CTDI_{100}$（中心）为在模体中心位置上的测量值；$CTDI_{100}$（外周）表示在模体周边四个不同位置上（至少以90°为间隔的模体表面下10 mm处）测量值的平均值；加权CT剂量指数（$CTDI_w$）已被选来作为CT诊断医疗照射的指导（参考）水平的表征量之一。如图3-4。

可以反映多层连续扫描的平均剂量（pitch = 1时），但对于不连续的多层扫描，$CTDI_w$不能准确反映其平均剂量。

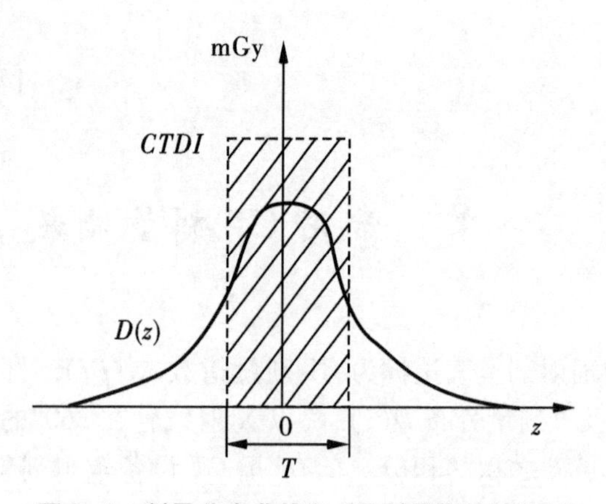

图3-4　剂量分布曲线和CT剂量指数的关系

三、容积CT剂量指数

螺旋CT问世后，需要考虑螺距对扫描剂量的影响

$$CT_{\text{螺距(因子)}}=\Delta d/N\cdot T \tag{3-44}$$

式中，Δd为X射线管每旋转一周诊视床移动的距离；N为一次旋转扫描产生的断层数；T为扫描层厚。

$$CTDI_{vol}=CTDI_w/CT_{\text{螺距(因子)}}=(N\cdot T/\Delta d)\times CTDI_w \tag{3-45}$$

容积CT剂量指数$CTDI_{vol}$反映整个扫描容积中的平均剂量。

四、常用 CT 剂量指数 $CTDI_{100}$、$CTDI_w$ 与 $CTDI_{vol}$ 的关系

容积 CT 剂量指数 $CTDI_{vol}$ 可由加权 CT 剂量指数 $CTDI_w$ 求得，而 $CTDI_w$ 则是剂量模体中心位置与周边四个不同位置 $CTDI_{100}$ 测量值的加权结果。因此，$CTDI_{100}$ 反映的是 CT 标准测量模体中某一点所沉积的 X 射线能量；$CTDI_w$ 描述 CT 所扫描某一断层平面上的平均剂量状况；$CTDI_{vol}$ 是描述多排(层)螺旋 CT 在整个扫描容积范围内的平均辐射剂量。如图 3-5 所示。

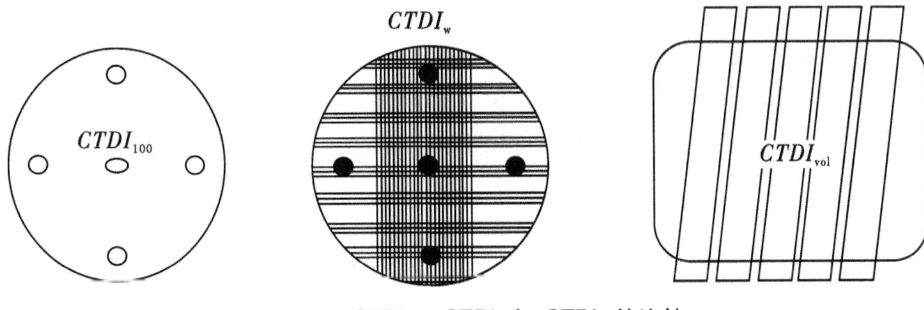

图 3-5　$CTDI_{100}$、$CTDI_w$ 与 $CTDI_{vol}$ 的比较

（康智忠　王俊魁）

第九节　射线的屏蔽材料

链接 3-9 射线的屏蔽材料

电离辐射具体到受辐射的物质包含外照射、内照射两种基本情况。外照射防护的基本原则方法：时间防护、距离防护、屏蔽防护。内照射防护的基本原则及方法：积极采取各种有效措施，切断放射性核素进入体内的各种途径，尽可能地减少或避免放射性核素进入体内的一切机会，使进入体内的放射性核素的活度低于《电离辐射防护与辐射源安全基本标准》(GB 1887—2002)所规定的相应限值，减少或防止人体受到内照射危害。其中射线屏蔽材料的使用最为广泛，是对放射线进行有效屏蔽的方法之一。

一、对屏蔽材料的要求

(1)防护性能　衰减射线能力强，产生的次级辐射少。
(2)结构性能　包括材料的物理形态、力学特性、机械强度。
(3)稳定性能　抗辐射、耐高温、抗腐蚀。
(4)经济成本　成本低、来源广泛、易加工、安装维修方便。

二、常用屏蔽材料

（一）对β射线的屏蔽材料

可选用铝、有机玻璃、混凝土等低原子序数的物质。它们能将韧致辐射减小到最低限度，防止次级辐射的发生。

（二）对X射线、γ射线的屏蔽材料

选用高原子序数的金属或低原子序数的建筑材料，如铅板、铁板、混凝土等。

1. 铅

原子序数82，密度11 350 kg/m^3。优点：耐腐蚀，强衰减X射线。缺点：价格贵，结构性能差，机械强度差，不耐高温，具有化学毒性，对低能X射线散射量较大。用途：X射线管管套内衬防护层、防护椅、遮线器、铅屏风和放射源容器等。含铅制品：铅橡皮、铅玻璃等。

2. 铁

原子序数26，密度7 800 kg/m^3。优点：机械性能好，价廉，易于获得，有较好的防护性能，是防护性能与结构性能兼优的屏蔽材料，与铅相比，价格较低。用途：多用于固定式或移动式防护屏蔽，如屏蔽门等。100 kV以下的X射线：6 mm铁相当于1 mm铅的防护效果。

3. 实心砖

主要是红砖，优点：价廉，通用，来源容易。对低kV产生的X射线，砖的散射量较低，可以很好地吸收射线，防止反射，是屏蔽防护的好材料，但由于其原材料需要大量的土地，因此现在很少使用。一砖厚（24 cm）实心砖墙约有2 mm的铅当量。

4. 混凝土

由水泥、粗骨料（石子）、砂子和水混合做成，密度约为2 300 kg/m^3。优点：成本低廉，有良好的结构性能。用途：用途广泛，适用于大多数射线的防护，多用作固定防护屏障。为特殊需要，可以通过加进重骨料（如重晶石、铁矿石、铸铁块等），以制成密度较大的重混凝土，对不同射线进行屏蔽，如重粒子或质子。

5. 水

有效原子序数7.4，密度为1 000 kg/m^3。缺点：结构性能和防护性能较差，优点：成本低、透明、可流动，用途：常以水池的形式储存放射源。在强辐射的情况下，水会分解生成有害的气体，所以用于辐射屏蔽的水，以无离子水为好，如用于辐照室的贮存放射源。

（三）对中子的防护屏蔽材料

常用含氢原子的物质，如硼砂和石蜡；因为氢原子的质子数为1，在防护时与中子发生完全弹性碰撞，各自能量损失接近百分之百，因此有效地阻挡了中子的辐射。较为实用的防中子屏蔽材料含硼聚乙烯板，具有极高的耐磨性，自润滑性能好，摩擦系数小，抗冲击强度高，韧性好，受到强烈的冲击也不会断裂，抗腐蚀性优异，无味，无渗出物，良好的电性能，极低的吸水率，优良的耐低温性能，即使在-180 ℃时也不会脆裂，常用作能产生中子辐射的高能加速器的防护。

(四)对质子重离子的防护屏蔽材料

主要用符合相关条件的混凝土进行屏蔽防护,两个首要条件:一是大体积混凝土裂缝开展宽度<0.4 mm,且不允许通缝存在;二是钴、银、铱、钐、镝、铥等元素必须$<10\times10^{-6}$,防止因照射派生出新的有害射线。

医用诊断 X 射线屏蔽防护中常用屏蔽物质的密度见表 3-52 ~ 表 3-56。

表 3-52　不同屏蔽物质的密度

屏蔽物质	密度/(g/cm^3)
铅	11.3
混凝土	2.35
铁	7.4
石膏板	0.705
砖	1.65

表 3-53　不同屏蔽物质等效铅当量厚度(1 mmPb)

管电压/kV	X/mm			
	混凝土	铁	石膏板	砖
30	122	5.3	318	—
70	93	6.8	271	125
90	74	6.9	239	113
100(有用线束)	70	7.0	234	109
100(90°非有用线束)	69	7.1	221	—
125(有用线束)	87	9.8	278	127
125(90°非有用线束)	80	10.0	251	—
120(CT)	96	9.5	—	—
140(CT)	104	11.8	—	—
150(有用线束)	106	13.5	314	—
150(90°非有用线束)	90	12.8	237	—

表 3-54　不同屏蔽物质等效铅当量厚度(2 mmPb)

管电压/kV	X/mm			
	混凝土	铁	石膏板	砖
100(有用线束)	129	14.2	413	184
100(90°非有用线束)	128	14.4	395	—
125(有用线束)	158	21.1	492	217
125(90°非有用线束)	147	21.0	451	—
120(CT)	162	18.7	—	—
140(CT)	182	25.0	—	—
150(有用线束)	188	29.9	567	—
150(90°非有用线束)	157	26.6	473	—

表 3-55　不同屏蔽物质等效铅当量厚度(2.5 mmPb)

管电压/kV	X/mm			
	混凝土	铁	石膏板	砖
100(有用线束)	159	17.9	499	220
100(90°非有用线束)	159	18.0	481	—
125(有用线束)	191	26.5	591	258
125(90°非有用线束)	179	26.3	546	—
120(CT)	193	22.8	—	—
140(CT)	216	31.2	—	—
150(有用线束)	222	37.3	676	—
150(90°非有用线束)	187	33.0	566	—

表 3-56　不同屏蔽物质等效铅当量厚度(3 mmPb)

管电压/kV	X/mm			
	混凝土	铁	石膏板	砖
100(有用线束)	190	21.5	584	256
100(90°非有用线束)	190	21.7	566	—
125(有用线束)	223	31.9	687	298
125(90°非有用线束)	221	31.6	640	—
120(CT)	223	26.9	—	—
140(CT)	249	37.0	—	—
150(有用线束)	255	44.2	778	—
150(90°非有用线束)	216	39.2	656	—

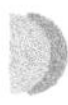

(五)两种屏蔽物质组合的屏蔽

对于给定两种屏蔽物质的厚度,计算铅当量:查表得到内层屏蔽物质的相当于外部屏蔽物质的当量厚度,加上外部屏蔽物质厚度,得到总的外部屏蔽物质的总当量厚度,查表得到铅当量。

计算在已有外层屏蔽下所需的附加内层屏蔽的铅当量:计算所需外层屏蔽物质的总厚度,扣除已有外层屏蔽,获得所需的附加内层的外层物质的当量厚度,查表得到所需附加内层屏蔽的铅当量或内层屏蔽物质的厚度。

(冯　娟　王俊魁)

第十节　医用诊断射线的外照射防护

链接 3－10 医用诊断射线的外照射防护

根据源于体外和体内对人体产生的照射,电离辐射可分为外照射与内照射,医疗照射也有外照射与内照射。

外照射防护基本方法有时间防护、距离防护和屏蔽防护。在实际防护工作中,三种防护手段要联合运用、合理调节。屏蔽防护是一种重要的防护措施,因为它直接关系到工作人员和公众受照剂量和安全。

一、外照射防护的基本方法

(一)时间防护

时间防护是指在不影响工作质量的前提下,尽量减少人员受照时间。人体受到照射的累积剂量随时间延长而增加,除非工作需要,应避免在电离辐射场中做不必要的逗留;如果工作需要,为缩短受照时间,在进行有关操作之前,应做好充分准备,操作时务求迅速,应尽量减少在电离辐射场中逗留的时间。

在可能的情况下,要尽量减少接触辐射源的时间。因为人员所受的累积剂量是随着时间的延长而增加,即照射量与受照时间成正比。照射量=照射量率×时间。例如,当一个人在 1 mGy/h(吸收剂量率)的地方工作 0.5 h(照射时间),可接受 0.5 mGy 的照射,工作 5 h,就可接受 5 mGy 的照射。

控制受照时间的方法:①提高操作源的熟练程度,事先做好充分准备,减少在辐射场的工作时间;②严格遵守规章制度,减少在辐射场不必要的停留时间;③当遇到意外事故时,要及时离开辐射场,不了解现场的辐射水平,不要盲目进入;④若拣拾到放射性物质,要尽快让其与人分离;⑤如果源的强度大,又没有其他防护办法,可采用几个人轮流操作的办法,缩短照射时间。在某些场合,如抢修设备或排除事故,工作人员必须在强辐射场内进行工作,可能持续一段时间,此时应采用轮流、替换办法,限制每个人的操作时间,将每个人所受辐射剂量控制在拟定的限值以下。当然这样安排并不能减少集体剂量,因此,整个过程要事先做好周密的计划,使得与完成这项工作相关的集体剂量保持在最低水平。

(二)距离防护

距离防护是指在不影响工作质量的前提下,尽量增加人员到X射线管和散射体的距离。对于点状源,若不考虑空气对射线的吸收,X射线按平方反比法则衰减,距离防护是十分有效的。

对于点源,如果不考虑介质的散射和吸收,它在相同方位角的周围空间所产生的直接照射剂量与距离的平方成反比。实际上,只要不是在真空中,介质的散射和吸收是存在的,因此直接照射剂量随着与点源的距离的增加而减少;在非点源和存在散射照射的条件下,近距离的情况比较复杂;对于距离较远的地点,其所受的剂量也随着距离的增加而迅速减少。控制距离就是增大人体与放射源的距离。离放射源越远,所受的照射量就越小。对点状源(可把放射源看作一个点)来说,距离增加1倍,照射量率可降到原来的1/4,即与距离的平方成反比。例如,距离某点状源10 cm处照射量率为0.1 mGy/h,1 m处仅为0.001 mGy/h。其简单公式为

$$\frac{X_2}{X_1}=\frac{R_2^2}{R_1^2} \tag{3-46}$$

式中,R_1为原来距离;R_2为改变后的距离;X_1为原距离处的照射量率;X_2为改变距离处的照射量率。

根据点状源的这一原理,可采取增加操作距离,以达到放射防护目的。对于毫居里级的放射源,这是十分有效的办法。在工作时,首先按放射源的活度、需要接触时间和剂量限值,算出安全距离,然后运用长柄工具或远距离操作机械增加人与放射源的距离。操作较弱的放射源,常用的工具和机械有长柄钳、镊子等;操作较强的放射源可用机械手、自动化遥控设备等。

应当注意的是照射量率与距离的平方成反比,仅适用于点状源。这个关系,与放射源的大小、几何形状及离放射源的相对距离都有关系。

(三)屏蔽防护

想要减少人员的受照剂量,靠时间防护和距离防护是不够的,还需要采用屏蔽防护。屏蔽防护是指在放射源和人员之间,放置能有效吸收放射线的屏蔽材料,衰减或消除射线对人体的危害。在屏蔽防护中主要研究的问题是屏蔽材料的选择和屏蔽厚度的确定。

二、射线屏蔽材料

(一)屏蔽材料的特点

任何物质基本都能使穿过的射线受到衰减,但并不都适合作屏蔽防护材料。在选择屏蔽防护材料时,必须从材料的防护性能、结构性能、稳定性能和经济成本等方面综合考虑。

1.防护性能强

防护性能指的是材料对辐射的衰减能力。如果屏蔽效果不相上下,成本差别也不

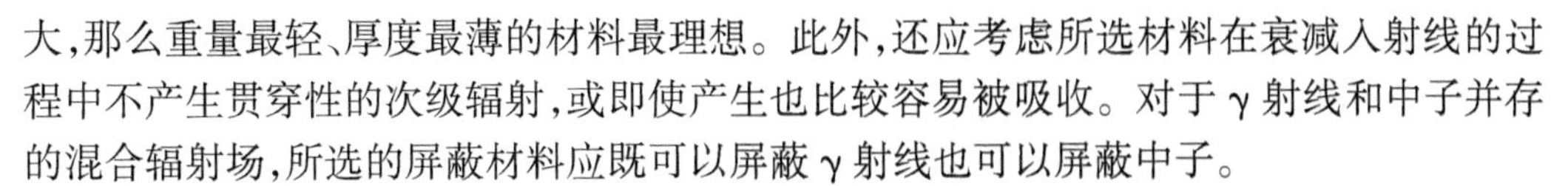

大，那么重量最轻、厚度最薄的材料最理想。此外，还应考虑所选材料在衰减入射线的过程中不产生贯穿性的次级辐射，或即使产生也比较容易被吸收。对于γ射线和中子并存的混合辐射场，所选的屏蔽材料应既可以屏蔽γ射线也可以屏蔽中子。

2. 结构性能良好

屏蔽材料除应具有很好的屏蔽性能，还应成为建筑结构的部分。因此，屏蔽材料应具有一定的结构性能，包括材料的物理形态、力学特性和机械强度等。

3. 稳定性能好

屏蔽效果的持久性取决于屏蔽材料稳定性能，稳定性能好的材料抗辐射能力也好，材料处于任何环境如水、汽、酸、碱、高温等环境时，都能耐高温、抗腐蚀。

4. 经济成本低

所选用的屏蔽材料应是成本低、来源广泛、易加工，且安装、维修方便。

（二）常用屏蔽防护材料

1. 屏蔽β射线的防护材料

屏蔽β射线的防护材料可选用铝、有机玻璃、混凝土等低原子序数的物质，它们能将韧致辐射减小至最低限度。

2. 屏蔽X射线、γ射线的防护材料

屏蔽X射线、γ射线的防护材料分为高原子序数的金属和低原子序数的建筑材料两类。

（1）铅的原子序数82，密度11 350 kg/m^3。优点是具有耐腐蚀性，在射线照射下不易损坏，对低能和高能X射线或γ射线的衰减能力好；缺点是铅价格昂贵，结构性能差，机械强度差，不耐高温，具有化学毒性，对低能X射线散射量较大。选用材料时需根据具体情况分析，例如，可用于X射线管管套内衬防护层、防护椅、遮线器、铅屏风和放射源容器等；如有特殊需要，还常制作成含铅制品，如铅橡皮、铅玻璃等；还可制成铅橡胶手套、铅橡胶围裙、铅橡胶活动挂帘等各种铅橡胶个人防护用品。铅玻璃因为保持了玻璃的透明特性，所以可作为X射线机的透视荧光屏，以及铅玻璃眼镜和各种屏蔽设施中的观察窗。

（2）铁的原子序数26，密度7 800 kg/m^3。铁的机械性能好，价廉，易于获得，有较好的防护性能。对100 kV以下的X射线，大约6 mm厚的铁板就相当于1 mm厚铅板的防护效果；同样衰减效果屏蔽材料，铁的重量只需铅重的30%，所以铁是防护性能与结构性能都较好的屏蔽材料，通常多用于固定式或移动式防护屏蔽。

（3）砖价价格低廉，易于获得。在医用诊断X射线能量范围内，24 cm厚的砖砌成的实心砖墙约有2 mm的铅当量。对低管电压产生的散射X射线量较低，所以砖是屏蔽防护的好材料，但在施工中应使砖缝内的砂浆饱满，不能留空隙。

（4）水的有效原子序数7.4，密度为1 000 kg/m^3。水的结构性能和防护性能较差，但成本低、可流动，常用水池的形式储存放射源。在强辐射的情况下，水能分解生成为有害的气体，所以用于辐射屏蔽的水以无离子水为好。

（5）混凝土是水泥粗骨料（石子）、砂子和水混合而成，含有多种元素，密度约为2 300 kg/m^3。因为混凝土的成本低廉，有良好的结构性能，所以多用作固定防护屏障。如有特殊需要，可以通过加进重骨料（如重晶石、铁矿石或铁块等），制成密度较大的重混凝土。重混凝土的成本较高，浇注时必须保证重骨料在整个防护屏障内均匀分布。

3.多种屏蔽材料厚度对比计算

计划在已经建成的建筑内安装X射线机或其他放射源，在屏蔽计算时应考虑建筑物中原有的砖、灰浆、石料等建筑材料所起到的屏蔽作用。这些材料都是由低原子序数物质构成的，可用公式(3-47)将它们的实际厚度($d_{材料}$)折合成等效的混凝土厚度($d_{混凝土}$)。

$$D_{混凝土}=d_{材料}(\rho_{材料}/\rho_{混凝土}) \tag{3-47}$$

式中，$\rho_{材料}$、$\rho_{混凝土}$分别为某建筑材料和混凝土的密度。

X射线、γ射线常用屏蔽材料的密度在表3-57中列出。

表3-57 X、γ射线常用屏蔽材料的密度 (kg·m^{-3})

材料	平均密度	材料	平均密度
普通混凝土	2 350	砂子灰泥	1 540
重晶石混凝土	3 600	花岗岩	2 650
钛铁矿骨料混凝土	3 850	石灰石	2 460
泥土(干燥、压实)	1 500	硫酸钡(天然重晶石)	4 500
砂子(干燥、压实)	1 600～1 900	木头	500～900
砖(软)	1 650	水	1 000
砖(硬)	2 050	普通铅玻璃	3 270
瓷砖	1 900	高密度铅玻璃	6 220

4.铅当量

为了便于各种防护材料的屏蔽性能比较，通常用铅当量作为比较标准。把达到与一定厚度的某屏蔽材料相同屏蔽效果的铅层厚度，称为该一定厚度屏蔽材料的铅当量(单位mmPb)。屏蔽材料的铅当量并不是固定不变的，它会随射线能量、材料厚度而变化，而且与照射野大小有关。所以，谈到防护材料的铅当量，必须说明厚度是多少，采用什么材料，射线能量多大的铅当量。

对比材料的屏蔽性能也可以用比铅当量的概念。所谓比铅当量，是指单位厚度(mm)防护材料的铅当量。几种X射线防护材料的比铅当量如表3-58。

表3-58 几种X射线防护材料比铅当量值

防护材料	比铅当量(mmPb·mm^{-1}材料)
铅橡胶	0.2～0.3
铅玻璃	0.17～0.30
含铅有机玻璃	0.01～0.04
填充型安全玻璃(半流体复合物)	0.07～0.09

续表 3-58

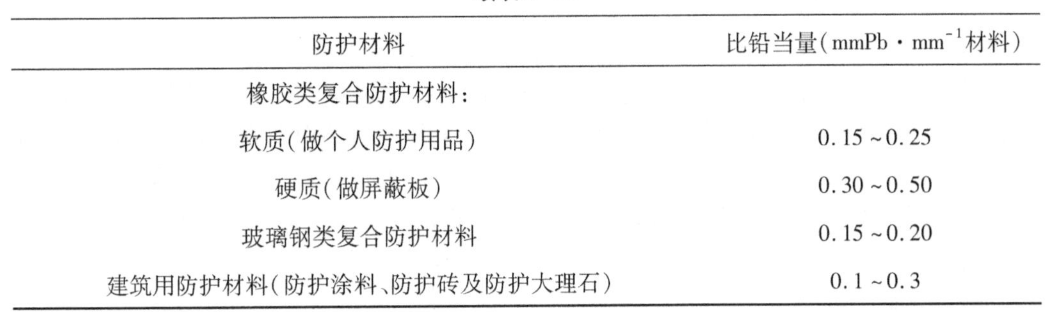

防护材料	比铅当量（mmPb · mm^{-1}材料）
橡胶类复合防护材料：	
软质（做个人防护用品）	0.15～0.25
硬质（做屏蔽板）	0.30～0.50
玻璃钢类复合防护材料	0.15～0.20
建筑用防护材料（防护涂料、防护砖及防护大理石）	0.1～0.3

三、射线屏蔽厚度的确定方法

无论是机房的建筑等固有防护设施，还是工作人员、被检者的个人防护用品，为了防御辐射危害，都需按一定要求对所用屏蔽材料的防护厚度进行计算。此外，剂量监督部门在进行防护监测中，或使用单位在考虑防护设备是否满足防护要求时，也需要进行计算，判断屏蔽厚度能将照射量控制在允许范围内。

放射线经过屏蔽材料时会被衰减或屏蔽，但是放射线剂量永远不会为零，所以，放射线的屏蔽设计并不在于确定一个完全吸收放射线的物质层厚度，而是设法找到满足屏蔽剂量限值的屏蔽层厚度，做到既经济，又安全可靠。

（一）当量剂量限值和最优化

计算医用射线的屏蔽，应根据剂量控制原则进行，工作人员和公众的受照剂量均不得超过规定的当量剂量限值，并按最优化原则考虑，既考虑经济和社会因素，也要把辐射照射剂量控制在合理范围内的最低水平。

（二）屏蔽材料的防护性能

屏蔽材料的种类、密度不同，防护性能也不相同，所以，对于同一屏蔽设施所需的屏蔽厚度也不一样。

（三）屏蔽用途和距离

通过屏蔽设施时射线转化为有用射线、散射线和漏射线，防御有用射线的屏蔽为初级防护屏；防御散、漏射线的屏蔽为次级防护屏。要根据屏蔽用途、放射源距离的远近、放射线源的类型、放射线源的能量以及放射线源的活度，以此来确定设计防护放射线的各种防护设施和防护用品的防护厚度。

（四）工作负荷

工作负荷（W，也称工作量），指周工作负荷，在数值上等于每周（W^{-1}）X 射线机的曝光时间 t（min）与管电流（mA）的乘积，即 $W=It$，单位：mA · min/W。W 一般按照数个月或一年工作量的平均值。它表征 X 射线机使用的频率，也是输出量多少的一种标志。若为 γ 射线源，则指 1 m 处线束（有用线束和漏射线）一周的空气吸收剂量，单位：Gy/（m^2 · W）（也可用 Sv 代替 Gy）。

（五）居留因子（T）

不在控制区内的居住、逗留，对辐射源也应设置足够的防护屏障，保障非工作人员受到的照射量控制在相应的限值以下。而人们在控制区外逗留的时间只是辐射源总的开启时间的一个份额，这个份额称为居留因子。对于工作人员照射所在区域的 T 值一般认为等于1。对于非工作人员来说，在候诊室、卫生间、楼梯等处属偶然居留区域，T 取1/16；在走廊、休息室、电梯等处属部分居留区域，T 取1/4；在工作区（如办公室、实验室病房、值班室）、生活区以及附近建筑有人居住的地方，属全部居留区域，T 取1。

（六）利用因子（U）

受到的照射量还与辐射束的朝向有关。在防护屏蔽设计中，把辐射源开启时间内，辐射束对准所关心的那个方向所占时间的分数，称为这一方向对辐射束的利用因子。利用因子只有在源的朝向有变化时，才会对工作负荷进行修正；朝向不能改变的辐射源和非直接从辐射源发出的辐射则无须考虑此项修正。按屏蔽点有用射线照射的辐射情况，可取天花板为1/16，墙壁为1/4，地板为1。

四、屏蔽厚度的计算

1. X射线透射量计算法

X射线的初级防护屏蔽厚度可用式（3-48）计算

$$B=\frac{Pd^2}{WUT} \tag{3-48}$$

式中，B 为有用射线的最大允许透射量，单位为 mSv · m² · mA/min（也可用 mGy 代替 mSv）；P 为周剂量限值，对工作人员 $P=1$ mSv/W，对非工作人员 $P=0.1$ mSv/W；d 为参考点到焦点的距离，单位为 m；WUT 为有效工作负荷，其中 W 为周工作负荷，单位为 mA · min/W；U 为利用因子；T 为居留因子。

2. 查表法

初级、次级厚度通过查表3-59、表3-60法获得。

表3-59　有用射线控制至1 mSv/W以下的防护厚度

管电压/kV	有效工作负荷/（mA · min/W）	与源相距下列距离时所需铅厚度/cm				与源相距下列距离时所需混凝土厚度/cm			
		1 m	2 m	4 m	8 m	1 m	2 m	4 m	8 m
50	500	0.04	0.03	0.02	0.01	3.4	2.5	1.6	0.9
	125	0.03	0.02	0.01	0.01	2.5	1.6	0.9	0.4
	30	0.02	0.01	0.01	—	1.6	0.9	0.4	—
	8	0.01	0.01	—	—	0.9	0.4	—	—
75	500	0.10	0.08	0.05	0.03	9.7	7.4	5.0	3.0

续表 3-59

管电压/kV	有效工作负荷/(mA·min/W)	与源相距下列距离时所需铅厚度/cm				与源相距下列距离时所需混凝土厚度/cm			
		1 m	2 m	4 m	8 m	1 m	2 m	4 m	8 m
	125	0.08	0.05	0.03	0.02	7.4	5.0	3.0	1.2
	30	0.05	0.03	0.02	—	5.0	3.0	1.2	—
	8	0.03	0.02	—	—	3.0	1.2	—	—
100	1 000	0.24	0.19	0.14	0.09	17.0	13.6	10.4	7.1
	250	0.19	0.14	0.09	0.05	13.6	10.4	7.1	4.1
	60	0.14	0.09	0.05	0.03	10.4	7.1	4.1	1.5
	16	0.14	0.05	0.03	—	7.1	4.1	1.5	—
150	1 000	0.30	0.25	0.19	0.14	25.5	21.5	16.8	12.3
	250	0.25	0.19	0.14	0.09	21.1	12.3	12.3	8.0
	60	0.19	0.14	0.09	0.05	16.8	8.0	8.0	4.0
	16	0.14	0.09	0.05	0.02	12.3	4.0	4.0	0.8
200	40 000	0.66	0.58	0.51	0.43	46.3	41.0	35.9	30.6
	10 000	0.58	0.51	0.43	0.35	41.0	5.0	36.0	25.4
	2500	0.51	0.43	0.35	0.28	35.5	30.6	25.4	20.1
	625	0.43	0.35	0.28	0.20	30.6	25.4	20.1	15.0
250	40 000	1.26	1.09	0.91	0.74	51.8	46.5	41.0	35.4
	10 000	1.09	0.91	0.74	0.59	46.5	41.0	35.4	29.8
	2 500	0.91	0.74	0.59	0.44	40.1	35.4	29.8	24.1
	625	0.74	0.59	0.44	0.31	35.4	29.8	24.1	18.6

注：忽略空气造成的衰减。

表 3-60 散漏射线控制至 1 mSv/W 以下的防护厚度

管电压/kV	有效工作负荷/(mA·min/W)	与源相距下列距离时所需铅厚度/cm				与源相距下列距离时所需混凝土厚度/cm			
		1 m	2 m	4 m	8 m	1 m	2 m	4 m	8 m
50	500	0.02	0.01	0	0	1.0	0.3	0	0
	125	0.01	0	0	0	0.3	0	0	0
75	500	0.06	0.02	0.01	0	3.1	1.1	0.1	0
	125	0.02	0.01	0	0	1.1	0.1	0	0
	30	0.01	0	0	0	0.01	0	0	0

续表 3-60

管电压/kV	有效工作负荷/(mA·min/W)	与源相距下列距离时所需铅厚度/cm				与源相距下列距离时所需混凝土厚度/cm			
		1 m	2 m	4 m	8 m	1 m	2 m	4 m	8 m
100	1 000	0.08	0.04	0.02	0	5.5	2.7	0.3	0
	250	0.04	0.02	0	0	2.7	0.3	0	0
	60	0.02	0	0	0	0.3	0	0	0
150	1 000	0.11	0.06	0.03	0	8.9	4.9	1.3	0
	250	0.06	0.03	0	0	4.9	1.3	0	0
	60	0.03	0	0	0	1.3	0	0	0
200	40 000	0.40	0.32	0.24	0.16	26.9	21.6	16.4	11.3
	10 000	0.32	0.24	0.16	0.09	21.6	16.4	11.3	6.4
	2 500	0.24	0.16	0.09	0.04	16.4	11.3	6.4	2.0
	625	0.16	0.09	0.04	0	11.3	6.4	2.0	0
250	40 000	0.78	0.61	0.45	0.28	30.6	25.1	19.4	13.9
	10 000	0.61	0.45	0.28	0.14	25.1	19.4	13.9	8.5
	2 500	0.45	0.28	0.14	0.05	19.4	13.9	8.5	3.4
	625	0.28	0.14	0.05	0	13.9	8.5	3.4	0

注:计算本表考虑的典型条件是:X 射线管焦点到散射体的距离为 50 cm;90°方向散射:有用射线入射到散射体的照射量率与散射到1 m 处的照射量率之比是 0.1%;50～150 kV 时,距焦点 1 m 处的漏射线为 1 $mGy \cdot h^{-1}$,在 200～400 kV 时为 10 $mGy \cdot h^{-1}$;未考虑空气造成的衰减。

3. γ 射线远距离治疗室的屏蔽计算

(1)初级防护屏蔽计算　计算有用线束的透射量,也可以用屏蔽厚度计算,其中 B 为 γ 射线的透射量,相应于 B 的屏蔽厚度的透射曲线读出(如图 3-6、图 3-7);W 为有用线束的工作负荷,单位是 $Gy \cdot m^2/W$。

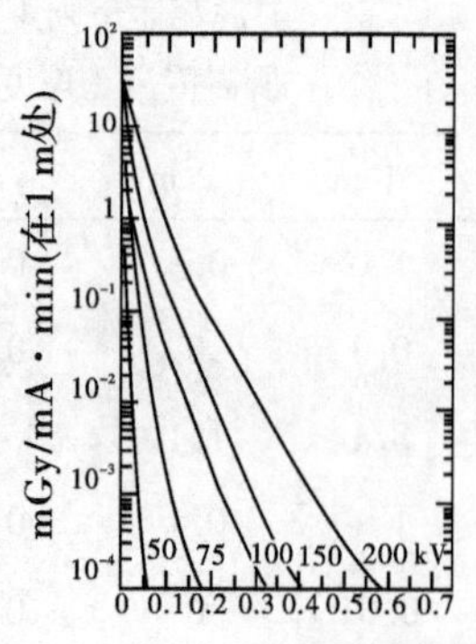

图 3-6　宽束 γ 射线穿过密度为 11 350 kg/m^3 铅时的穿透曲线

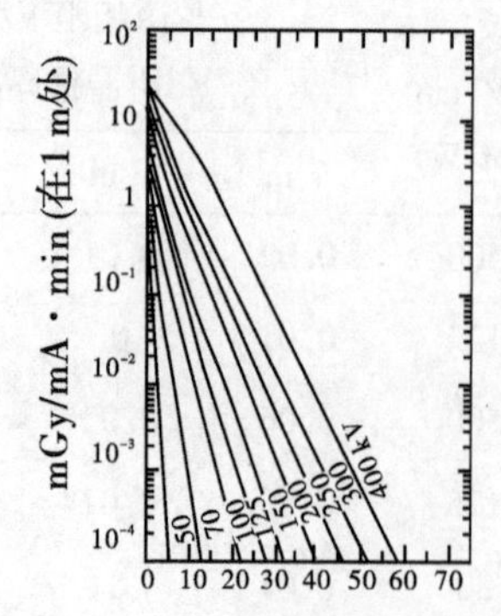

图 3-7　宽束 γ 射线穿过密度为 2 350 kg/m^3 混凝土时的穿透曲线

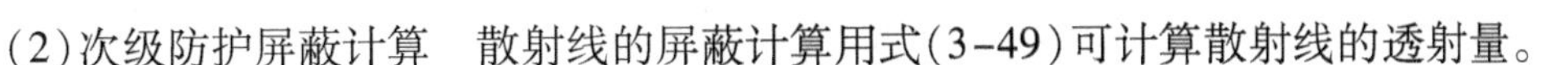

（2）次级防护屏蔽计算　散射线的屏蔽计算用式（3-49）可计算散射线的透射量。

$$B_S=\frac{100Pd_S^2}{WTS} \quad (3-49)$$

式中，B_S为散射线的透射量；d_S是从散射体到考察点的距离，单位为 m；S 为入射辐射被散射到1 m 处的百分吸收剂量率；W 为有用线束的工作负荷，单位为 Gy·m²/W。如果γ源到散射体之间的距离不是1 m，那么按平方反比法则加以修正。

（张红艳　韦　星）

第十一节　放射防护管理

链接 3-11　放射防护管理

一、放射防护的目的

核能与核技术的广泛应用，可以造福人类，也会给人类带来危害。在 ICRP 建议书中明确指出："辐射防护的目的在于防止有害的确定性效应的发生，并限制随机性效应发生的概率，使之达到被认为是可以接受的水平"。辐射防护需关注两种类型的效应，一是辐射的确定性效应，主要包括因细胞丢失导致的组织或器官的功能丧失（如坏死、红斑等），这些效应是由大剂量照射引起的；二是在照后很久才显现出来的随机性效应，包括增加癌症发病率以及动物实验研究结果所推论的遗传疾病的增加。根据目前现有的科学证据，对随机性效应采取线性无阈的剂量响应关系是最合适的假定。

简单的线性无阈假定可以在实际工作中发挥重要的作用：①可以对人体器官或组织内的剂量在器官或组织内进行平均；②对不同时间接受的剂量可以相加；③对来自一个放射源的剂量可以认为与来自其他放射源的剂量无关。

二、辐射防护的基本原则

辐射防护工作的基本原则也是基本要求，这是一个完整的体系，需要全面考虑，不能单纯强调其中一个方面。

1. 辐射实践活动的正当性

任何一项辐射实践活动，都要综合考虑社会、经济和其他有关因素之后，经过权衡利弊，充分论证，对个人和社会的危害在正常值范围内，辐射实践才是正当的。这里所说的利益是包括对于社会的总利益，不仅仅是某些团体或个人所得的利益；辐射危害也是指人实践后带来的所有消极方面的总和。它不仅包括经济上的代价，而且还包括对人体健康及环境损害总和，也包括社会心理上带来的一切消极因素所付出的总代价。

通过添加放射性物质或通过活化从而使有关日用商品或产品中的放射性活度增加都是不正当的：

（1）放射性物质在日用商品或产品（例如玩具等）中无意义的应用实践。

（2）食品、饮料、化妆品或其他供人食用、吸入、经皮肤摄入或皮肤敷贴的商品或产品的实践。

2. 辐射防护安全的最优化

辐射防护安全最优化选择的过程是从直观的定性分析和使用辅助决策技术的定量分析，确定措施时应考虑防护与安全选择以及照射的性质、大小和可能性，根据最优化的结果制定相应的准则。在考虑辐射防护时，不是剂量越低越好，而是要根据社会和经济因素的条件，使辐射照射水平降低到可以合理达到的最低水平。在实践过程中，辐射防护与安全的最优化主要在防护措施的选择、设备的设计和确定各种管理限值时使用。最优化并不是唯一标准，但它是确定这些措施、设计和限值的重要因素。所以，防护与安全的最优化在实际的辐射防护中占有重要地位。

3. 剂量限制和约束

因为在人类群体中利益和代表分配的不一致性，即使辐射实践满足了正当性要求，防护与安全达到了最优化，但还不一定能够对每个人提供足够的防护，所以，必须对个人受到的正常照射加以限制，以保证综合照射所致的个人总有效剂量和有关器官或组织的总当量剂量不超过国家规定的相应剂量限值。对于职业照射，剂量约束是一种与辐射源相关的个人剂量值，用于限制最优化过程中考虑备选方案的范围。剂量约束所指的照射是任何人群，在受控辐射源的预期运行中所经照射量的年剂量之和。对每个辐射源的剂量约束必须保证使人群所接受的辐射剂量之和保持在剂量限值内。

三、放射防护管理

人工辐射照射的主要来源是医疗照射，为加强对医疗照射机构的限制与管理，必须由相应的政府机构对医疗照射项目审批、设置及监督管理。按照《放射工作卫生防护管理办法》，县级以上地方人民政府卫生行政部门应当定期对本行政区域内开展放射诊疗活动的医疗机构进行监督检查。检查内容包括：①执行法律、法规、规章、标准和规范等情况；②放射诊疗规章制度和工作人员岗位责任制等制度的落实情况；③健康监护制度和防护措施落实的情况；④放射事件调查处理和报告情况。

四、放射性工作申请许可制度

（一）放射诊疗的设置与批准

（1）医疗机构设置放射诊疗项目，应当按照其开展的放射诊疗工作的类别，分别向相应的卫生行政部门提出建设项目卫生审查、竣工验收和设置放射诊疗项目申请：①开展放射治疗、核医学工作的，向省级卫生行政部门申请办理；②开展介入放射学工作的，向设区的市级卫生行政部门申请办理；③开展X射线影像诊断工作的，向县级卫生行政部门申请办理。

同时开展不同类别放射诊疗工作的，向具有高类别审批权的卫生行政部门申请办理。

(2)新建、扩建、改建放射诊疗建设项目,医疗机构应当在建设项目施工前向相应的卫生行政部门提交职业病危害放射防护预评价报告,申请进行建设项目卫生审查。立体定向放射治疗、质子治疗、重离子治疗、带回旋加速器的正电子发射断层扫描诊断等放射诊疗建设项目,还应当提交卫生部指定的放射卫生技术机构出具的预评价报告技术审查意见。

卫生行政部门应当自收到预评价报告之日起三十日内,做出审核决定。经审核符合国家相关卫生标准和要求的,方可施工。

(3)医疗机构在放射诊疗建设项目竣工验收前,应当进行职业病危害控制效果评价;并向相应的卫生行政部门提交下列资料,申请进行卫生验收:①建设项目竣工卫生验收申请;②建设项目卫生审查资料;③职业病危害控制效果放射防护评价报告;④放射诊疗建设项目验收报告。

立体定向放射治疗、质子治疗、重离子治疗、带回旋加速器的正电子发射断层扫描诊断等放射诊疗建设项目,应当提交卫生部指定的放射卫生技术机构出具的职业病危害控制效果评价报告技术审查意见和设备性能检测报告。

(4)医疗机构在开展放射诊疗工作前,应当提交下列资料,向相应的卫生行政部门提出放射诊疗许可申请:①放射诊疗许可申请表;②医疗机构执业许可证或设置医疗机构批准书(复印件);③放射诊疗专业技术人员的任职资格证书(复印件);④放射诊疗设备清单;⑤放射诊疗建设项目竣工验收合格证明文件。

(5)卫生行政部门对符合受理条件的申请应当即时受理;不符合要求的,应当在五日内一次性告知申请人需要补正的资料或者不予受理的理由。

卫生行政部门应当自受理之日起二十日内做出审查决定,对合格的予以批准,发给放射诊疗许可证;不予批准的,应当书面说明理由。

(6)医疗机构取得放射诊疗许可证后,到核发医疗机构执业许可证的卫生行政执业登记部门办理相应诊疗科目登记手续。执业登记部门应根据许可情况,将医学影像科核准到二级诊疗科目。

未取得放射诊疗许可证或未进行诊疗科目登记的,不得开展放射诊疗工作。

(7)放射诊疗许可证与医疗机构执业许可证同时校验,申请校验时应当提交本周期有关放射诊疗设备性能与辐射工作场所的检测报告、放射诊疗工作人员健康监护资料和工作开展情况报告。

医疗机构变更放射诊疗项目的,应当向放射诊疗许可批准机关提出许可变更申请,并提交变更许可项目名称、放射防护评价报告等资料;同时向卫生行政执业登记部门提出诊疗科目变更申请,提交变更登记项目及变更理由等资料。

卫生行政部门应当自收到变更申请之日起二十日内做出审查决定。未经批准不得变更。

(8)有下列情况之一的,由原批准部门注销放射诊疗许可,并登记存档,予以公告:①医疗机构申请注销的;②逾期不申请校验或者擅自变更放射诊疗科目的;③校验或者办理变更时不符合相关要求,且逾期不改进或者改进后仍不符合要求的;④歇业或者停止诊疗科目连续一年以上的;⑤被卫生行政部门吊销医疗机构执业许可证的。

（二）放射工作单位必备的条件

（1）医疗机构开展放射诊疗工作，应当具备以下基本条件：①具有经核准登记的医学影像科诊疗科目；②具有符合国家相关标准和规定的放射诊疗场所和配套设施；③具有质量控制与安全防护专（兼）职管理人员和管理制度，并配备必要的防护用品和监测仪器；④产生放射性废气、废液、固体废物的，具有确保放射性废气、废物、固体废物达标排放的处理能力或者可行的处理方案；⑤具有放射事件应急处理预案。

（2）医疗机构应当按照下列要求配备并使用安全防护装置、辐射检测仪器和个人防护用品：

1）放射治疗场所应当按照相应标准设置多重安全联锁系统、剂量监测系统、影像监控、对讲装置和固定式剂量监测报警装置；配备放疗剂量仪、剂量扫描装置和个人剂量报警仪。

2）开展核医学工作的，设有专门的放射性同位素分装、注射、储存场所，放射性废物屏蔽设备和存放场所；配备活度计、放射性表面污染监测仪。

3）介入放射学与其他 X 射线影像诊断工作场所应当配备工作人员防护用品和被检者个人防护用品。

（3）医疗机构应当对下列设备和场所设置醒目的警示标志。

1）装有放射性同位素和放射性废物的设备、容器，设有电离辐射标志。

2）放射性同位素和放射性废物储存场所，设有电离辐射警告标志及必要的文字说明。

3）放射诊疗工作场所的入口处，设有电离辐射警告标志。

4）放射诊疗工作场所应当按照有关标准的要求分为控制区、监督区，在控制区进出口及其他适当位置，设有电离辐射警告标志和工作指示灯。

（三）执业条件

1. 医疗机构开展放射诊疗工作，应当具备以下基本条件：

（1）具有经核准登记的医学影像科诊疗科目。

（2）具有符合国家相关标准和规定的放射诊疗场所和配套设施。

（3）具有质量控制与安全防护专（兼）职管理人员和管理制度，并配备必要的防护用品和监测仪器。

（4）产生放射性废气、废液、固体废物的，具有确保放射性废气、废液、固体废物达标排放的处理能力或者可行的处理方案。

（5）具有放射事件应急处理预案。

2. 医疗机构开展不同类别放射诊疗工作，应当分别具有下列人员：

（1）开展放射治疗工作的，应当具有：①中级以上专业技术职务任职资格的放射肿瘤医师；②病理学、医学影像学专业技术人员；③大学本科以上学历或中级以上专业技术职务任职资格的医学物理人员；④放射治疗技师和维修人员。

（2）开展核医学工作的，应当具有：①中级以上专业技术职务任职资格的核医学医师；②病理学、医学影像学专业技术人员；③大学本科以上学历或中级以上专业技术职务

任职资格的技术人员或核医学技师。

(3)开展介入放射学工作的,应当具有:①大学本科以上学历或中级以上专业技术职务任职资格的放射影像医师;②放射影像技师;③相关内、外科的专业技术人员;④开展X射线影像诊断工作的,应当具有专业的放射影像医师。

(4)医疗机构开展不同类别放射诊疗工作,应当分别具有下列设备:①开展放射治疗工作的,至少有一台远距离放射治疗装置,并具有模拟定位设备和相应的治疗计划系统等设备;②开展核医学工作的,具有核医学设备及其他相关设备;③开展介入放射学工作的,具有带影像增强器的医用诊断X射线机、数字减影装置等设备;④开展X射线影像诊断工作的,有医用诊断X射线机或CT机等设备。

(5)医疗机构应当按照下列要求配备并使用安全防护装置、辐射检测仪器和个人防护用品:①放射治疗场所应当按照相应标准设置多重安全联锁系统、剂量监测系统、影像监控、对讲装置和固定式剂量监测报警装置;配备放疗剂量仪、剂量扫描装置和个人剂量报警仪;②开展核医学工作的,设有专门的放射性同位素分装、注射、储存场所,放射性废物屏蔽设备和存放场所;配备活度计、放射性表面污染监测仪;③介入放射学与其他X射线影像诊断工作场所应当配备工作人员防护用品和受检者个人防护用品。

五、辐射防护监测

(一)工作场所监测

工作场所外照射监测是指对工作场所人员所在处的照射率或剂量率进行测量,其内容是:①辐射场射线剂量的分布情况;②确定人员(包括工作人员和公众)在该处允许工作或停留的时间;③在一定时间内所受的照射是否超过规定的剂量当量限值;④防护措施是否合乎规定的要求等。

工作场所外照射监测还包括工作场所周边环境的监测,包括透照室门口、窗口、走廊、楼上、楼下和其他相邻房间的照射量率,以保证环境剂量水平符合放射卫生防护要求。

(二)个人剂量监测

在外照射的情况下,个人剂量监测是测量被射线照射的个人所接受的剂量,这是一种控制性的测量。它可以告知在辐射场中工作的人员直到某一时刻为止已经接受了多少剂量,因此就可以控制以后的照射。如果被照射者接受了超剂量的照射,个人剂量监测不仅有助于分析超剂量的原因,还可以为医生治疗被照射者提供有价值的数据。并且个人剂量监测对加强管理、积累资料、研究剂量与效应关系有很大的作用。

(三)监测仪器

1. 监测仪器的工作原理

剂量仪之所以能测量电离辐射,其基本原理是根据电离辐射的物理和化学效应,利用这些效应制成各种不同型号和用途的剂量仪。对于X射线和γ射线的监测,主要效应有:利用射线通过气体时的电离效应;利用射线通过某些固体时的电离和激发;利用射线的能量在物质中所产生的热效应;利用射线和物质作用而产生的化学变化。

2. 监测仪器的组成和类型

辐射剂量仪可分为探测器和测量装置(电子线路)两部分,探测器是选用某种物质按一定方式对辐射产生响应(即物理、化学反应);测量装置是选用电子线路测量响应的程度。常见剂量仪的探测器主要是利用射线的电离性质,如电离室、正比计数器、盖革-弥勒计数管、各种半导体探测器等。另外还有利用与电离同时产生的激发等其他性质进行探测的,如闪烁计数器、化学剂量计以及固体剂量计。

3. 场所监测仪器

用于场所辐射监测的仪器按体积重量和结构可分为携带式和固定式两类。

携带式仪器体积小、重量轻,具有合适的量程,便于人员携带现场使用(如图 3-8)。固定式监测装置,一般由安装在操作室的主机和通过电缆安装在监测处的探头两部分组成。还可采用带有音响,或灯光讯号的报警装置,一旦场所的剂量超过某一预定阈值时,仪器能自动给出讯号在场所辐射监测中,有用射线束的照射场内辐射水平很高,而一般散、漏射线的辐射水平较低,必须选用适当的仪器进行测量。

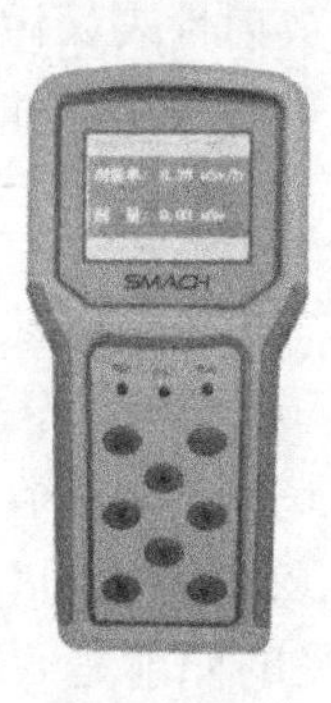

图 3-8　便携式场所监测仪器

4. 个人剂量监测仪器

个人剂量检测仪的探测器件通常佩戴在人体身上,以监测个人受到的总吸收量。因此,探测元件或仪器必须非常小巧、轻便、牢固、容易使用、佩带舒适,而且能量响应要好,并不受所测辐射以外的因素干扰。常用的个人剂量监测仪有电离室式剂量笔、热释光剂量仪等。个人剂量监测仪器有 3 种类型:累积剂量型,测量个人的累积剂量;报警型,当工作人员受照射剂量率超过预定限值时报警;两种功能兼有型,即可测量个人的累积剂量,又可报警。

(1)个人剂量笔　个人剂量笔(个人剂量计),是一种直读式袖珍电离室,又叫携带剂量表(如图 3-9)。是一种形似钢笔的小型验电器,其基本结构包括一个带正电(中心电极),一个带负电(外电极)的两个电极,中心电极(阳极)与外电极(阴极)绝缘,中心电极有一个活动丝,当电离室充电后,因同性电相斥,活动丝被固定中心电极推开,把斥力最大的为丝位校核为零刻度。在射线照射下,因为放电,电离室两极板电荷减少,斥力减弱,活动丝下垂,即可直接读出 X 射线剂量。

(2)热释光剂量计　热释光剂量计是一种固体发光剂量计(如图 3-10)。这是 20 世纪 50 年代以来迅速发展起来的剂量测量仪器。热释光剂量计具有灵敏度和精确度较高等优点，且尺寸小，剂量元件可加工成小徽章，有的还可加工成一定形状的指环戴在手指上，佩戴方便。热释光剂量计的缺点是不能直接显示读数，需要通过专门的加热读出装置读取剂量值。

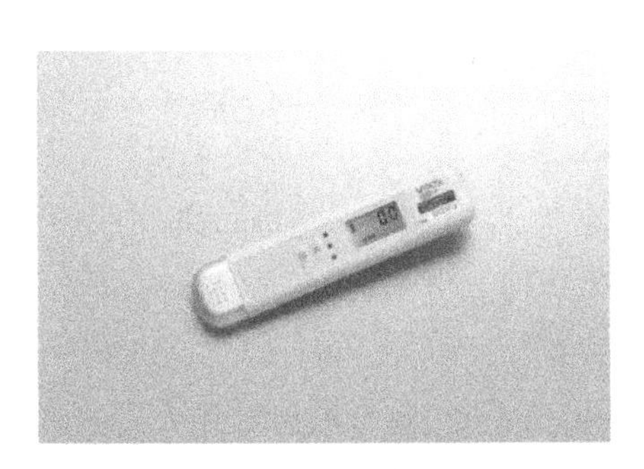

图 3-9 个人剂量笔

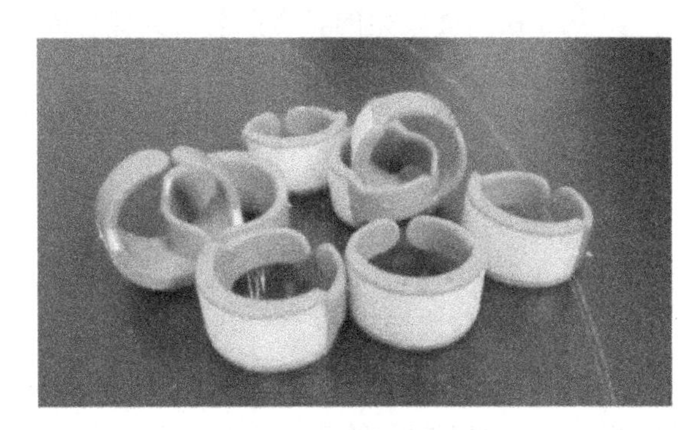

图 3-10 热释光剂量计

(3)累积式剂量仪 目前市场上有一种个人剂量仪是做成比香烟盒稍大一点的个人累积剂量仪(如图 3-11)，可以将它放在胸前的口袋中。这种仪器主要是利用盖-缪计数管测量剂量率，通过积分电路形成累积剂量。仪器的读数告诉你在这段工作时间内共受到了多少射线剂量的照射。这种剂量仪对较低能量的射线不敏感，适用于 γ 射线操作。

(4)个人剂量报警仪 个人累积剂量仪的报警仪，可将它放在胸前的口袋中，当人体在辐射场中工作时，一旦进入剂量率超过规定值的地域时，该仪器就会报警(如图 3-12)。但是这种剂量仪对较低能量的射线不敏感，只适用于 γ 射线操作。

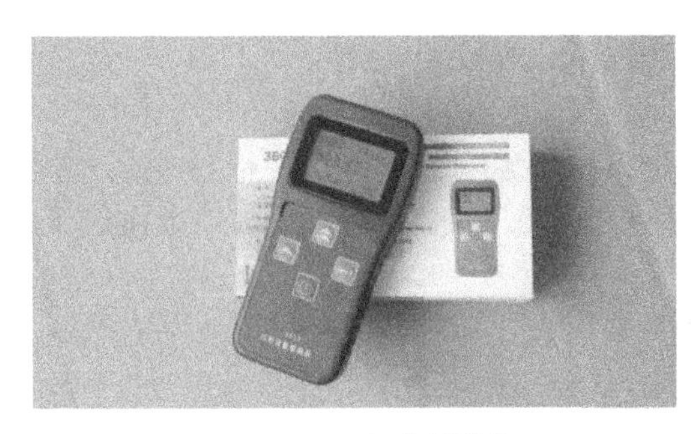

图 3-11 累积式剂量仪

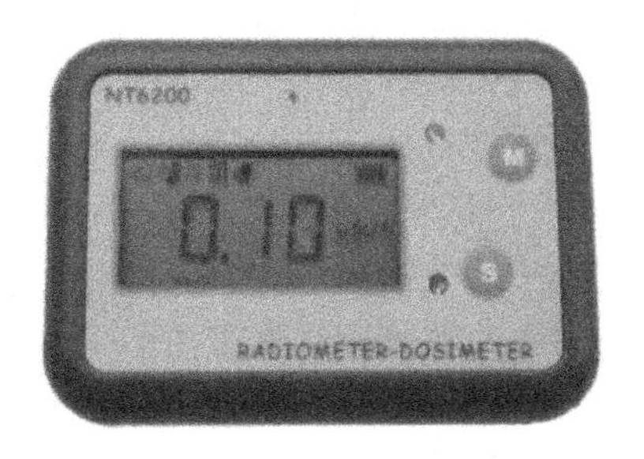

图 3-12 个人剂量报警仪

六、放射防护管理内容

(一)防护知识培训

防护培训是以提高各类医学放射工作人员对放射安全重要性的认识为目的，增强防护意识，掌握防护技能，最大限度地减少不必要的照射，避免事故发生，保障工作人员、被检者与患者以及公众的健康与安全，保障电离辐射的医学应用获取最佳效益。

1. 防护培训的基本要求

(1)对电离辐射医学应用的利与害有正确的认识，防止麻痹思想和恐惧心理。

(2)了解有关放射防护法规和标准的主要内容,掌握放射防护基本原则。

(3)了解、掌握减少工作人员和被检者所受照射剂量的原理和方法,以及有关防护设施与防护用品的正确使用方法。

(4)了解可能发生的异常照射及其应急措施。

2. 上岗前和在岗期间的培训

(1)医学放射工作人员上岗前必须接受放射防护培训,并经考核合格之后才有资格参加相应的工作。

(2)医学院校学生进入与放射工作有关的专业实习前,应接受放射防护知识培训。

(3)各类医学放射工作人员在岗期间应定期接受再培训。

(二)职业健康管理

(1)放射工作人员上岗前,应当进行上岗前的职业健康检查,符合放射工作人员健康标准的,方可参加相应的放射工作。放射工作单位不得安排未经职业健康检查或者不符合放射工作人员职业健康标准的人员从事放射工作。

(2)放射工作单位应当组织上岗后的放射工作人员定期进行职业健康检查,两次检查的时间间隔不应超过 2 年,必要时可增加临时性检查。放射工作人员脱离放射工作岗位时,放射工作单位应当对其进行离岗前的职业健康检查。

(3)医疗机构应当定期对放射诊疗工作场所、放射性同位素储存场所和防护设施进行放射防护检测,保证辐射水平符合有关规定或者标准。

放射性同位素不得与易燃、易爆、腐蚀性物品同库储存;储存场所应当采取有效的防泄漏等措施,并安装必要的报警装置。

放射性同位素储存场所应当有专人负责,有完善的存入、领取、归还登记和检查的制度,做到交接严格,检查及时,账目清楚,账物相符,记录资料完整。

(4)放射诊疗工作人员应当按照有关规定佩戴个人剂量计。

(5)医疗机构应当按照有关规定和标准,对放射诊疗工作人员进行上岗前、在岗期间和离岗时的健康检查,定期进行专业及防护知识培训,并分别建立个人剂量、职业健康管理和教育培训档案。

(6)医疗机构应当制定与本单位从事的放射诊疗项目相适应的质量保证方案,遵守质量保证监测规范。

(7)放射诊疗工作人员对患者和受检者进行医疗照射时,应当遵守医疗照射正当化和放射防护最优化的原则,有明确的医疗目的,严格控制受照剂量;对邻近照射野的敏感器官和组织进行屏蔽防护,并事先告知患者和受检者辐射对健康的影响。

(8)医疗机构在实施放射诊断检查前应当对不同检查方法进行利弊分析,在保证诊断效果的前提下,优先采用对人体健康影响较小的诊断技术。

实施检查应当遵守下列规定:①严格执行检查资料的登记、保存、提取和借阅制度,不得因资料管理、受检者转诊等原因使受检者接受不必要的重复照射;②不得将核素显像检查和 X 射线胸部检查列入对婴幼儿及少年儿童体检的常规检查项目;③对育龄妇女腹部或骨盆进行核素显像检查或 X 射线检查前,应问明是否怀孕;非特殊需要,对受孕后 8 ~ 15 周的育龄妇女,不得进行下腹部放射影像检查;④应当尽量以胸部 X 射线摄影代替

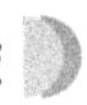

胸部荧光透视检查；⑤实施放射性药物给药和X射线照射操作时，应当禁止非受检者进入操作现场；因患者病情需要其他人员陪检时，应当对陪检者采取防护措施。

(9)医疗机构使用放射影像技术进行健康普查的，应当经过充分论证，制定周密的普查方案，采取严格的质量控制措施。

使用便携式X射线机进行群体透视检查，应当报县级卫生行政部门批准。在省、自治区、直辖市范围内进行放射影像健康普查，应当报省级卫生行政部门批准。跨省、自治区、直辖市或者在全国范围内进行放射影像健康普查，应当报卫生部批准。

(10)开展放射治疗的医疗机构，在对患者实施放射治疗前，应当进行影像学、病理学及其他相关检查，严格掌握放射治疗的适应证。对确需进行放射治疗的，应当制订科学的治疗计划，并按照下列要求实施：①对体外远距离放射治疗，放射诊疗工作人员在进入治疗室前，应首先检查操作控制台的源位显示，确认放射线束或放射源处于关闭位时，方可进入；②对近距离放射治疗，放射诊疗工作人员应当使用专用工具拿取放射源，不得徒手操作；对接受敷贴治疗的患者采取安全护理，防止放射源被患者带走或丢失；③在实施永久性籽粒插植治疗时，放射诊疗工作人员应随时清点所使用的放射性籽粒，防止在操作过程中遗失；放射性籽粒植入后，必须进行医学影像学检查，确认植入部位和放射性籽粒的数量；④治疗过程中，治疗现场至少应有2名放射诊疗工作人员，并密切注视治疗装置的显示及病人情况，及时解决治疗中出现的问题；严禁其他无关人员进入治疗场所；⑤放射诊疗工作人员应当严格按照放射治疗操作规范、规程实施照射；不得擅自修改治疗计划；⑥放射诊疗工作人员应当验证治疗计划的执行情况，发现偏离计划现象时，应当及时采取补救措施，并向本科室负责人或者本机构负责医疗质量控制的部门报告。

(11)开展核医学诊疗的医疗机构，应当遵守相应的操作规范、规程，防止放射性同位素污染人体、设备、工作场所和环境；按照有关标准的规定对接受体内放射性药物诊治的患者进行控制，避免其他患者和公众受到超过允许水平的照射。

七、放射性事故及其处理

引起异常的或未预料到的辐射危害的任何情况，都叫放射性事故。

对于探伤来说一般指操作事故。采用X射线探伤只要严格遵守安全操作流程，一般不会发生事故。用γ射线探伤，发生过一些放射源与机械手脱开的事故，即机械手已退回到原位时，源却没有回到贮存容器内，造成失去屏蔽；另一类事故是因操作不当使操作系统发生故障，源退不回贮存容器内。

放射性事故是可以预防的，关键在于平常加强对工作人员的安全教育，严格遵守操作规程。事故发生以后为了有效地处理放射性事故，应制定各种可能事故的应急措施。事故的种类千差万别，处理事故时应根据事故的具体情况，制定适宜于不同事故的处理方案。

一般的处理程序均应包括如下内容。

(1)事故发生后，当事人应立即通知同工作场所的工作人员离开，并报告防护负责人及单位领导。

(2)由单位领导召集专业人员，根据具体情况迅速制定事故处理方案。

(3)事故处理必须在单位负责人的领导下,在有经验的工作人员和卫生防护人员的参加下进行,未取得防护监测人员的允许不得进入事故区。

(4)防护监测人员还应进行以下几项工作:①迅速确定现场的辐射强度及影响范围,划出禁区,防止外照射的危害;②根据现场辐射强度,决定工作人员在现场工作的时间;③协助和指导在现场执行任务的工作人员佩戴防护用具及个人剂量仪;④对严重剂量事故,应尽可能记下现场辐射强度和有关情况,并对现场重复测量,估计当事人所受剂量,根据受照剂量情况决定是否送医院进行医学处理或治疗。

(5)各种事故处理以后,必须组织有关人员进行讨论,分析事故发生原因,从中吸取经验教训,采取措施,防止类似事故重复发生。

(6)凡属大事故或重大事故,应向上级主管部门报告。

(张红艳　闫　悦)

第四章

放射防护基本实训项目

项目一　X射线的特性实验

链接4-1
X射线的
特性实验

【实验目的】

1. 知识目标

掌握X射线特征，通过实验加深理解X射线的物理特性及化学特性的理解。

2. 能力目标

能够熟练操作实验设备，采用不同的方式验证X射线的穿透作用、荧光作用、感光作用及电离作用的过程。

3. 素质培养目标

掌握X射线摄影原理，为建立防护意识打下基础。

【实验原理】

X射线的物理特性包括波粒二象性、穿透作用、荧光作用、电离作用和热作用；化学特性包括感光作用和着色作用。

【实验设备】

医用X射线机（带透视功能）、医用X射线胶片、带增感屏的暗盒、验电器、丝绸、玻璃棒、铅皮、铅橡胶、水模、木板、纸板等。

【实验要求】

（1）遵守实验室规章制度，听从实验教师安排。

（2）着装正规，实验操作规范。

（3）爱护实验室设备，严格做好个人防护。

（4）感光作用实验中要及时记录实验结果，以免后期遗忘。

【实验步骤】

1. 荧光作用实验

将X射线机调至透视功能，管电压70 kV，管电流3 mA。连续曝光，可在黑暗中看到荧光屏发出的蓝绿色荧光。然后将暗盒打开，将增感屏置于X射线束中，同样可以看到增感屏发出明亮的荧光。

2. 穿透作用实验

保持管电压和管电流不变，分别将纸板、木板、水模、铅皮、铅橡胶等置于X射线管和荧光屏中间的射线区，观察X射线穿过这些物质衰减后形成的影像。记录实验结果，填入表4-1。

表4-1　X射线对物质的穿透作用

物质	1. 木板	2. 铅皮	3. 铅橡皮	4. 纸板	5. 水模
影像密度从高到低排序					

3. 电离作用实验

(1)将验电器置于X射线管正下方适当位置，用丝绸摩擦过的玻璃棒使验电器带电，验电器铂片张开。

(2)选择合适的管电压和管电流照射验电器，可以看到，张开的铂片很快合拢。这说明X射线可以电离验电器中的空气，电离所产生的电荷与铂片上所带电荷中和。

4. 感光作用实验

将2 mm厚铅板剪成2 cm×2 cm的方块，在铅板中间扎一个小孔，将铅板置于遮线筒正中，在远端放置装有胶片的暗盒进行摄影。

管电压75 kV，管电流100 mA，曝光时间为2 s，胶片距针孔的距离约为针孔至焦点的2倍。经冲洗处理，可在感光照片上看到，被铅板遮挡的部分几乎没有被曝光；铅板外被X射线照射部分呈黑色；铅板中心则因小孔成像而呈现X射线管灯丝的实像(焦点像)。绘制焦点像。

绘制焦点像

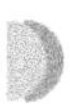

【实验结果】

将实验结果记录于表格中。

【实验讨论】

(1)根据实验结果,分析穿透作用实验中不同物质的影像密度差异。

(2)结合X射线的波粒二象性,讨论感光作用的实验结果。

【实验小结】

本实验通过实际观察X射线的荧光作用,了解荧光屏和增感屏的工作原理;通过改变被穿透物质,进一步熟悉射线的穿透作用,并总结出穿透作用的规律;通过电离作用进一步学习电离引起的生物效应;通过感光作用熟悉胶片感光的原理。为深入学习X射线的特性、射线防护及其成像原理打下基础。

【实验考核】

1. 理论考核

结合实验内容,进行理论考核(附理论考核题)。

2. 技能考核

学生实际操作,带教老师按照实训考核与评分标准给出分数,考核评估学生的实操技能(表4-2)。

表4-2　X射线特性实训考核与评分标准

项目	总分	实验要求	分值	得分
实验前准备	20	白大褂穿着整齐、干净	5	
		佩戴防护装备	5	
		原理知识掌握情况(教师提问)	5	
		实验所需材料(胶片、暗盒、验电器、玻璃棒等)、设备(常规X射线机)核对无误	5	
操作过程	30	X射线机:X射线机参数设置正确	5	
		荧光作用实验:在荧光屏上可观察到荧光	5	
		穿透作用实验:实验装置(纸板等)位置摆放正确,可观察到影像密度差别	5	
		电离作用实验:可观察到铂片张开、闭合现象	5	
		感光作用实验:管电压75 kV,管电流100 mA,曝光时间为2 s,实验装置摆放正确,能够绘制出焦点像	10	
实验结果	10	不同物质对X射线的衰减排序正确	5	
		正确绘制出焦点像	5	

续表 4-2

项目	总分	实验要求	分值	得分
实验报告	20	信息齐全,内容完整	5	
		算法正确,数值精准	5	
		书写规范	10	
实训评价	20	操作熟练程度	5	
		图像绘制精确度	5	
		正确佩戴防护装备	10	
总分	100		100	

(闫　悦　刘红霞)

链接 4-2 半价层的测量

项目二　半价层的测量

【实验目的】

1. 知识目标

掌握半价层的定义。

2. 能力目标

能够熟练操作实验设备,掌握测量半价层的方法。

3. 素质培养目标

熟悉医用 X 射线设备辐射质量要求及现行有效国家标准。

【实验原理】

1. 测量原理

半价层(half-value layer,HVL)表示物质对 X 射线的衰减能力,定义为 X 射线衰减到其初始值的一半时所需某种物质的厚度。*HVL* 与线性衰减系数的关系可以表示为

$$HVL=\frac{0.693}{\mu} \tag{4-1}$$

HVL 越大,代表该物质对 X 射线的衰减能力越弱,将 X 射线衰减到初始值一半时所需的厚度越厚。

在本实验中,半价层的计算原理主要依据 X 射线的衰减公式

$$K_i=K_0e^{-\mu d_i} \tag{4-2}$$

式中,K_0 为未加标准过滤铝片时的 X 射线空气比释动能;d_i 厚度为 d_i 的标准过滤铝片;K_i 为加放厚度为 d_i 的标准过滤铝片后空气比释动能;μ 为 X 射线强度衰减系数。

2. 测量方法

方法一：公式法

在国际标准 IEC 61223-3-2：2007 中，给出了乳腺 X 射线设备半价层的计算公式，可以作为计算半价层的参考。

$$HVL=\frac{d_1\ln(2\ K_2/K_0)-d_2\ln(2\ K_1/K_0)}{\ln(K_2/K_1)} \tag{4-3}$$

式中，d_1、d_2 是标准铝片的厚度，K_1、K_2 分别是 d_1、d_2 对应的空气比释动能值，K_0 是没有铝片时的空气比释动能值，所有的测量应在相同的 mA · s 条件下。由于乳腺 X 射线设备半价层的数值比较小，所以要求的数值比较精确，公式（4-3）中 d_1、d_2 的厚度与计算得到的半价层厚度之差要求不超过 0.2 mmAl。在其他类型的 X 射线设备中，虽然 d_1、d_2 的厚度与计算出的半价层厚度没有要求，但是为了保证测量的准确性，建议 d_1、d_2 的厚度与计算出的半价层厚度之差不超过 0.5 mmAl。

方法二：Excel 数据分析法

对公式（4-2）两边同时取对数，可得

$$\ln K_i-\ln K_0-\mu d_i \tag{4-4}$$

可以看出，测量得到的剂量数值的对数和所加铝片的厚度 d 是呈线性关系的。因此，可以根据这一点，通过测量多组不同厚度的铝片和剂量数值，用最小二乘法，借助 Excel 的线性回归公式 TREND 来计算出直线方程，然后得出半价层，如图 4-1。

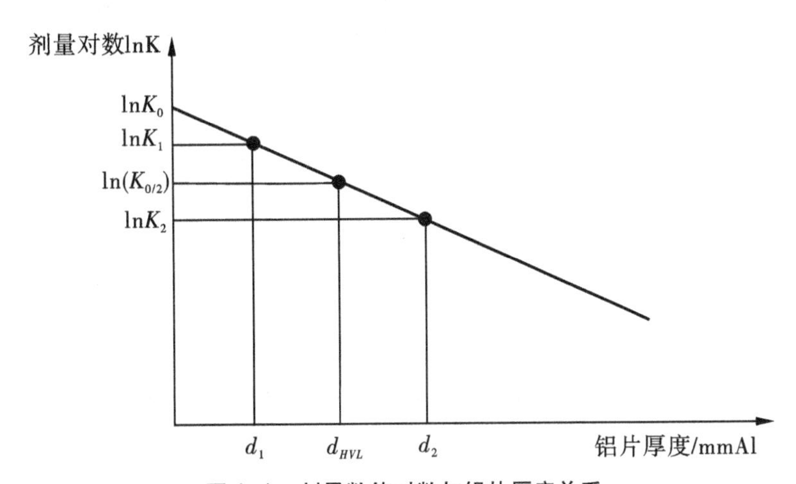

图 4-1　剂量数值对数与铝片厚度关系

例：已经测得三组数据分别如表 4-3、表 4-4 所示。将剂量的对数值视为 x，铝片厚度视为 y，则 3 组数据为（5.926，0），（5.366，0.261），（4.952，0.418），即可将$\ln(\frac{374.5}{2})=$ 5.232 代入函数，求出半价层 0.305 mmAl。

将数据填入表 4-3、表 4-4，线性分析图如图 4-2 所示。

表 4-3　不同厚度铝片滤过值

铝片厚度 d/mmAl	空气比释动能 K	剂量对数值 ln$K$
0	374.5	5.926
0.261	214.0	5.366
0.418	141.5	4.925

表 4-4　TREND 函数对应数值

	x	y
x_1/y_1	5.926	0
x_2/y_2	5.366	0.261
x_3/y_3	4.952	0.418
$x_{1/2}/y_{1/2}$	5.232	0.305 110 748

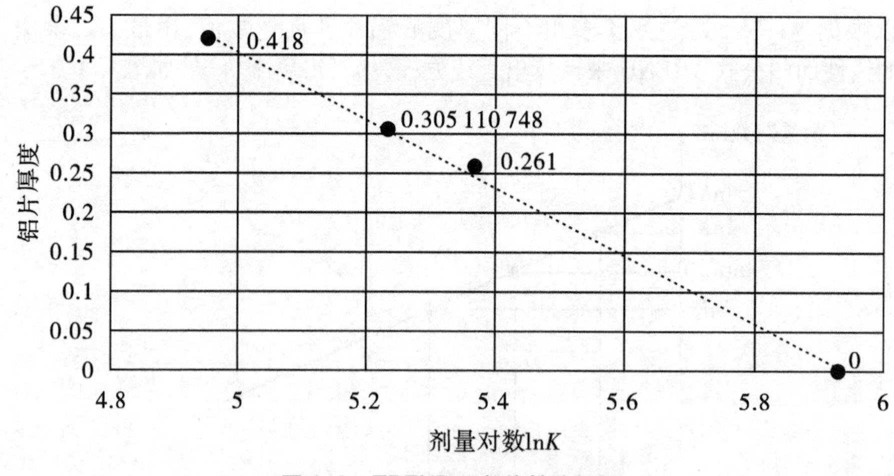

图 4-2　TREND 函数线性分析图

【实验设备】

医用 X 射线机、照射量计、厚度不同的标准过滤铝片、铅准直器、电子计算机、米尺等。

【实验要求】

(1)遵守实验室规章制度,听从实验教师安排。

(2)着装正规,实验操作规范。

(3)爱护实验室设备,严格做好个人防护。

(4)实验中要及时记录实验结果,以免后期遗忘。选择合适的铝片厚度,尽量在半价层上下浮动不超过 5 mm。

【实验步骤】

1. 放置实验装置

如图 4-3 所示。

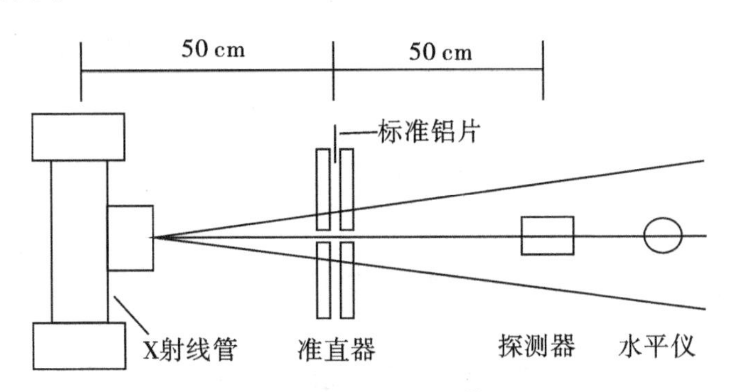

图 4-3　半价层实验装置

调整 X 射线管焦点、准直器圆孔中心、探测器探头中心位置，使用水平仪矫正，使其位于同一水平线。

X 射线管焦点至标准铝片距离设置为 50 cm，铝片与探测器中心距离设置为 50 cm。

2. 控制曝光条件

管电压 80 kV，管电流 100 mA，曝光时间 0.1 s。选择不同厚度的铝片，进行曝光，测量空气比释动能并记录，将数据填入表 4-5。

3. 数据记录

将铝片厚度 *d*、测量得到的 *K* 值计算 ln*K* 分别填入表 4-5 中。

表 4-5　不同厚度铝片透过射线剂量

铝片厚度 *d*/mmAl	0	1	1.5	2	2.5	3	3.5
空气比释动能 *K*/cGy							
剂量对数值 ln*K*							

4. Excel 数据分析

将剂量的对数值 ln*K* 视为 *x*，铝片厚度 *d* 视为 *y*，在 Excel 中输入，如图 4-4 所示。

	D	E	F
25	第1组	x_1	0
26	第2组	x_2	1
27	第3组	x_3	1.5
28	第4组	x_4	2
29	第5组	x_5	2.5
30	第6组	x_6	3
31	第7组	x_7	3.5
32	半价层	$\ln(k_0/2)$	TREND函数
33			

选择“公式”→“插入函数TREND”，选择数据，点击确定。如图

图4-4　数据输入

通过“TREND”函数，即可自动计算出半价层，如图4-5。选择数据，插入图表，选择散点图，插入，如图4-6。

	C	D	E	F	G	H
25		第1组	x_1	0		
26		第2组	x_2	1		
27		第3组	x_3	1.5		
28		第4组	x_4	2		
29		第5组	x_5	2.5		
30		第6组	x_6	3		
31		第7组	x_7	3.5		
32		半价层	$\ln(k_0/2)$	=TREND		
33						
34						
35						

函数参数
TREND
已知Y值集合　F25:F31　= {0;1;1.5;2;2.5;3;3.5}
已知X值集合　E25:E31　= {"x1";"x2";"x3";"x4";"x5";"x6";"x7"}
新X值集合　E32　= "ln(k0/2)"
不强制系数为0　= 逻辑值
= #VALUE!
根据现有的数据预测线性增长值。
新X值集合：一组新x值，通过TREND函数返回各自对应的y值
计算结果 = #VALUE!
查看该函数的操作技巧
确定　取消

图4-5　TREND函数

D	E	F
	x	y
第1组	x_1	0
第2组	x_2	1
第3组	x_3	1.5
第4组	x_4	2
第5组	x_5	2.5
第6组	x_6	3
第7组	x_7	3.5
半价层	$\ln(k_0/2)$	#VALUE!

插入图表
柱形图
折线图
饼图
条形图
面积图
XY（散点图）
股价图
雷达图
组合图
模板
在线图表
散点图

图4-6　计算半价层

选择任意数据点，添加趋势线，即可得到线性分析图，如图 4-7。

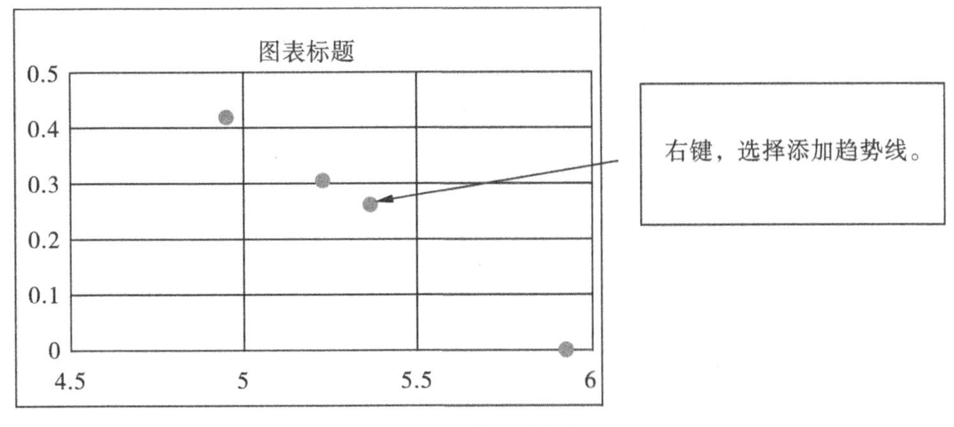

图 4-7　线性分析图

5. 改变照射条件，重复步骤 1 ~ 4，观察照射条件与半价层之间的关系。

【实验结果】

将实验结果记录于表 4-6 中。

表 4-6　照射条件与半价层之间的关系

管电压/kV	60	70	70	80	120
管电流/mA	200	200	200	200	100
曝光时间/s	0.32	0.08	0.32	0.1	0.1
半价层/mmAl					

【实验讨论】

(1) 根据实验结果，分析半价层与摄影条件的关系。

(2) 比较公式法与 Excel 数据分析法的优缺点。

【实验小结】

采用 Excel 数据分析法计算不同摄影条件下的半价层，加深对半价层含义的理解；学习并掌握 Excel 中 TREND 函数的使用方法；通过改变摄影条件，了解半价层并非一成不变的，而是随着摄影条件在改变的。

【实验考核】

1. 理论考核

结合实验内容，进行理论考核（附理论考核题）。

2. 技能考核

学生实际操作，带教老师按照实训考核与评分标准给出分数，考核评估学生的实操技能(表4-7)。

表4-7 半价层的测量实训考核与评分标准

项目	总分	实验要求	分值	得分
实验前准备	20	白大褂穿着整齐、干净	5	
		佩戴防护装备	5	
		原理知识掌握情况(教师提问)	5	
		实验所需材料(标准铝片、米尺)、设备(照射量计、准直器)核对无误	5	
操作过程	35	实验装置放置顺序、距离、水平是否准确	5	
		正确设置曝光条件:管电压80 kV,管电流100 mA,曝光时间0.1 s	5	
		铝片厚度选择正确	5	
		Excel数据输入准确	5	
		Excel中TREND函数使用正确	5	
		能够添加趋势线,得到线性分析图	5	
		能够改变摄影条件,计算半价层	5	
实验结果	20	选择铝片厚度准确,熟练测量空气比释动能	5	
		正确计算剂量对数值ln$K$	5	
		使用TREND函数计算出半价层	5	
		正确分析半价层与摄影条件的关系	5	
实验报告	15	信息齐全,内容完整	5	
		算法正确,数值精准	5	
		书写规范	5	
实训评价	10	操作熟练程度	2	
		Excel函数使用熟练	3	
		正确佩戴防护装备	5	
总分	100		100	

(闫　悦　刘红霞)

项目三　X射线防护区照射量率及工作场所剂量监测

链接4-3
X射线防护区照射量率及工作场所剂量监测

【实验目的】

1. 知识目标

了解防护区含义，掌握照射量率的定义。

2. 能力目标

能够熟练操作实验设备，掌握测量照射量率的方法。

3. 素质培养目标

严格控制照射野，建立防护意识，严守放射人员操作规章制度，熟悉《医用X射线诊断放射防护要求》（GBZ 130—2013）。

【实验原理】

1. 照射量 X

照射量可以用来作为X射线或γ射线在空气中辐射场的量度，是根据X射线或γ射线在空气中的电离本领大小而确定的量。照射量是通过测量射线与空气相互作用，空气电离后产生的电荷量，也是衡量X射线和γ射线照射量的最直接方法。

照射量可以定义为：X射线或γ射线的光子在单位质量空气中产生出来的所有次级电子，当它们完全被空气阻止时，在空气中所形成的任何一种符号离子的总电荷量的绝对值。用公式可表示为

$$X=\frac{\mathrm{d}Q}{\mathrm{d}m} \tag{4-5}$$

式中，$\mathrm{d}Q$ 为产生离子总电荷量的绝对值；$\mathrm{d}m$ 为空气质量。该方法适用于射线能量在10 keV～3 MeV的射线。

照射量单位：SI单位为C/kg，专用单位为伦琴（R），二者关系如下

$$1\ \mathrm{R}=2.58\times10^{-4}\ \mathrm{C/kg}$$

$$1\ \mathrm{C/kg}=3.877\times10^{3}\ \mathrm{R}$$

2. 照射量率 $\dot{X}$

照射量率是指单位时间内的照射量增量，用 $\dot{X}$ 表示。定义式为

$$\dot{X}=\frac{\mathrm{d}X}{\mathrm{d}t} \tag{4-6}$$

式中，$\mathrm{d}X$ 为照射量增量；$\mathrm{d}t$ 为时间间隔。

照射量率单位：SI单位为C/（kg · s），专用单位为R/s、R/min等。

3. 比释动能 K

比释动能是指间接致辐射与物质相互作用时，在单位质量物质中由间接致辐射所产生的全部带电粒子的初始动能的总和。定义式为

$$K=\frac{dE_{tr}}{dm} \tag{4-7}$$

式中，dm 为物质的体积元；dE_{tr} 为间接致电离辐射在 dm 中释放的全部带电粒子的初始动能之和。

比释动能的单位：SI 单位为 J/kg，专用名“戈瑞”，简称“戈”，用“Gy”表示，即 1 Gy = 1 J/kg。同理还有毫戈瑞（mGy）、微戈瑞（μGy），三者之间的关系为

$$1\ \text{Gy}=10^3\ \text{mGy}=10^6\ \mu\text{Gy}$$

4. 比释动能率 $\dot{K}$

比释动能率 $\dot{K}$ 为间接致电离辐射单位时间在介质中产生的比释动能。定义式为

$$\dot{K}=\frac{dK}{dt} \tag{4-8}$$

式中，dt 为时间间隔；dK 为比释动能在 dt 内的增量。

比释动能率 $\dot{K}$ 的 SI 单位为 Gy/s、mGy/h。

5. 照射量与比释动能的关系

照射量与空气比释动能可以表示为

$$K=8.76X$$

光子能量在 10～1 500 keV 时系数均为 8.76 mGy/R。

照射量通过合适的转换系数与空气比释动能相联系。例如，100 kV 的 X 射线在一点上产生 1 R 的照射量，将给予空气比释动能大约 8.7 mGy（0.87 rad）。

6. 防护区

在 X 射线透视过程中，放射工作者所处的位置，包括头部、腹部、胸部、下肢、足部等区域称为防护区。测量防护区的剂量率，对于评价放射设备的防护效果、人工防护措施有及其重要的意义。

【实验设备】

X 射线机，高灵敏度 X 射线、γ 射线空气比释动能率仪，个人剂量仪，300 mm×300 mm×200 mm标准水模，铅防护套装，米尺等。

【注意事项】

根据《医用 X 射线诊断放射防护要求》（GBZ 130—2013）的规定，透视用 X 射线设备时，在立位和卧位透视防护区测试平面上的空气比释动能率应分别不超过 50 μGy/h 和 150 μGy/h；在介入放射学、近台同室操作（非普通荧光屏透视）用 X 射线设备时，在确保铅屏风和床侧铅挂帘等防护设施正常使用的情况下，在透视防护区测试平面上的空气比释动能率应不大于 400 μGy/h。

【实验要求】

（1）遵守实验室规章制度，听从实验教师安排。

（2）着装正规，实验操作规范。

（3）爱护实验室设备，严格做好个人防护。

(4)实验中要及时记录实验结果,以免后期遗忘。

【实验步骤】

(一)普通荧光屏立位透视防护区测试平面空气比释动能率的检测

(1)选择尺寸为300 mm×300 mm×200 mm标准水模体,箱壁要求用有机玻璃制作。

(2)按照图4-8所示,将标准水模体置于有用线束中,诊断床与荧光屏间距为250 mm,荧光屏上的照射野面积调整为250 mm×200 mm。

(3)设置管电压为70 kV,管电流3 mA。

(4)用X射线、γ射线空气比释动能率仪在透视防护区的测试平面上按照图4-9所示5个位点进行空气比释动能率的测量。并将结果填入表4-8。

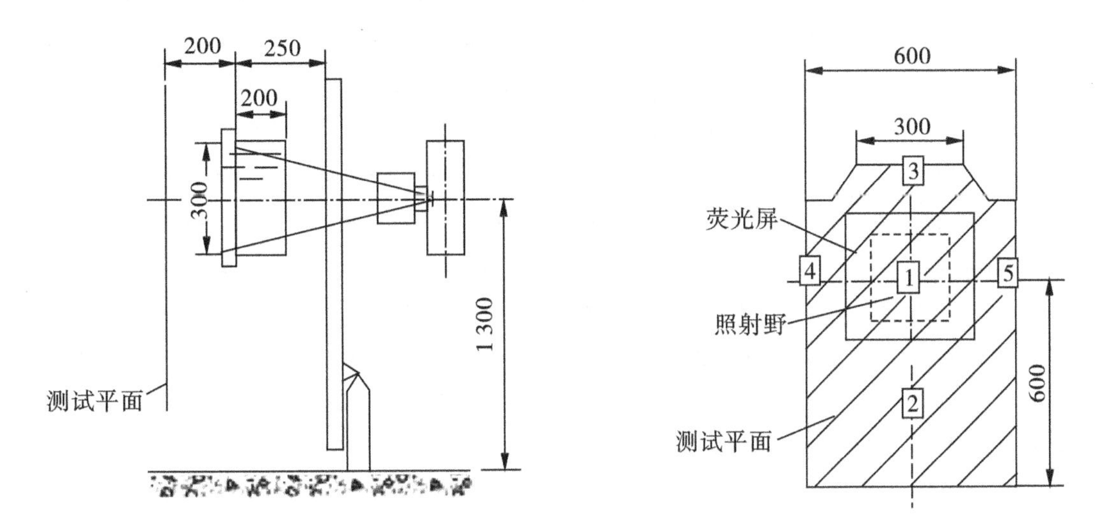

图4-8　立位透视防护区测试平面测试点示意图

表4-8　立位透视防护区空气比释动能测量

测试位置	定点测量结果					最大值	最小值
	1	2	3	4	5		

(二)普通荧光屏卧位透视防护区测试平面空气比释动能率的检测

(1)选择尺寸为300 mm×300 mm×200 mm标准水模体,箱壁要求用有机玻璃制作。

(2)按照图4-9所示,将标准水模体置于有用线束中,诊断床与荧光屏间距为250 mm,荧光屏上的照射野面积调整为250 mm×200 mm。

(3)设置管电压为70 kV,管电流3 mA。

(4)用X射线、γ射线空气比释动能率仪在透视防护区的测试平面上按照图4-9所示7个位点进行空气比释动能率的测量。并将结果填入表4-9。

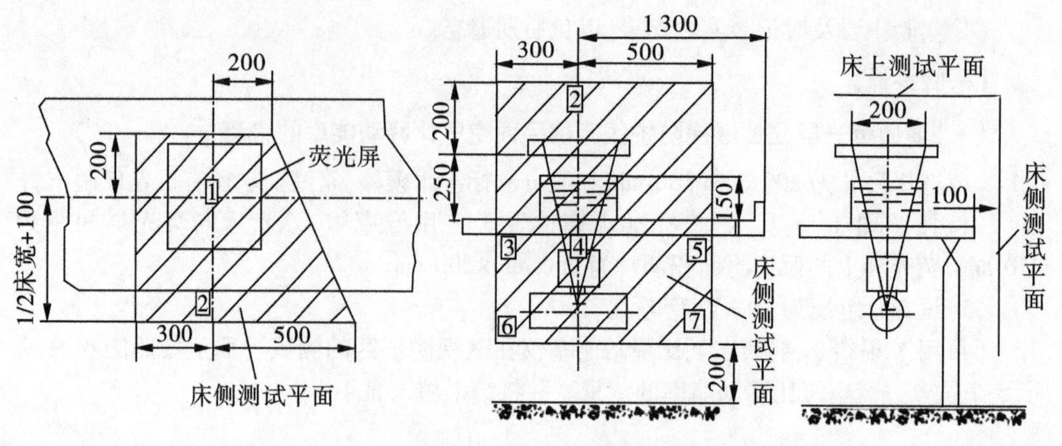

图 4-9　立位透视防护区测试平面测试点示意图

表 4-9　卧位透视防护区空气比释动能测量

测试位置	定点测量结果							最小值	最大值
	1	2	3	4	5	6	7		

(三)介入放射学设备、近台同室操作防护区测试平面空气比释动能率的检测

(1)选择尺寸为 300 mm×300 mm×200 mm 标准水模体,箱壁要求用有机玻璃制作。

(2)按照图 4-10 所示,将标准水模体置于有用线束中,诊断床与影像接收器间距为 250 mm,照射野面积调整为自动或 250 mm×200 mm。

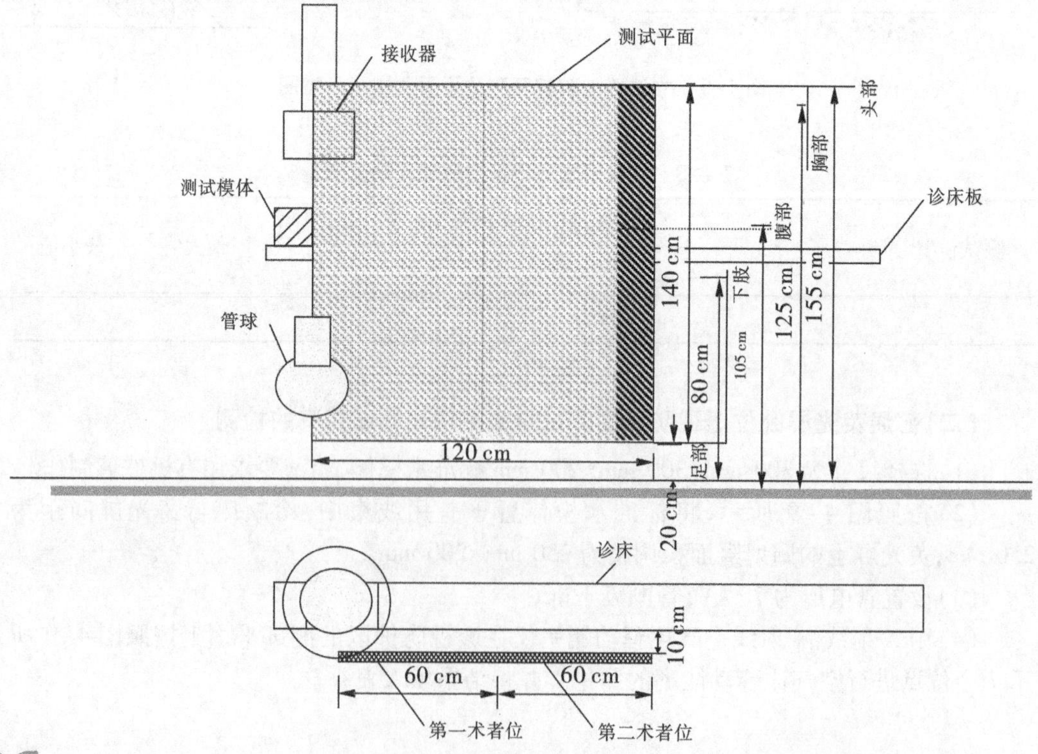

图 4-10　介入放射学设备、近台同室操作防护区测试平面测试点示意图

(3)采用透视照射模式,有自动曝光模式的设备选择自动曝光模式,水模体上加1.5 mm厚度的铜板,采用自动亮度控制条件;没有自动曝光控制的设备,设置管电压为70 kV,管电流1 mA。X射线垂直从床下向床上照射。

(4)用X射线、γ射线空气比释动能率仪在透视防护区的测试平面上按照图4-11所示对第一术者和第二术者的头部、胸部、腹部、下肢、足部等位点进行空气比释动能率的测量。

【实验结果】

将实验结果记录于表4-10中。

表4-10　介入放射学设备、近台同室操作防护区空气比释动能测量

测试位置	定点测量结果					最大值	最小值
	头部	胸部	腹部	下肢	足部		
第一术者							
第二术者							

【实验讨论】

(1)根据实验结果,根据《医用X射线诊断放射防护要求》(GBZ 130—2013),讨论测量结果是否符合要求。

(2)比较介入放射学设备、近台同室操作防护区空气比释动能测量中第一术者、第二术者不同部位的辐射剂量及其之间的关系。

【实验小结】

立位透视防护区射线主要来源有3个:①有用线束穿透件板,受检者和荧光屏后的直射线与产生的散射线;②来自X射线管的漏射线;③X射线机周围物体和墙壁的反射线与散射线。机房面积与X射线机的安装位置对防护区照射率的影响主要与后者有关。X射线机越靠近后房壁,反射线和散射线越多。

由于机体各部位对射线的敏感性不同,当照射剂量和剂量率相同时,在躯干上引起的效应比四肢上引起的效应严重,腹部照射的全身后果最严重,敏感顺序排列为:腹部>盆腔>头颈>胸部及四肢。因此在操作介入放射学设备时要更重视视腹部区域的防护工作。在介入手术过程中,介入工作人员要尽可能地采用各种防护设施做好防护,并合理佩戴个人防护用品。铅悬挂防护屏、铅防护吊帘、床侧防护帘和床侧防护屏等防护设施以及个人防护用品的使用,应可以大幅度减少介入操作人员的辐射受照剂量。

通过本实验,充分了解了防护区内的射线剂量分布,应增加对放射诊断职业病的认识,提高自我防护意识。

【实验考核】

1. 理论考核

结合实验内容,进行理论考核(附理论考核题)。

2. 技能考核

学生实际操作,带教老师按照实训考核与评分标准给出分数,考核评估学生的实操技能(表 4-11)。

表 4-11　X 射线防护区照射量率及工作场所剂量监测实训考核与评分标准

项目	总分	实验要求	分值	得分
实验前准备	20	白大褂穿着整齐、干净	5	
		佩戴防护装备	5	
		《医用 X 射线诊断放射防护要求》掌握情况(教师提问)	5	
		实验所需材料(标准水模、铅防护套装、米尺)、设备(X 射线机,高灵敏度 X、γ 射线空气比释动能率仪,个人剂量仪)核对无误	5	
操作过程	30	正确选择水模体 300 mm×300 mm×200 mm	5	
		正确设置曝光条件:管电压、管电流、摄影距离、照射野	5	
		普通荧光屏立位透视防护区测试平面:在透视防护区的测试平面上正确选择 5 个位点进行空气比释动能率的测量	5	
		普通荧光屏卧位透视防护区测试平面:在透视防护区的测试平面上正确选择 7 个位点进行空气比释动能率的测量	5	
		介入放射学设备、近台同室操作防护区测试平面:在透视防护区的测试平面上能够对第一术者和第二术者的头部、胸部、腹部、下肢、足部等位点进行空气比释动能率的测量	5	
		能够正确操作空气比释动能率仪	5	
实验结果	20	空气比释动能测量准确	5	
		分析测量结果是否符合要求	10	
		能够分析介入放射学设备、近台同室操作防护区空气比释动能测量中第一术者、第二术者不同部位的辐射剂量及其之间的关系	5	
实验报告	20	信息齐全,内容完整	5	
		算法正确,数值精准	5	
		书写规范	10	
综合评价	10	操作熟练程度	2	
		空气比释动能率仪使用熟练程度	3	
		正确佩戴防护装备	5	
总分	100		100	

(闫　悦　刘红霞)

项目四　各种X射线检查中人体吸收剂量及有效剂量的估计

链接4-4　各种X射线检查中人体吸收剂量及有效剂量的估计

【实验目的】

1. 知识目标

通过实验结果加深理解X射线检查中人体吸收剂量及有效剂量的估算，实际上就是估算X射线照射在受检者单位质量组织或器官里的能量，或者说是组织或器官积累的吸收剂量。比较患者用胸透和摄片两种模式所接受的有效剂量的差别。

2. 能力目标

能够熟练了解组织或器官的吸收剂量(D)的定义是受检者的辐射剂量终将落实到有关各组织或器官的吸收剂量(D)，组织或器官的吸收剂量是X射线积在受检者单位质量组织或器官里的能量。单位：Gy，1 Gy＝1 J/kg，100 cGy＝100 rad。组织或器官的吸收剂量的严格定义是物理意义上的点量，即吸收剂量是指致电离辐射授予某一体积元内物质的平均能量除以该体积元内物质的质量而得的商。即 $D=\mathrm{d}\bar{\varepsilon}/\mathrm{d}m$。

3. 素质培养目标

融入医学人文素养教育，培养医学生"以人为本"的职业情感，培养实事求是、科学严谨、团结协作的职业精神。

【实验原理】

组织或器官的吸收剂量是最完整地表征受检者所接受的X射线照射的量，然而大多数情况下是不可能直接测量的，可以通过体模模拟研究加以解决：用仿真人体模型，借助TLD和其他发光剂量计等探测器，测量受检者组织或器官的吸收剂量及其分布，采用蒙特卡罗(Monte Carlo)方法运算，估算组织或器官的吸收剂量。吸收剂量的生物效应决定于射线的种类和照射条件。如相同的吸收剂量，α射线对生物体危害比X射线大20倍；而质子的辐射权重因子比X射线大5倍；而中子的辐射权重因子比X射线大5～20倍；在辐射防护中，将个人或集体实际接收的或可能接收的吸收剂量根据组织生物效应加权修正，经修正后的吸收剂量在放射防护中称为当量剂量。当量剂量的单位与吸收剂量一样，即J/kg，专名是Sv，1 Sv＝1 J/kg(1 Gy)。

全身有效剂量(E)的估算，比较不同类型放射学检查的相对电离辐射风险，并且考虑到不同组织或器官的不同辐射敏感性时，采用以希沃特(Sv)为单位的有效剂量E来表征。全身有效剂量是一个反映非均匀照射归一到全身照射危险度的剂量参数。有效剂量(Effective Dose)专指当所考虑的效应是随机性效应(例如辐射诱发的癌症等)时，在全身非均匀照射的情况下，人体所有组织或器官的当量剂量的加权总和。即 $E=\sum W_{\mathrm{T}}\cdot H_{\mathrm{T}}$，$H_{\mathrm{T}}$为组织或器官T所受的当量剂量；$W_{\mathrm{T}}$为T的组织权重因子，有效剂量是器官和(或)组织的当量剂量按各组织权重因子加权之和。

例如,螺旋CT的有效剂量:利用$CTDI_{vol}$及其扫描长度L计算出剂量长度乘积DLP,再乘以特定的转换系数k来估计出有效剂量$E=k \cdot DLP$,转换系数k[mSv/(mGy·cm)]与检查部位有关,具体值见表4-12。

表4-12 身体不同部位的转换系数

受检者身体部位	K值/[mSv/(mGy·cm)]
头	0.023
颈	0.054
胸	0.017 0
腹	0.015 0
骨盆	0.019 0

典型受检者诊断参考水平,受检者X射线摄影、CT检查、乳腺摄影和X射线透视的剂量或剂量率诊断参考水平见表4-13~表4-16。

表4-13 典型成年受检者X射线透视的诊断参考水平

X射线设备类型	入射体表剂量率[a]/(mGy/min)
普通医用诊断X射线设备	50
有影像增强器的X射线设备	25
有影像增强器并有自动亮度控制系统的X射线设备(介入放射学中使用)	100

注:本表数据源于GB 18871—2002;a表列值为空气中的吸收剂量率(包括反散射)。

表4-14 典型成年受检者X射线摄影的诊断参考水平

检查部位	投照方位[a]	每次摄影入射体表剂量[b]/mGy
腰椎	AP	10
	LAT	30
	LSJ	40
腹部,胆囊造影,静脉尿路造影	AP	10
骨盆	AP	10
髋关节	AP	10
胸	PA	0.4
	LAT	1.5

续表 4-14

检查部位	投照方位[a]	每次摄影入射体表剂量[b]/mGy
胸椎	AP	7
	LAT	20
牙齿	牙根尖周	7
	AP	5
头颅	PA	5
	LAT	3

注:①本表数据源于 GB 18871—2002。

②AP:前后位投照,LAT:侧位投照,LSJ:腰骶关节投照,PA:后前位投照。

③入射受检者体表剂量系空气中吸收剂量(包括反散射)。这些值是对通常片屏组合情况(相对速度 200),如对高速片屏组合(相对速度 400~600),则表中数值应减少到 1/2~1/3。

表 4-15　典型成年受检者常见 CT 检查项目的辐射剂量和诊断参考水平

检查项目	25% 位数[a]		50% 位数[b]		75% 位数[c]	
	$CTDI_{vol}$ /mGy	DLP /(mGy·cm)	$CTDI_{vol}$ /mGy	DLP /(mGy·cm)	$CTDI_{vol}$ /mGy	DLP /(mGy·cm)
头颅	40	550	50	690	60	860
鼻窦	15	170	25	330	40	520
颈部	10	260	15	370	25	590
胸部	6	200	8	300	15	470
腹部	10	330	15	500	20	790
盆腔	10	320	15	480	20	700
腰椎(逐层)	15	70	25	130	35	200
腰椎(螺旋)	12	290	15	410	25	580
尿路造影	10	870	15	1 780	20	2 620
冠脉 CTA(前瞻)	15	210	25	360	40	600
冠脉 CTA(回顾)	30	490	45	750	60	1 030
颅脑 CTA	15	420	20	710	40	1 390
颈部 CTA	10	390	15	690	30	1 130
胸腹 CTA	10	450	15	870	20	1 440

注:①本表数据源于 WS/T 637—2018。

②CTA 为 CT angiography(CT 血管造影)的缩写。

③调查数据的 25% 位数,即异常低剂量的提示水平。

④调查数据的 50% 位数,即可能达到水平。

⑤调查数据的 75% 位数,即诊断参考水平。

表 4-16　典型儿童受检者常见 CT 检查部位的辐射剂量和诊断参考水平

检查部位及年龄/岁	$CTDI_{vol}$/mGy			DLP/(mGy·cm)		
	英国(2005)	德国(2008)	法国(2009)	英国(2005)	德国(2008)	法国(2009)
头部:0~1	30	33	30	270	390	420
头部:5	45	40	40	470	520	600
头部:10	50	50	50	620	710	900
胸部:0~1	6	1.7	3	10	28	30
胸部:5	6.5	2.7	3.5	55	55	63
胸部:10	28	4.3	5.5	105	105	137
腹部:0~1	—	2.5	5	—	70	80
腹部:5	—	4	8	—	125	121
腹部:10	—	6.5	13	—	240	245

注:①本表数据源于 ICRP publication 121。

②头部剂量用直径为 16 cm 的剂量模体测量和计算得到,胸部和腹部剂量用直径为 32 cm 的剂量模体测量和计算得到。

【实验设备】

医用 X 射线机或 CT 机或电子直线加速器、仿真人体模型、TLD 探测器、热释光剂量仪、退火炉等。(待检及检测设备均在检定/校准有效期内)。

【实验要求】

(1)遵守实验室规章制度,听从实验教师安排。

(2)着装正规,实验操作规范。

(3)爱护实验室设备,严格做好个人防护。

(4)实验过程中注意设备数值变化的记录。

【实验步骤】

(1)选择具有透视和摄片功能的医用 X 射线机,按测试要求放置仿真人体模型,将 TLD 探测器放置在仿真人体模型的不同组织和器官中进行测试。

(2)选择医用 X 射线机的透视模式,用合适的条件对仿真人体模型及安置在仿真人体不同部位的 TLD 探测器进行照射。取出仿真人体不同部位的 TLD 探测器,用热释光剂量仪进行读数并记录。

(3)选择医用 X 射线机的摄片模式,用合适的条件对仿真人体模型及安置在仿真人体不同部位的 TLD 探测器进行照射。取出仿真人体不同部位的 TLD 探测器,用热释光剂量仪进行读数并记录于表 4-17 中。

表 4-17　器官和(或)组织的剂量　(mSv)

当量剂量及危险度权重因子	性腺	乳腺	红骨髓	肺	甲状腺	骨表面	其余组织
$H_{胸透}$	0.15	1.30	4.1	2.3	0.16	2.6	0.83
$H_{胸片}$	0.01	0.06	0.25	0.05	0.08	0.08	0.11
组织权重因子 W_T	0.20	0.05	0.12	0.12	0.05	0.01	0.30

利用公式进行计算,比较患者接受透视和摄片的有效剂量。

$$E = \sum_{T} W_T \cdot H_T \tag{4-9}$$

透视和摄片接受的有效剂量分别为

$E_{胸片}=0.01\times0.25+0.06\times0.15+0.25\times0.12+0.05\times0.12+0.08\times0.03+0.08\times0.03+0.11\times0.30\ \text{mSv}=0.085\ \text{mSv}$

$E_{胸透}=0.15\times0.25+1.30\times0.15+4.1\times0.12+2.3\times0.12+0.16\times0.03+2.6\times0.03+0.85\times0.30\ \text{mSv}=1.338\ \text{mSv}$

结论:1 次胸透患者接受的有效剂量相当于 16 次胸片的有效剂量。

【实验结果】

通过该实验了解到 1 次胸透患者接受的有效剂量相当于 16 次胸片的有效剂量。因此在能到达诊断目的的情况下,尽量使用摄片来代替透视诊断疾病。

【实验讨论】

(1)根据实验结果,分析造成 1 次胸透患者接受的有效剂量大于摄片的有效剂量的原因。

(2)探讨如何在减少射线对患者产生危害的情况下,尽可能提高疾病诊断的准确率。

【实验小结】

本实验通过在合适的条件下对仿真人体模型及安置在仿真人体不同部位的 TLD 探测器进行照射。然后取出仿真人体不同部位的 TLD 探测器,用热释光剂量仪进行读数并记录其吸收剂量。并根据公式计算不同照射对人体接受的有效剂量的差别,从而判断出 1 次胸透患者所接受的有效剂量相当于 16 次胸片的有效剂量。为在临床实践中如何在减少射线对患者产生危害的情况下,尽可能提高疾病诊断的准确率提供了理论依据。

【实验考核】

1. 理论考核

结合实验内容,进行理论考核(附理论考核题)。

2. 技能考核

学生实际操作,带教老师按照实训考核与评分标准给出分数,考核评估学生的实操技能(表 4-18)。

表 4-18　X 射线检查中人体吸收剂量及有效剂量的估计实训考核与评分标准

项目	总分	实验要求	分值	得分
实验前准备	20	实验服穿着整齐、干净	5	
		佩戴防护装备	5	
		原理知识掌握情况(教师提问)	5	
		实验所需材料:医用 X 射线机或 CT 机或电子直线加速器、仿真人体模型、TLD 探测器、热释光剂量仪、退火炉等。实验及检测设备均在检定/校准有效期内	5	
操作过程	30	操作具有透视和摄片功能的医用 X 射线机,并进行调试,选择满足实验需要的条件	5	
		按测试要求放置仿真人体模型,将 TLD 探测器放置在仿真人体模型的不同组织和器官中进行测试	5	
		选择医用 X 射线机的透视模式,用合适的条件对仿真人体模型及安置在仿真人体不同部位的 TLD 探测器进行照射。取出仿真人体不同部位的 TLD 探测器,编号后用热释光剂量仪进行读数并记录	10	
		选择医用 X 射线机的摄片模式,用合适的条件对仿真人体模型及安置在仿真人体不同部位的 TLD 探测器进行照射。取出仿真人体不同部位的 TLD 探测器,编号后用热释光剂量仪进行读数并记录	10	
实验结果	10	测试准确	5	
		正确使用公式	5	
实验报告	20	信息齐全,内容完整	5	
		算法正确,数值精准	5	
		书写规范	10	
实训评价	20	操作熟练程度	10	
		测试准确无误	10	
总　分	100		100	

(康智忠　任　娟)

项目五　X射线机输出量的测量

链接4-5
X射线机输出量的测量

【实验目的】

1. 知识目标

通过实验掌握X射线机输出量测量方法。

2. 能力目标

能够熟练操作实验设备，掌握X射线机输出量测量的步骤方法。

3. 素质培养目标

融入医学人文素养教育，培养医学生"以人为本"的职业情感，培养实事求是、科学严谨、团结协作的职业精神。

【实验原理】

X射线辐射源周围的照射水平，主要依赖于X射线的激发电压，阴、阳极间通过的电流，X射线出口的过滤条件以及离开X射线源的距离。针对X射线机输出量的测量，记录辐射输出量及其重复性、线性，主要依靠专用X射线机多功能质量检测仪进行检测。

【实验设备】

具有透视及摄片功能的医用X射线机，专用X射线机多功能质量检测仪，米尺。（待检及检测设备均在检定/校准有效期内）。

【实验要求】

(1)遵守实验室规章制度，听从实验教师安排。

(2)着装正规，实验操作规范。

(3)爱护实验室设备，严格做好个人放射防护。

(4)实验过程中透视及摄影距离、管电压、管电流量的数值应仔细核对。

【实验步骤】

(1)正确放置X射线机多功能质量检测仪。调节焦台距为100 cm[小型便携机及透视实时摄影(点片)系统可采用实际*SID*值]，设置照射野为10 cm×10 cm，中心线束与床面垂直。

(2)将探测器——X射线机多功能质量检测仪放在检查床与荧光屏之间距床面板20 mm处，记录不同曝光条件下X射线机输出量，填入表4-19。

(3)以80 kV，适当的管电流时间积照射10次，记录80 kV时每100 mA·s的输出量，判断其输出量的重复性及线性，填入表4-20。

表 4-19 不同曝光条件下 X 射线机输出量 (mGy/s)

曝光条件/(kV/mA)	60/2	60/3	70/2	70/3	80/2	80/3
X 射线机输出量						

表 4-20 不同曝光条件下 X 射线机输出量的重复性及线性 (mGy/s)

曝光条件/(kV/mA)	80/2	80/2	80/2	80/2	80/2	80/2	80/2	80/2	80/2	80/2
输出量										

【实验结果】

通过该实验掌握 X 射线机输出量的测量方法,了解了不同曝光条件下,X 射线机输出量的重复性及线性。

【实验讨论】

根据实验结果,掌握了 X 射线机输出量的重复性及线性,测量 X 射线机输出量的意义,是在不影响诊断的前提下,尽可能降低输出量,加滤线器以减少 X 射线对人体的损害。测量 X 射线机输出量重复性及线性,可以判断 X 射线机的性能及稳定性。

【实验小结】

本实验通过在合适的条件下,将探测器——X 射线机多功能质量检测仪放在检查床与荧光屏之间距床面板 20 mm 处,记录不同曝光条件下 X 射线机输出量及其输出量的重复性及线性,为判断 X 射线机的性能及稳定性提供了理论依据。

【实验考核】

1. 理论考核

结合实验内容,进行理论考核(附理论考核题)。

2. 技能考核

学生实际操作,带教老师按照实训考核与评分标准给出分数,考核评估学生的实操技能(表 4-21)。

表 4-21 X 射线机输出量的测量实训考核与评分标准

项目	总分	实验要求	分值	得分
实验前准备	20	实验服穿着整齐、干净	5	
		佩戴防护装备	5	
		原理知识掌握情况（教师提问）	5	
		实验所需材料：选择具有透视及摄片功能的医用 X 射线机，专用 X 射线机多功能质量检测仪，米尺。（待检及检测设备均在检定/校准有效期内）	5	
操作过程	30	调试具有透视及摄片功能的医用 X 射线机，使之处于正常工作状态，再次确认设备在检定/校准有效期内	5	
		正确放置 X 射线机多功能质量检测仪。调节焦台距为 100 cm（小型便携机及透视实时摄影（点片）系统可采用实际 *SID* 值），设置照射野为 10 cm×10 cm，中心线束与床面垂直	5	
		将探测器——X 射线机多功能质量检测仪放在检查床与荧光屏之间距床面板 20 mm 处，记录不同曝光条件下 X 射线机输出量	10	
		以 80 kV，适当的管电流时间积照射 10 次，记录 80 kV 时每 100 mA · s 的输出量，判断其输出量的重复性及线性	10	
实验结果	10	测试方法准确	5	
		正确判断 X 射线机输出量的重复性及线性	5	
实验报告	20	信息齐全，内容完整	5	
		算法正确，数值精准	5	
		书写规范	10	
实训评价	20	操作熟练程度	10	
		测试操作准确	10	
总　分	100		100	

（胡贵林　胡　勇）

链接 4-6
CT 剂量指数的测量

项目六　CT 剂量指数的测量

【实验目的】

1. 知识目标

通过实验掌握的 CT 剂量指数（$CTDI_{100}$、$CTDI_{w}$、$CTDI_{vol}$）的测量方法。

2. 能力目标

能够熟练操作实验设备，掌握 CT 剂量指数测量的步骤；了解 CT 剂量指数测量的意义。

3. 素质培养目标

融入医学人文素养教育，培养医学生“以人为本”的职业情感，培养实事求是、科学严谨、团结协作的职业精神。

【实验原理】

1. $CTDI_{100}$的测量原理

可用热释光探测器（TLD）在专用的 TLD 插件中进行各点剂量分布的测量，进而得出剂量分布曲线 $D(z)$，再依剂量分布曲线的半高宽（full width at half maximum，FWHM）通过拟合计算求得 $CTDI$。$CTDI_{100}$采用积分区间从-50 mm 到+50 mm，舍弃原先从-7T 到+7T等多种定义，可用有效长度正好为 100 mm 的笔形电离室在通用标准剂量模体中方便地测量到，从而方便进行 CT 机的验收与经常性的质量控制检测等。

2. 加权 CT 剂量指数（$CTDI_{w}$）的测量原理

目前普遍采用的与有效长度 100 mm 笔形电离室检测仪器配套的标准有机玻璃剂量模体，分头部模体（直径 160 mm）与躯干模体（直径 320 mm）两种，均呈长度为 140 mm 的圆柱体状，模体中心及其四周表面下 10 mm 处都有专用的检测电离室插孔（该孔不测量时即插入组织等效的有机玻璃棒）。如图 4-11。

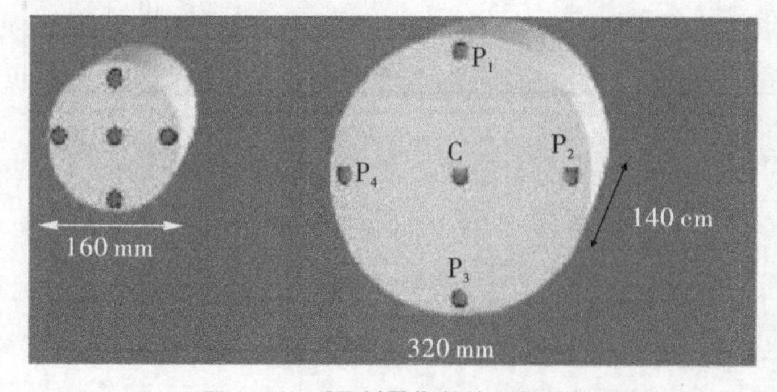

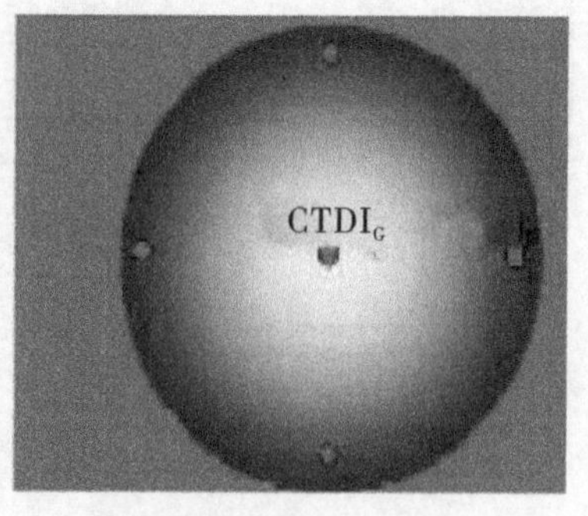

图 4-11　CT 剂量指数的测量模体以及加权 CT 剂量指数的检测示意图

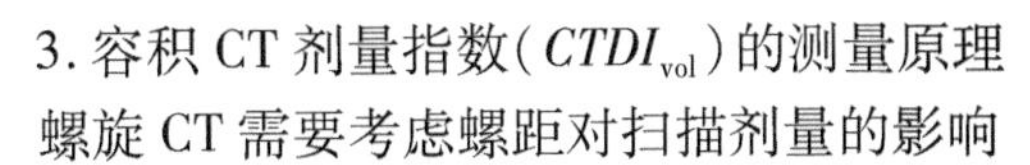

3. 容积 CT 剂量指数（$CTDI_{vol}$）的测量原理

螺旋 CT 需要考虑螺距对扫描剂量的影响

$$CT_{螺距(因子)} = \Delta d/N \cdot T$$

式中，Δd 为 X 射线管每旋转一周诊视床移动的距离；N 为一次旋转扫描产生的断层数；T 为扫描层厚 $CTDI_{vol} = CTDI_w / CT_{螺距(因子)} = (N \cdot T/\Delta d) \times CTDI_w$。容积 CT 剂量指数 $CTDI_{vol}$ 反映整个扫描容积中的平均剂量。

【实验设备】

性能符合标准的螺旋 CT 机、AT1121 型辐射剂量测量仪、MagicMax 多功能测量仪、热释光探测器（TLD）、热释光剂量仪、DCT-10 长杆电离室、Catphan 500 CT 性能模体、CT 剂量模体、米尺。（待检及检测设备均在检定/校准有效期内）。

【实验要求】

（1）遵守实验室规章制度，听从实验教师安排。

（2）着装正规，实验操作规范。

（3）爱护实验室设备，严格做好个人放射防护。

（4）实验过程中所记录的各项数值应仔细核对。

【实验步骤】

1. CT 剂量指数 100（$CTDI_{100}$）的测量

用热释光探测器（TLD），在专用的 TLD 插件中进行各点剂量分布的测量，之后用热释光剂量仪进行读数，得出剂量分布曲线 $D(z)$，再依剂量分布曲线的半高宽（full width at half maximum，FWHM）通过拟合计算求得 $CTDI$。$CTDI_{100}$ 采用积分区间从 −50 mm 到 +50 mm，可用有效长度正好为 100 mm 的笔形电离室在通用标准剂量模体中测量。$CTDI_{100}$ 这个最基本的表征量反映的是在标准甲基丙烯酸甲酯模体中测得某点空气中沉积的 X 射线能量。

2. 加权 CT 剂量指数（$CTDI_w$ 的测量）

（1）将有效长度 100 mm 笔形电离室检测仪置于配套的标准有机玻璃剂量模体，分头部模体（直径 160 mm）与躯干模体（直径 320 mm）两种，均呈长度为 140 mm 的圆柱体状，模体中心及其四周表面下 10 mm 处都有专用的检测电离室插孔（该孔不测量时即插入组织等效的有机玻璃棒）。

（2）而 $CTDI_w$ 则是剂量模体中心位置与周边四个不同位置 $CTDI_{100}$ 测量值的加权结果。

3. 容积 CT 剂量指数（$CTDI_{vol}$）的测量

（1）螺旋 CT 需要考虑螺距对扫描剂量的影响

$$CT_{螺距(因子)} = \Delta d/N \cdot T$$

式中，Δd 为 X 射线管每旋转一周诊视床移动的距离；N 为一次旋转扫描产生的断层数；T 为扫描层厚 $CTDI_{vol} = CTDI_w / CT_{螺距(因子)} = (N \cdot T/\Delta d) \times CTDI_w$。容积 CT 剂量指数 $CTDI_{vol}$ 整个扫描容积中的平均剂量。

（2）由加权 CT 剂量指数 $CTDI_w$ 求得容积 CT 剂量指数 $CTDI_{vol}$。

【实验结果】

通过该实验掌握了 CT 剂量指数（$CTDI_{100}$、$CTDI_w$、$CTDI_{vol}$）的测量方法；熟练掌握了实验设备操作步骤；了解了 CT 剂量指数测量的意义。

【实验讨论】

(1)根据实验结果，虽然三个指数并不直接表征各种 CT 扫描所致受检者的剂量，但与受检者剂量密切相关。与吸收剂量有相同的量纲，以 mGy 为单位。

(2)$CTDI_{100}$是迄今广泛应用的最基本的反映 CT 扫描剂量特征的表征量，可用于统一比较 CT 机性能。

(3)$CTDI_{100}$采用积分区间从-50 mm 到+50 mm，舍弃原先从-7T 到+7T 等多种定义，可用有效长度正好为 100 mm 的笔形电离室在通用标准剂量模体中测量到，从而方便进行 CT 机的验收与经常性的质量控制检测等。

(4)$CTDI_{100}$这个最基本的表征量反映的是在标准甲基丙烯酸甲酯模体中测得某点空气中沉积的 X 射线能量。

(5)加权 CT 剂量指数（$CTDI_w$）已被选来作为 CT 诊断医疗照射的指导（参考）水平的表征量之一。

(6)容积 CT 剂量指数 $CTDI_{vol}$反映整个扫描容积中的平均剂量；$CTDI_{100}$反映的是 CT 标准测量模体中某一点所沉积的 X 射线能量；$CTDI_w$描述 CT 所扫描某一断层平面上的平均剂量状况；$CTDI_{vol}$是描述多排（层）螺旋 CT 在整个扫描容积范围内的平均辐射剂量。

【实验小结】

本实验通过在不同操作条件下对 CT 剂量指数（$CTDI_{100}$、$CTDI_w$、$CTDI_{vol}$）进行测量；熟练掌握了实验设备的操作步骤及方法；为评价判断 CT 机的性能、CT 诊断医疗照射的指导及进行 CT 机的验收与质量控制检测提供了理论依据。

【实验考核】

1. 理论考核

结合实验内容，进行理论考核（附理论考核题）。

2. 技能考核

学生实际操作，带教老师按照实训考核与评分标准给出分数，考核评估学生的实操技能（表 4-22）。

表 4-22　CT 剂量指数($CTDI_{100}$ 、$CTDI_w$ 、$CTDI_{vol}$) 的测量实训考核与评分标准

项目	总分	实验要求	分值	得分
实验前准备	20	实验服穿着整齐、干净	5	
		佩戴防护装备	5	
		原理知识掌握情况(教师提问)	5	
		实验所需材料:性能符合标准的螺旋 CT 机、AT1121 型辐射剂量测量仪、MagicMax 多功能测量仪、热释光探测器(TLD)、热释光剂量仪、DCT-10 长杆电离室、Catphan 500 CT 性能模体、CT 剂量模体、米尺。(待检及检测设备均在检定/校准有效期内)	5	
操作过程	30	检查并调试性能符合标准的螺旋 CT 机、AT1121 型辐射剂量测量仪、MagicMax 多功能测量仪、热释光剂量仪、DCT-10 长杆电离室、Catphan 500 CT 性能模体、CT 剂量模体等均在测试状态	5	
		1. CT 剂量指数 100($CTDI_{100}$)的测量 用热释光探测器(TLD),在专用的 TLD 插件中进行各点剂量分布的测量,之后用热释光剂量仪进行读数,得出剂量分布曲线 $D(z)$,再依剂量分布曲线的半高宽通过拟合计算求得 $CTDI$。$CTDI_{100}$ 采用积分区间从-50 mm 到+50 mm,可用有效长度正好为 100 mm 的笔形电离室在通用标准剂量模体中测量	5	
		2. 加权 CT 剂量指数($CTDI_w$ 的测量)的测量 (1)将有效长度 100 mm 笔形电离室检测仪置于配套的标准有机玻璃剂量模体,分头部模体(直径 160 mm)与躯干模体(直径 320 mm)两种,均呈长度为 140 mm 的圆柱体状,模体中心及其四周表面下 10 mm 处都有专用的检测电离室插孔(该孔不测量时即插入组织等效的有机玻璃棒)。 (2)求 $CTDI_w$:$CTDI_w$ 就是剂量模体中心位置与周边四个不同位置 $CTDI_{100}$ 测量值的加权结果	10	
		3. 容积 CT 剂量指数($CTDI_{vol}$)的测量 (1)螺旋 CT 需要考虑螺距对扫描剂量的影响: $CT_{螺距(因子)} = \Delta d/N \cdot T$ Δd 为 X 射线管每旋转一周诊视床移动的距离;N 为一次旋转扫描产生的断层数; T 为扫描层厚 $CTDI_{vol} = CTDI_w/CT_{螺距(因子)} = (N \cdot T/\Delta d) \times CTDI_w$。容积 CT 剂量指数 $CTDI_{vol}$ 整个扫描容积中的平均剂量。 (2)再由加权 CT 剂量指数 $CTDI_w$ 求得容积 CT 剂量指数 $CTDI_{vol}$	10	

续表 4-22

项目	总分	实验要求	分值	得分
实验结果	10	测试准确	5	
		正确使用公式	5	
实验报告	20	信息齐全,内容完整	5	
		算法正确,数值精准	5	
		书写规范	10	
实训评价	20	操作熟练程度	10	
		测试准确无误	10	
总　分	100		100	

（康智忠　韦　星）

链接 4-7
X 射线屏蔽防护铅当量的测量

项目七　X 射线屏蔽防护铅当量的测量

【实验目的】

1. 知识目标

加深对铅当量概念的理解,掌握铅当量测量的步骤方法。

2. 能力目标

能够熟练操作实验设备,掌握铅当量测量的步骤方法;能比较各种防护材料的屏蔽性能,毫米铅(mmPb)。铅当量的确定与射线的能量、材料的厚度、照射野有关。了解铅当量测量的意义。

3. 素质培养目标

融入医学人文素养教育,培养医学生"以人为本"的职业情感,培养实事求是、科学严谨、团结协作的职业精神。

【实验原理】

不同的物质对 X 射线都有一定的屏蔽作用,把达到与一定厚度的某屏蔽材料相同屏蔽效果的铅层厚度,称为该一定厚度屏蔽材料的铅当量,用于比较各种防护材料的屏蔽性能,依靠专用电离室进行测量材料的屏蔽厚度与不同厚度的铅板比较。

【实验设备】

具有透视及摄片功能的 X 射线机,专用 X 射线照射量仪,标准铅片或铅梯,激光准直器,米尺,透射密度、待测材料(铅橡皮、铅玻璃、水泥板、砖等)。(待检、检测设备、所有材料均在检定/校准有效期内)。

【实验要求】

(1)遵守实验室规章制度,听从实验教师安排。

(2)着装正规,实验操作规范。

(3)爱护实验室设备,严格做好个人放射防护,穿戴好铅防护服。

(4)实验过程中透视及摄影距离、管电压、管电流量的数值应仔细核对,各待测材料的厚度及材质要严格核对。

【实验步骤】

(一)不同铅片的透射照射量率测量

(1)按实验图摆放实验器材,用激光准直器将 X 射线管焦点铅当量测试仪准直圆孔的中心和电离室的有效中心调整在同一条直线上。

(2)使焦点至铅当量测试仪准直圆孔的中心距离为 40 cm,标准铅片至电离室的有效中心的距离为 10 cm。

(3)调节照射野大小,有用线束在标准铅片处的照射直径不大于 4 cm。

(4)选定管电压和管电流。

(5)测定没有铅片时的测试点处的照射量率。

(6)由薄到厚依次在准直孔内加入铅片,依次记录测试点处的照射量率,将结果填入表 4-23。

表 4-23　透过不同厚度铅片的照射量率　(mGy/S)

标准铅厚度 d/mm	
透射照射量率	

(二)不同材料的铅当量测量

装置如图 4-12 所示。

(1)在以铅片厚度为横坐标,X 射线透射照射量率为纵坐标的半对数坐标纸上做出铅的吸收曲线。

(2)将各种不同厚度的材料放入准直孔内,如图 4-12,用上述的几何条件和照射条件,分别测量透射照射量率,记入表 4-24。

表 4-24　各种不同材料及厚度的铅当量测试

材料名称及厚度	
透射照射量率	
铅当量/mmPb	

从铅的吸收曲线上找出与各种材料相同的照射量率数值,这些数值对应的铅的厚度即为这些材料的铅当量。

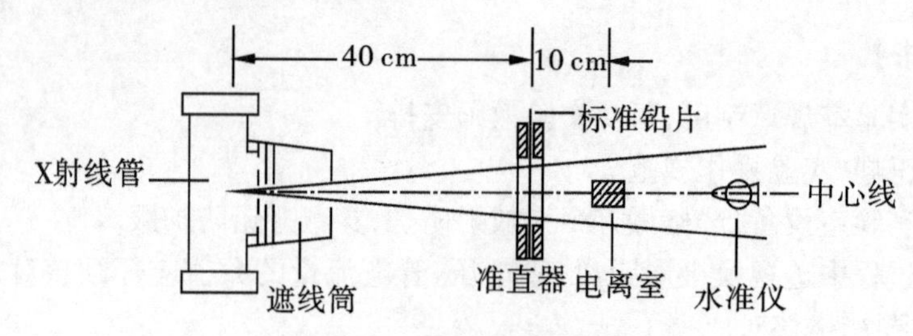

图 4-12　铅当量测量装置图

【实验结果】

通过实验加深对铅当量概念的理解，掌握了铅当量测量的方法步骤；能够熟练操作实验设备，能比较各种防护材料的屏蔽性能；铅当量的确定与射线的能量、材料的厚度、照射野的关系；了解了铅当量测量的意义。

【实验讨论】

根据实验结果，掌握了不同的物质对 X 射线都有一定的屏蔽作用，把达到与一定厚度的某屏蔽材料相同屏蔽效果的铅层厚度，称为该一定厚度屏蔽材料的铅当量，用于比较各种防护材料的屏蔽性能，依靠专用电离室进行测量，用不同材料的屏蔽厚度与不同厚度的铅板进行比较，判断不同材料的屏蔽 X 射线的性能强弱。

【实验小结】

本实验通过在合适的条件下依靠专用电离室进行测量不同材料的屏蔽厚度与不同厚度的铅板进行比较，判断不同材料的屏蔽 X 射线的性能强弱。为进一步利用好有用的射线，科学地屏蔽有害射线提供了理论依据。

【实验考核】

1. 理论考核

结合实验内容，进行理论考核（附理论考核题）。

2. 技能考核

学生实际操作，带教老师按照实训考核与评分标准给出分数，考核评估学生的实操技能（表 4-25）。

表 4-25　X 射线检查中人体吸收剂量及有效剂量的估计实训考核与评分标准

项目	总分	实验要求	分值	得分
实验前准备	20	实验服穿着整齐、干净	5	
		佩戴防护装备	5	
		原理知识掌握情况（教师提问）	5	
		实验所需材料：具有透视和摄片功能的 X 射线机，专用 X 射线照射量仪，标准铅片或铅梯，激光准直器，米尺，不同透射密度的待测材料（铅橡皮、铅玻璃、水泥板、砖等）。（待检、检测设备及所有材料，均在检定/校准有效期内）	5	

续表 4-25

项目	总分	实验要求	分值	得分
操作过程	30	调试操作具有透视和摄片功能的 X 射线机，专用 X 射线照射量仪，标准铅片或铅梯，激光准直器，米尺，不同透射密度的待测材料（铅橡皮、铅玻璃、水泥板、砖等）	10	
		1. 不同铅片的透射照射量率测量 （1）按要求摆放实验器材，用激光准直器将 X 射线管焦点铅当量测试仪准直圆孔的中心和电离室的有效中心调整在同一条直线上。 （2）使焦点至铅当量测试仪准直圆孔的中心距离为 40 cm，标准铅片至电离室的有效中心的距离为 10 cm。 （3）调节照射野大小，有用线束在标准铅片处的照射直径不大于 4 cm。 （4）选定管电压和管电流。 （5）测定没有铅片时的测试点处的照射量率。 （6）由薄到厚依次在准直孔内加入铅片，依次记录测试点处的照射量率，将结果编号填入实验表内	10	
		2. 不同材料的铅当量测量 （1）在以铅片厚度为横坐标，X 射线透射照射量率为纵坐标的半对数坐标纸上做出铅的吸收曲线。 （2）将各种不同厚度的材料放入准直孔内，用上述的几何条件和照射条件，分别测量透射照射量率，记入实验表内	10	
实验结果	10	测试准确	5	
		正确使用公式	5	
实验报告	20	信息齐全，内容完整	5	
		算法正确，数值精准	5	
		书写规范	10	
实训评价	20	操作熟练程度	10	
		测试步骤熟练	10	
总　分	100			

（胡贵林　韦　星）

链接 4-8
辐射防护
屏蔽设计
(见习)

项目八　辐射防护屏蔽设计(见习)

【实验目的】

1. 知识目标

通过实验过程,全面了解辐射的危害。

2. 能力目标

实际操作实验,掌握辐射屏蔽设计的理念。

3. 素质培养目标

熟悉辐射屏蔽防护的重要性,具备为患者着想的医德素养,最大程度保护患者安全。

【实验原理】

屏蔽防护是指在放射源和人员之间,放置能有效吸收放射线的屏蔽材料,从而衰减或消除射线对人体的危害。在屏蔽防护中主要研究的问题是屏蔽材料的选择和屏蔽厚度的确定。

【实验设备】

电离辐射标识;放射源 1 个;塑料水箱 1 个,内置约 30 cm 高的纯化水;铅、铁、铝板若干;X-γ 辐射仪一台。当有其他技术可用时,不使用放射性核素物质;当没有替代方法,则使用穿透力或能量最低的放射性核素。如图 4-13 所示。

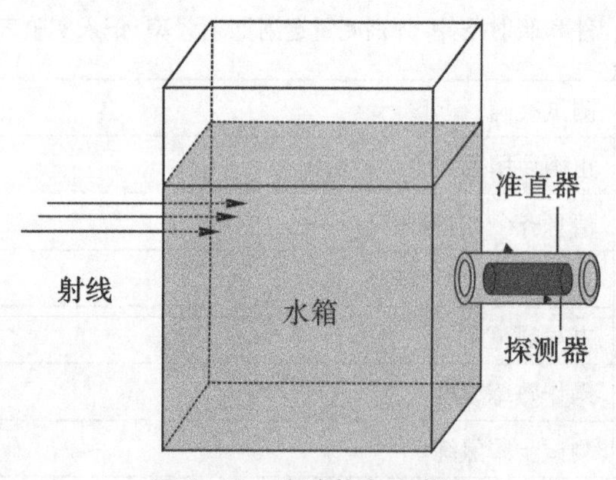

图 4-13　实验状态示意图

【实验要求】

(1)遵守实验室规章制度,听从实验教师安排。

(2)着装正规,实验操作规范。

(3)爱护实验室设备,严格做好个人防护。

(4)认识电离辐射的标志。

(5)观察学习放射实验室的辐射防护设计及要求,掌握屏蔽材料的选择和屏蔽厚度的确定。

【实验步骤】

(1)认识电离标识,如图4-14所示。

电离辐射警告标志

当心电离辐射
Caution,ionizing radiation

图4-14 电离标识

(2)首先布置好水箱、准直器、探测仪,最后放置放射源,并覆盖铅皮以屏蔽散漏射线,以测得给定厚度的水层对γ射线的减弱程度。

(3)然后把水箱换成铝板、铁板、铅板达到减弱倍数值时所需的厚度,如果没有正好合适厚度的材料,则利用由偏厚和偏薄的对应材料测量得到的减弱倍数值,进行线性插值计算得到对应材料厚度。

【实验结果】

将实验结果填入表4-26。

表4-26 记录水箱、铝板、铁板、铅板厚度

序号	材料	厚度/mm	射线强度衰减倍数
1	水		
2	铝板		
3	铁板		
4	铅板		

【实验讨论】

不同材料所需厚度,通过经济方面、材料取得方面及对射线屏蔽方面的考量,应如何选取屏蔽材料与屏蔽方式。

【实验小结】

防辐射装置材料和厚度的选择取决于辐射的穿透能力(类型和能量)。因此在同等穿透力的条件下选择经济适用的屏蔽材料就尤为重要,关系到对工作人员与患者的生命安全保护。

【实验考核】

1. 理论考核

结合实验内容,进行理论考核(后附理论考核题)。

2. 技能考核

学生实操演示,带教老师按照辐射防护屏蔽设计实训考核与评分标准给出分数,考核评估学生的实操技能(表4-27)。

表4-27 辐射防护屏蔽设计实训考核与评分标准

项目	总分	实验要求	分值	得分
实验前准备	10	白大褂穿着整齐、干净	2	
		佩戴防护装备	3	
		原理知识掌握情况(教师提问)	3	
		实验所需材料(电离辐射标识、塑料水箱一个内置约30 cm高的纯化水、铅、铁、铝板若干)、设备(常规X射线机、X-γ辐射仪一台)核对无误	2	
操作过程	35	认识电离标识	7	
		放置水箱、准直器、探测仪	7	
		放置放射源,并覆盖铅皮以屏蔽散漏射线	7	
		把水箱换成铝板、铁板、铅板达到减弱倍数值时所需的厚度	7	
		计算得到对应铝板、铁板、铅板厚度	7	
实验结果	10	测量精确	5	
		正确使用公式	5	
实验报告	15	信息齐全,内容完整	5	
		算法正确,数值精准	5	
		书写规范	5	
综合评价	30	操作熟练程度	5	
		测量精确度	5	
		正确佩戴防护装备	10	
		体现医学人文精神	10	
总分	100		100	

(张红艳　王俊魁)

项目九　辐射防护距离防护设计(见习)

链接 4-9
辐射防护距离防护设计(见习)

【实验目的】

1. 知识目标

通过实验过程,正确了解辐射的危害。

2. 能力目标

实际操作实验,掌握辐射防护距离防护设计的理念。

3. 素质培养目标

熟悉辐射屏蔽防护距离防护的重要性,具备为患者着想的医德素养,最大程度降低辐射隐患。

【实验原理】

辐射场中某点的照射量、吸收剂量均与该点和源的距离的平方成反比,距离防护的要点是尽量增大人体与射线源的距离。

【实验设备】

一间放射实验室、辐射剂量测量仪、卷尺。

【实验要求】

(1)遵守实验室规章制度,听从实验教师安排。

(2)着装正规,实验操作规范。

(3)爱护实验室设备,严格做好个人防护。

(4)注意观察剂量仪的数值变化。

【实验步骤】

(1)检测放射实验室的封闭性,是否严密,是否达到国家规定的屏蔽放射线要求。

(2)第 1 次把辐射剂量测定仪放进放射实验室距放射源 5 m 的地方(图 4-15),曝光一次,把测定仪取出来并记录下增加剂量。

(3)第 2 次把辐射剂量测定仪放进放射实验室距放射源 10 m 的地方(图 4-15),曝光一次,把测定仪取出来并记录下增加剂量。

(4)第 3 次把辐射剂量测定仪放进放射实验室距放射源 15 m 的地方(图 4-15),曝光一次,把测定仪取出来并记录下增加剂量。

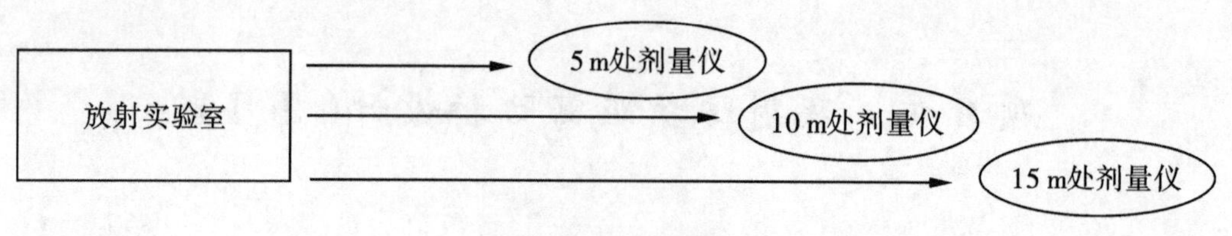

图 4-15　实验示意图

【实验结果】

记录每次距离变化后受照的剂量(表 4-28)。

表 4-28　每次距离变化后受照的剂量

序号	辐射剂量数值
距 5 m	
距 10 m	
距 15 m	

【实验讨论】

(1)讨论如何更好地检测实验室密闭性?

(2)讨论距离防护的重要性。

(3)讨论距离与受照剂量的关系。

【实验小结】

(1)操作放射性核素要从容、适时,不能急躁。

(2)确保在使用完毕后立即将所有仪器关闭、回收并储藏好。

(3)清扫实验室卫生,检查实验物品摆放。

(4)尽可能离辐射区或实验室距离远些。

【实验考核】

1. 理论考核

结合实验内容,进行理论考核(附理论考核题)。

2. 技能考核

学生实操演示,带教老师按照辐射防护距离防护实训考核与评分标准给出分数,考核评估学生的实操技能(表 4-29)。

表 4-29　辐射防护距离防护实训考核与评分标准

项目	总分	实验要求	分值	得分
实验前准备	10	白大褂穿着整齐、干净	2	
		佩戴防护装备	3	
		原理知识掌握情况(教师提问)	3	
		实验所需材料(一间放射实验室、卷尺)、设备(辐射剂量测量仪)核对无误	2	
操作过程	35	检测放射实验室的封闭性	5	
		第 1 次把辐射剂量测定仪放进放射实验室距放射源 5 m 的地方,把测定仪取出来并记录下增加剂量	10	
		第 2 次把辐射剂量测定仪放进放射实验室距放射源 10 m 的地方,把测定仪取出来并记录下增加剂量	10	
		第 3 次把辐射剂量测定仪放进放射实验室距放射源 15 m 的地方,把测定仪取出来并记录下增加剂量	10	
实验结果	10	测量精确	5	
		正确使用公式	5	
实验报告	15	信息齐全,内容完整	5	
		算法正确,数值精准	5	
		书写规范	5	
综合评价	30	操作熟练程度	5	
		测量精确度	5	
		正确佩戴防护装备	10	
		体现医学人文精神	10	
总分	100		100	

(张红艳　刘红霞)

项目十　辐射防护时间防护设计(见习)

链接 4－10　辐射防护时间防护设计(见习)

【实验目的】

1. 知识目标

通过实验过程,正确了解辐射的危害。

2. 能力目标

实际操作实验,掌握辐射防护时间防护设计的理念。

3. 素质培养目标

熟悉辐射屏蔽防护时间防护的重要性,具备为患者着想的医德素养,最大程度降低辐射隐患。

【实验原理】

时间防护的要点是尽量减少人体与射线的接触时间(缩短人体受照射的时间)。因为受照剂量与时间成正比,缩短受照时间即可达到降低剂量的目的。

【实验设备】

一间放有放射源的标准实验室、辐射剂量测定仪(图 4-16)3 台。

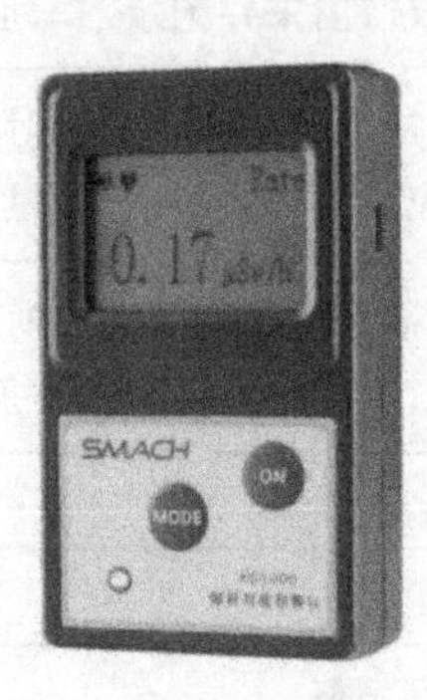

图 4-16 辐射剂量测定仪

【实验要求】

(1)遵守实验室规章制度,听从实验教师安排。

(2)着装正规,实验操作规范。

(3)爱护实验室设备,严格做好个人防护。

(4)注意观察剂量仪的数值变化。

【实验步骤】

(1)检测放射实验室的封闭性,是否严密,是否达到国家规定的屏蔽放射线要求。

(2)第 1 次把剂量测定仪放进放射实验室内,曝光 1 次,把测定仪取出来并记录下增加剂量。

(3)第 2 次把剂量测定仪放进放射实验室内,曝光 2 次,把测定仪取出来并记录下增加剂量。

(4)第 3 次把剂量测定仪放进放射实验室内,曝光 3 次,把测定仪取出来并记录下增加剂量。

【实验结果】

记录下实验结果,并观察计量变化(表 4-30)。

表 4-30　时间防护曝光记录

序号	辐射剂量仪数值
第 1 次	
第 2 次	
第 3 次	

【实验讨论】

(1)讨论如何更好地检测实验室密闭性?

(2)讨论时间防护的重要性。

(3)讨论时间与受照剂量的关系。

【实验小结】

(1)操作放射性核素要从容、适时,不能急躁。

(2)确保在使用完毕后立即将所有仪器关闭、回收并储藏好。

(3)清扫实验室卫生,检查实验物品摆放。

(4)尽量减少在辐射区或实验室停留时间。

【实验考核】

1. 理论考核

结合实验内容,进行理论考核(附理论考核题)。

2. 技能考核

学生实操演示,带教老师按照辐射防护时间防护实训考核与评分标准给出分数,考核评估学生的实操技能(表 4-31)。

表 4-31　辐射防护时间防护实训考核与评分标准

项目	总分	实验要求	分值	得分
实验前准备	10	白大褂穿着整齐、干净	2	
		佩戴防护装备	3	
		原理知识掌握情况(教师提问)	3	
		实验所需设备(一间放有放射源的标准实验室、3 台辐射剂量测定仪)核对无误	2	

续表 4-31

项目	总分	实验要求	分值	得分
操作过程	35	检测放射实验室的封闭性	5	
		第 1 次把剂量测定仪放进放射实验室内,曝光一次,把测定仪取出来并记录下增加剂量	10	
		第 2 次把剂量测定仪放进放射实验室内,曝光两次,把测定仪取出来并记录下增加剂量	10	
		第 3 次把剂量测定仪放进放射实验室内,曝光三次,把测定仪取出来并记录下增加剂量	10	
实验结果	10	测量精确	5	
		正确使用公式	5	
实验报告	15	信息齐全,内容完整	5	
		算法正确,数值精准	5	
		书写规范	5	
综合评价	30	操作熟练程度	5	
		测量精确度	5	
		正确佩戴防护装备	10	
		体现医学人文精神	10	
总分	100		100	

（张红艳　闫　悦）

链接 4-11　突发辐射卫生事件设计(见习)

项目十一　突发辐射卫生事件设计(见习)

【实验目的】

1. 知识目标

通过实验过程,正确了解辐射的危害。

2. 能力目标

通过实际操作实验,掌握降低受照剂量方法。

3. 素质培养目标

熟悉辐射屏蔽防护的重要性,提高综合素养,学习突发辐射卫生事件的正确做法。

【实验原理】

放射源按所释放射线的类型可分为 α 放射源、β 放射源、γ 放射源和中子源等;按照

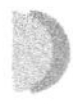

放射源的封装方式可分为密封放射源和非密封放射源。绝大多数工、农和医用放射源是密封放射源，如工农业生产中应用的料位计、探伤机等使用的都是密封源，^{60}钴、^{137}铯、^{192}铱等。一些供实验室用的、强度较低的放射源是非密封的，如医院里使用的放射性示踪剂属于非密封源，^{131}碘、^{125}碘、^{99m}锝等。

如果发生放射源泄漏事件，现场救援的基本步骤如下：

步骤一，进入污染区域或辐射源区之前，应穿戴个人防护用具，按照规定佩戴和使用个人剂量计。

步骤二，如果你是第一个到达现场的人员，要担负起现场控制人员的职责。

步骤三，不要由于存在辐射而延迟救生行动；尽快搜寻和营救受伤人员；进行医学分类，立即评估和治疗危及生命的损伤；在营救过程中采取常规急救措施；尽快将伤员从危险区域移走，交由安全区内有安全措施的其他人员或医务人员救治。

步骤四，在去污队的支持下，进行人员的放射学分类和隔离受污染者；不再受污染的情况下脱去所有受污染的衣服；隔离（装袋和封闭）衣服、鞋和个人物品；用消毒敷料覆盖伤口然后把伤员送到医院，防止患者、救护车和救护人员受到进一步污染的方式运送伤员。

学校要加强对放射源与射线装置的安全监管，减少在使用过程中发生辐射安全事故，控制和减轻事故后果，在辐射事故发生后，立即启动本事故应急方案，采取防范措施，尽最大努力降低事故危害，同时按要求报告当地环保部门、公安部门。

【实验设备】

放射源物质示意图、整套辐射防护服。

个人防护用具：自读式剂量计，累积剂量计，防护服，防护靴，棉手套，塑料手套，橡胶手套。

【实验要求】

(1)遵守实验室规章制度，听从实验教师安排。

(2)着装正规，实验操作规范。

(3)爱护实验室设备，严格做好个人防护。

(4)认清楚放射源物质。

(5)详细了解放射源物质的危害。

(6)每位学生要掌握突发卫生事件的逃生流程。

【实验步骤】

(1)立即终止原辐射操作，关闭操作电源，切断继续泄漏可能。

(2)报告指导老师，封锁现场，切断一切可能扩大污染范围的环节。

(3)师生迅速撤离，对事故受照射人员进行及时的检查、救治和医学观察。

(4)实行现场警戒，划定紧急隔离区，保护事故现场，保留导致事故的材料、设备和工具等。

(5)及时报告辐射泄漏情况，及时报告环境保护部门、公安部门。

(6)根据放射事故的性质，配合有关部门，积极采取相应的去污染措施。

【实验结果】

缩短时间、增加距离及设置屏蔽是减少外来辐射照射的基本辐射防护措施。

【实验讨论】

(1)如何在突发事件发生时把受照剂量降低到最少?

(2)在逃生过程中如何最大限度地保护自己?

【实验小结】

利用好屏蔽防护、时间防护、距离防护3种基本辐射防护方法。

【实验考核】

1. 理论考核

结合实验内容,进行理论考核(附理论考核题)。

2. 技能考核

学生实操演示,带教老师按照突发辐射卫生事件实训考核与评分标准给出分数,考核评估学生的实操技能(表4-32)。

表4-32 突发辐射卫生事件实训考核与评分标准

项目	总分	实验要求	分值	得分
实验前准备	10	白大褂穿着整齐、干净	2	
		佩戴防护装备	3	
		原理知识掌握情况(教师提问)	3	
		实验所需设备材料放射源物质示意图、自读式剂量计、累积剂量计、防护服、防护靴、棉手套、塑料手套、橡胶手套核对无误	2	
操作过程	35	立即终止原辐射操作,关闭操作电源,切断继续泄漏可能	5	
		报告指导老师,封锁现场,切断一切可能扩大污染范围的环节	6	
		师生迅速撤离,对事故受照射人员进行及时的检查、救治和医学观察	6	
		实行现场警戒,划定紧急隔离区,保护事故现场,保留导致事故的材料、设备和工具等	6	
		及时报告辐射泄漏情况,及时报告环境保护部门、公安部门	6	
		根据放射事故的性质,配合有关部门,积极采取相应的去污染措施	6	

续表 4-32

项目	总分	实验要求	分值	得分
实验结果	10	测量精确	5	
		正确使用公式	5	
实验报告	15	信息齐全,内容完整	5	
		算法正确,数值精准	5	
		书写规范	5	
综合评价	30	操作熟练程度	5	
		测量精确度	5	
		正确佩戴防护装备	10	
		体现医学人文精神	10	
总分	100		100	

（张红艳　闫　悦）

项目十二　放射防护管理设计(见习)

链接 4-12
放射防护管理设计(见习)

【实验目的】

1. 知识目标

通过实验过程,正确了解辐射的危害。

2. 能力目标

熟悉《放射诊疗管理规定》《放射工作人员职业健康管理办法》等相关的法律、法规。

3. 素质培养目标

培养医学生“以人为本”的职业情感和医德修养,提高放射工作者综合素养。

【实验原理】

根据相关法律、法规制定了解实验室的防护制度。

【实验设备】

放射实验室、放射仪器使用记录、放射仪器资料介绍、防护服(铅衣如图 4-17)等。

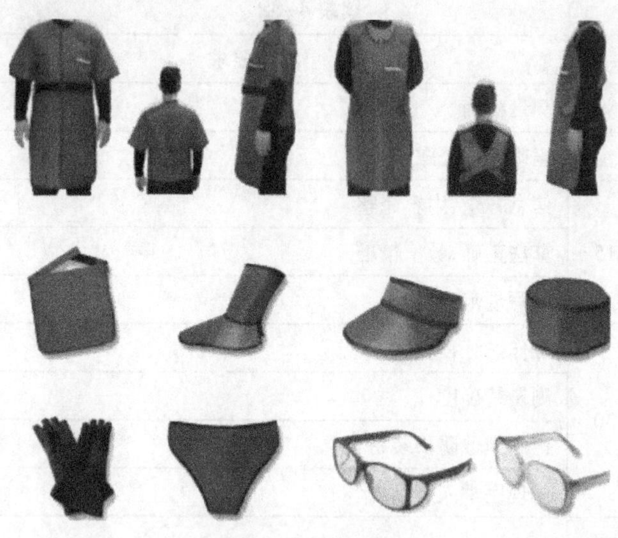

图 4-17　防护服(铅衣)

【实验要求】

(1)放射诊疗许可证及时申请、变更、校验,放射诊疗许可设备达 95% 以上。

(2)放射工作人员持证率和培训率达 95% 以上。

(3)放射工作人员个人剂量计佩戴率、职业健康检查率和建档率达 95% 以上。

(4)新、改、扩建放射诊疗建设项目卫生审查率达 80% 以上。

(5)放射诊疗设备及工作场所防护设施检测率达 100% 。

【实验步骤】

(1)明确放射诊疗设备及场所防护日常检测的周期,明确负责设备故障维修、设备报废及更新的人员,明确负责新、改、扩建项目做评价时的人员。

(2)根据放射工作人员的定义,确定哪些人员为放射工作人员并纳入相应的管理。

(3)放射工作人员须持放射工作人员证上岗,明确申请放射工作人员证的方法,确定负责办理放射工作人员证的人员。

(4)确定负责安排工作人员体检的人员,明确放射工作人员职业健康检查的周期、体检的项目,并规定要为放射工作人员建立职业健康监护档案。

(5)明确放射工作人员佩戴个人剂量计的周期、方法、委托监测的单位,确定负责安排个人剂量监测的人员,并规定要为放射工作人员建立个人剂量档案。

(6)明确放射工作人员培训的周期、内容,确定负责安排培训的人员或科室。

(7)明确个人防护用品的使用人群及方法。

(8)放射实验室入口处警示标志张贴、工作指示灯设置、危害告知牌等受检者防护措施。

【实验结果】

通过学习本书的防护知识,根据实验室实际情况进一步完善以上制度,填写在表 4-

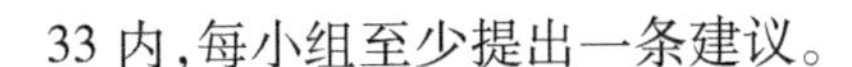

33 内,每小组至少提出一条建议。

表 4-33 防护建议

组别	建议
第一小组	
第二小组	
第三小组	
第四小组	
…	

【实验讨论】

(1)实验过程中如何防护?

(2)如何提高防护管理?

【实验小结】

每位进放射实验室的师生都要严格遵守防护管理规定,并有相应的应急预案、救援设施(应急防护用品、急救设施、通信设施、报警装置、应急照明设施、应急泄险设施)、应急演练及培训等。

【实验考核】

1. 理论考核

结合实验内容,进行理论考核(附理论考核题)。

2. 技能考核

学生实操演示,带教老师按照放射防护管理实训考核与评分标准给出分数,考核评估学生的实操技能(表 4-34)。

表 4-34 放射防护管理实训考核与评分标准

项目	总分	实验要求	分值	得分
实验前准备	10	白大褂穿着整齐、干净	2	
		佩戴防护装备	3	
		原理知识掌握情况(教师提问)	3	
		实验所需设备(材料放射实验室、放射仪器使用记录、放射仪器资料介绍、防护服)核对无误	2	

续表 4-34

项目	总分	实验要求	分值	得分
操作过程	40	明确放射诊疗设备及场所防护日常检测的周期，明确负责设备故障维修、设备报废及更新的人员，明确负责新、改、扩建项目做评价时的人员	5	
		根据放射工作人员的定义，确定哪些人员为放射工作人员并纳入相应的管理	5	
		放射工作人员须持放射工作人员证上岗，明确申请放射工作人员证的方法，确定负责办理放射工作人员证的人员	5	
		确定负责安排工作人员体检的人员，明确放射工作人员职业健康检查的周期、体检的项目，并规定要为放射工作人员建立职业健康监护档案	5	
		明确放射工作人员佩戴个人剂量计的周期、方法、委托监测的单位，确定负责安排个人剂量监测的人员，并规定要为放射工作人员建立个人剂量档案	5	
		明确放射工作人员培训的周期、内容，确定负责安排培训的人员或科室	5	
		明确个人防护用品的使用人群及方法	5	
		放射实验室入口处警示标志张贴、工作指示灯设置、危害告知牌等受检者防护措施	5	
实验结果	5	测量精确	2	
		正确使用公式	3	
实验报告	15	信息齐全，内容完整	5	
		算法正确，数值精准	5	
		书写规范	5	
综合评价	30	操作熟练程度	5	
		测量精确度	5	
		正确佩戴防护装备	10	
		体现医学人文精神	10	
总分	100		100	

（张红艳　闫　悦）

附录 1

医学影像成像原理理论考核题集

医学影像成像原理理论考核题集参考答案及解析

一、名词解释

1. 光电效应　2. 康普顿效应　3. 连续放射
4. 特征放射　5. 实际焦点　6. 有效焦点
7. 阳极效应　8. 有效焦点标称值　9. 切割效应
10. 散射线含有率　11. 空气间隙法　12. X 射线摄影
13. X 射线透视　14. X 射线正像、负像　15. X 射线的质
16. 照片密度　17. 照片对比度　18. 散射线
19. 栅比　20. 滤线栅焦距　21. 曝光量倍数
22. 运动模糊　23. 模糊　24. 锐利度
25. 几何学模糊　26. 焦点的极限分辨力(R)
27. 焦点的散焦值(B)　28. 焦点的调制传递函数(MTF)
29. 光学密度(D)　30. 反差系数(γ 值)　31. 有效宽容度
32. 增感率　33. 荧光现象　34. 大宽容度胶片
35. 计算机 X 射线摄影　36. 光激励发光现象　37. 感光效应
38. 显影中心　39. 体素　40. 体层
41. 硬化效应　42. 磁共振成像　43. 磁场漂移
44. 自旋　45. 焦点极限分辨力　46. X 射线管的散焦值
47. 螺距　48. 密度分辨率　49. 化学位移伪影
50. 截断伪影　51. PACS　52. HIS
53. 感光效应　54. 照片密度　55. 胶片特性曲线
56. 宽容度　57. 照射野　58. 焦点的极限分辨力

二、单项选择题

1. 发现 X 射线的科学家是(　　)。

A. 伦琴　　B. 居里夫人　　C. 豪斯菲尔德
D. 布洛赫　　E. 普塞尔

2. 下列关于 X 射线本质错误的是(　　)。
A. 属于电磁波　　B. 波长短,频率高　　C. 不产生电离辐射
D. 具有波动性　　E. 具有微粒

3. 下列属于 X 射线化学作用的是(　　)。
A. 热作用　　B. 荧光作用　　C. 电离作用
D. 感光作用　　E. 生物效应

4. 某些物质如铅玻璃、水晶等经 X 射线长期大剂量照射后,引起结晶体脱落渐渐改变颜色称为(　　)。
A. 穿透作用　　B. 荧光作用　　C. 电离作用
D. 感光作用　　E. 着色作用

5. 乳腺专用 X 射线管阳极靶面常用金属(　　)来制作
A. 钨　　B. 钼　　C. 铁
D. 铜　　E. 镍

6. 高速电子流撞击阳极靶面可形成(　　)。
A. 实际焦点　　B. 主焦点　　C. 副焦点
D. 有效焦点　　E. 无效焦点

7. 实际焦点在不同方位上大小不等的多个投影称为(　　)。
A. 实际焦点　　B. 主焦点　　C. 副焦点
D. 有效焦点　　E. 无效焦点

8. 下列关于实际焦点说法错误的是(　　)。
A. 是阴极灯丝发射的电子经聚焦后在阳极靶面上的撞击面积
B. 因电子之间存在库仑力,可以相互排斥而产生扩散
C. 大小取决于聚焦槽的形状、宽度以及灯丝在聚焦槽内的深度
D. 实际焦点越大,X 射线管的功率就越大
E. 实际焦点越大,曝光时间延长,但会降低图像清晰度。

9. 下列关于有效焦点说法错误的是(　　)。
A. 实际焦点在不同方位上的大小不等的多个投影
B. 通常以实际焦点垂直于 X 射线管轴线方向的投影面积来命名
C. 大小取决于灯丝的形状、尺寸、安装位置以及阳极靶面的倾斜角度
D. 有效焦点越大,获得影像的半影越大,影像模糊度越大
E. 阳极倾角过大,投照方向的有效焦点将减小,图像质量也随之下降

10. 下列关于散射线说法错误的是(　　)。
A. 通常指穿过人体离开原发射线方向的辐射
B. 是由于原发 X 射线在穿过人体时出现光电效应和康普顿效应所致
C. 本质上是方向不定、能量较低的二次射线
D. 可使 X 射线照片灰雾增加,对比度受损,影像模糊

E. 通过人体的原发 X 射线 99% 会到达胶片，从而形成影像

11. 下列关于散射线产生说法错误的是(　　)。
    A. 多由 X 射线穿过人体组织生成
    B. 亦可由焦点外或照射到周边物体上产生
    C. 含有量与照射野面积成正比
    D. 含有量与管电压成反比
    E. 含有量与被照体厚度成正比
12. 下列关于滤线栅特性说法错误的是(　　)。
    A. 栅比值代表滤线栅消除散射线的能力
    B. 栅比值越大其消除散射线能力越强
    C. X 射线摄影时焦点距离聚焦入射面须等于滤线栅焦距
    D. 曝光倍数越大滤线栅性能越好
    E. 肢体厚度一般超过 15 cm 就要使用滤线栅
13. 下列关于空气间隙法说法错误的是(　　)。
    A. 利用的是 X 射线衰减与距离平方成反比的规律以及空气可吸收能量较低的 X 射线特点
    B. 需要增加肢体与胶片的距离
    C. 增加了照片的几何模糊
    D. 可通过增加焦-片距来减少几何模糊
    E. 无须匹配大功率 X 射线球管
14. 对于平行式滤线栅不会出现切割效应的情况是(　　)。
    A. 滤线栅倒置　　B. 上下偏离　　C. 侧向倾斜
    D. 偏离中心线　　E. 双重偏离
    E. 阳极倾角过大，投照方向的有效焦点将减小，图像质量也随之下降
15. 不论是 X 射线摄影还是 X 射线透视，都用到的 X 射线基本特性是(　　)。
    A. 穿透作用　　B. 电离作用　　C. 荧光作用
    D. 感光作用　　E. 着色作用
16. X 射线透视时，骨组织呈现低亮度影像，与之形成无关的因素是(　　)。
    A. 骨组织密度大　　B. 骨组织吸收 X 射线较少　　C. 骨相对原子序数大
    D. 对应的荧光屏部分发射荧光少　　E. 透过骨组织 X 射线量少
17. X 射线摄影时，照片中骨组织呈白色影像，原因不包括(　　)。
    A. 骨组织密度大　　B. 骨组织吸收 X 射线较多　　C. 骨相对原子序数大
    D. 对应的胶片部分还原出银离子多　　E. 透过骨组织 X 射线量少
18. 下列关于模拟 X 射线摄影说法错误的是(　　)。
    A. 影像一旦形成不可改变　B. 影像可经计算机处理　C. 影像可较长时间保存
    D. 影像不可远程传输　　E. 影像不可经存储设备存储
19. 第一位发现 X 射线的科学家是(　　)。
    A. 居里夫人　　B. 豪斯费尔德　　C. 伦琴

D. 布洛赫　　E. 普塞尔

20. 形成 X 射线影像对比的基础是(　　)。

A. 组织密度和厚度的差别　B. 管电压的差别　C. 管电流的差别

D. 摄影距离的差别　E. 曝光时间的差别

21. 与 X 射线照片影像的对比度、密度、锐利度都有关系的因素是(　　)。

A. 摄影时间　B. 增感屏　C. X 射线管电压

D. 焦-片距　E. 照片的冲洗

22. 低于 40 kV 管电压可用于(　　)摄影。

A. 乳腺　B. 胸部　C. 腹部

D. 四肢　E. 头颅

23. 下列关于高千伏摄影照片说法错误的是(　　)。

A. 照片密度大　B. 对比度高　C. 层次丰富

D. 散射线增多　E. 主要用于胸部摄影

24. 软 X 射线用于乳腺摄影说法错误的是(　　)。

A. 乳腺各组织之间密度差异小

B. 软 X 射线波长较长,穿透力弱

C. 与乳腺各组织之间主要发生光电效应

D. 缩小了乳腺各组织对 X 射线吸收的差异

E. 可获得相对较大对比度的影像

25. 下列关于散射线说法错误的是(　　)。

A. 散射线产生后方向不定,能量较原发射线低

B. 散射线随管电压的升高而增多

C. 散射线随肢体厚度的增加而减少

D. 散射线随照射野面积的增加而增加

E. 散射线可使 X 射线照片产生灰雾,照片对比度下降

26. 最有效消除散射线的方法是(　　)。

A. 滤线栅法　B. 滤过板法　C. 遮线器法

D. 空气间隙法　E. 降低管电压法

27. X 射线照片因滤线栅使用不当,而出现照片中部密度大,两侧密度小现象,多由下列何种原因引起。(　　)

A. 聚焦式滤线栅倒置　B. 滤线栅向一侧偏离　C. 滤线栅侧向倾斜

D. X 射线球管侧向倾斜　E. 滤线栅、X 射线球管双重偏离

28. 下列关于滤线栅工作原理错误的是(　　)。

A. 应将滤线栅置于肢体和胶片之间

B. 焦点至滤线栅距离应在滤线栅允许范围内

C. 可有效吸收原发射线

D. 可有效吸收散射线

E. X 射线中心线应对准滤线栅中心射入

29. 发生散射时,X 射线与肢体主要发生何种效应。(　　)
A. 光电效应　　B. 康普顿效应　　C. 相干散射
D. 电子对效应　　E. 光核反应

30. 下列不可避免会引起运动模糊的因素是(　　)。
A. 呼吸运动　　B. 精神病患者　　C. 哭闹的儿童
D. 心血管搏动　　E. 过于紧张者

31. 下列引起运动模糊因素中可避免的是(　　)。
A. 心血管搏动　　B. 呼吸运动　　C. 胃肠道蠕动
D. 哮喘发作患者　　E. 肢体震颤

32. 引起出现半影的根本原因是(　　)。
A. 管电压　　B. 管电流　　C. 曝光时间
D. 焦-片距　　E. 焦点形状

33. 下列可使半影变大说法错误的是(　　)。
A. X 射线管焦点面积过大　B. 肢-片距过短　　C. 管电流过高
D. 焦-肢距过短　　E 管电压较低

34. 下列关于焦点说法错误的是(　　)。
A. 焦-片距一定时,肢-片距越短,焦点越易形成半影
B. 管电压一定时,管电流越大,焦点面积越大
C. 管电流一定时,管电压越小,焦点面积越大
D. 焦点面积越大,半影越大,X 射线照片易出现模糊
E. 为减小半影,应尽量采用小焦点摄影

35. X 射线影像出现半影的根本原因是(　　)。
A. X 射线管有效焦点是面光源　　B. 焦-肢距过小　　C. 焦-肢距过大
D. X 射线管实际焦点是点光源　　E. X 射线管实际焦点是面光源

36. 下列有关焦点的极限分辨力的说法错误的是(　　)。
A. X 射线管焦点越小,R 值越大
B. X 射线管焦点越大、焦点面上的线量分布为多峰时,R 值就越小
C. R 值越大时成像性能越差
D. R 值越大时成像性能越好
E. X 射线管焦点面上的线量分布为单峰时,R 值大

37. 下列曝光参数组合中可使焦点尺寸变小最显著的是(　　)。
A. 高 mA,低 kV　　B. 高 mA,高 kV　　C. 低 mA,低 kV
D. 低 mA,高 kV　　E. mA 与 kV 数值完全相等

38. 焦点的散焦值越接近(　　),成像性能受负荷条件的影响就越小。
A. -2　　B. -1　　C. 0
D. +1　　E. +2

39. MTF 值越接近(　　),焦点成像性能就越好。
A. 0　　B. 0.25　　C. 0.5

D. 0.75　　E. 1

40. 关于 X 射线胶片曲线的组成,不包括(　　)。

A. 足部　　B. 平移部　　C. 直线部

D. 肩部　　E. 反转部

41. 胶片特性曲线不能反映胶片的(　　)。

A. 感光度　　B. 本底灰雾　　C. 感色性

D. 最大密度　　E. 反差系数

42. X 射线摄影力求利用的部分是胶片特性曲线中的(　　)。

A. 起始部　　B. 直线部　　C. 肩部

D. 反转部　　E. 全部

43. 关于宽容度正确的是(　　)。

A. 为特征曲线上直线部分在横坐标的投影,表示的是正确曝光量的范围

B. 为感光材料记录被照体密度的能力

C. 宽容度大的胶片 γ 值也大

D. 为感光材料能按比例记录被照体反差的能力

E. 以上都不是

44. 对某种感光材料来说,密度上升到一定程度时,不再因曝光量的增加而上升,此时的光学密度值为(　　)。

A. 本底灰雾(D_{min})　　B. 最大光学密度(D_{max})　　C. 感光度(S)

D. 反差系数　　E. 宽容度

45. 下列不属于医用 X 射线胶片结构的是(　　)。

A. 乳剂层　　B. 附加层　　C. 保护层

D. 荧光层　　E. 片基层

46. 关于增感屏的作用,下列错误的是(　　)。

A. 影像对比度增加　　B. 影像清晰度提高　　C. 影像颗粒性变差

D. 提高了 X 射线胶片的感光效应　　E. 延长了球管的使用寿命

47. 氟氯化钡/铕屏受到 X 射线照射时可发(　　)荧光。

A. 绿色　　B. 白色　　C. 黄色

D. 蓝色　　E. 红色

48. 医用 X 射线胶片属于(　　)。

A. 复性感光材料　　B. 正性感光材料　　C. 反转感光材料

D. 银盐感光材料　　E. 非银盐感光材料

49. 增感屏的构成包括基层、荧光体层、反射层或吸收层、保护层四层主要结构,其核心结构层是(　　)。

A. 基层　　B. 荧光体层　　C. 保护层

D. 反射层　　E. 吸收层

50. DR 的种类中不包括(　　)。

A. 直接型　　B. 间接型　　C. 多丝正比电离室型

D. CCD 型　　E. 光激励发光型

51. DR 的影像载体是(　　)。

A. FPD　　B. IP　　C. CCD

D. PSL　　E. I. I

52. FPD 的中文全称为(　　)。

A. 影像板　　B. 平板探测器　　C. 光敏照相机

D. 光激励发光物质　　E. 直接数字 X 射线摄影

53. CCD 的中文全称为(　　)。

A. 影像板　　B. 平板探测器　　C. 电荷耦合器件

D. 多丝正比电离室　　E. 直接数字 X 射线摄影

54. 不属于 CR 谐调处理的调节参量的是(　　)。

A. 旋转量　　B. 移动量　　C. 谐调曲线

D. 旋转中心　　E. 频率增强

55. TFT 的中文全称为(　　)。

A. 影像板　　B. 平板探测器　　C. 电荷合器件

D. 薄膜晶体管　　E. 直接数字 X 射线摄影

56. 下列器件哪个不能将光信号转化为电信号(　　)。

A. CCD 相机　　B. 非晶硅光电二极管　　C. 非晶硒

D. 光电二极管　　E. 闪烁体

57. 直接 FPD 中将射线转化为电信号的是(　　)。

A. 非晶硒　　B. 非晶硅　　C. 光激励荧光体

D. 光电倍增管　　E. CCD

58. X 射线照射到直接 FPD 上时,X 射线光子使非晶硒激发出(　　)。

A. 可见光　　B. 电子空穴对　　C. 荧光

D. 正电子　　E. 低能 X 射线

59. 非晶硒 FPD 的优点不包括(　　)。

A. 成像环节少　　B. 吸收率高　　C. 灵敏度高

D. 量子检出效率高　　E. 无电离辐射

60. 间接 FPD 的信号转化过程是(　　)。

A. X 射线-电信号数字图像

B. X 射线-可见光电信号数字图像

C. X 射线-可见光电信号-模拟图像

D. X 射线-电信号-荧光屏-模拟图像

E. X 射线-电信号荧光屏-数字图像

61. 下列对 DR 相比于 CR 的特点描述最完整的是(　　)。

A. 成像时间短　　B. X 射线利用效率高　　C. 图像质好

D. 系统成本高　　E. 以上都是

62. 多丝正比电离室探测器是(　　)。

A. 直接探测器　　B. 间接探测器　　C. 模拟探测器
D. 平板探测器　　E. 动态探测器

63. 关于平板探测器的叙述,错误的是(　　)。
A. 有直接转换型和间接转换型
B. 其极限分辨率比屏片系统低
C. 其 MTF 比屏片系统低
D. 其 DQE 比屏片系统高
E. DQE 比 CR 系统高

64. CR 与 DR 系统应用比较,相同点是(　　)。
A. 成像方式　　B. 操作方式　　C. 床旁摄影
D. 应用于常规摄影　　E. 与常规 X 射线设备匹配

65. 应用非晶硒和薄膜晶体管阵列技术制成的探测器是(　　)。
A. 硒鼓检测器　　B. IP 成像转换器　　C. 直接转换平板探测器
D. 间接转换平板探测器　　E. 多丝正比室检测器体器件

66. FPD 能够成为平板形状,主要是探测器的单元阵列采用的是(　　)。
A. 薄膜晶体管技术　　B. 光敏照相技术　　C. 光电倍增管技术
D. 光激励发光技术　　E. 非晶硒技术

67. 间接 DR 中,位于 FPD 顶层的是(　　)。
A. 非晶硒　　B. 碘化铯　　C. 钨酸钙
D. 非晶硅　　E. CCD

68. 直接平板探测器的线性度范围是(　　)。
A. 1∶10　　B. 1∶100　　C. 1∶1 000
D. 1∶10 000　　E. 1∶100 000

69. 直接 FPD 可以由(　　)直接获得像素位置信息
A. 地址编码电路　　B. 信号放大电路　　C. 滤波电路
D. A/D 转换电路　　E. 显示电路

70. 直接数字化 X 射线摄影采用多少位的图像数字化转换(　　)。
A. 8 位　　B. 14 位　　C. 4 位
D. 16 位　　E. 以上都不是

71. 直接转换技术的 DR,应用的转换介质是(　　)。
A. 影像板　　B. 增感屏　　C. 碘化铯
D. 非晶硒　　E. 非晶硅

72. DR 是以下哪项的缩写(　　)。
A. 数字摄影　　B. 模拟摄影　　C. 普通 X 射线摄影
D. 荧光摄影　　E. 记波摄影

73. 关于 DR 的说法正确的是(　　)。
A. 可分为直接转换和间接转换　　B. 不能达到动态成像
C. 没有光电转换　　D. 不使用荧光物质　　E. 以上都对

74. DR摄影是否经过A/D转换(　　)。
A. 是　B. 不确定　C. 否
D. 部分经过　E. 最后经过A/D转换

75. DR系统的背景噪声与CR系统和屏片系统比较(　　)。
A. 比CR的大　B. 与CR的相同　C. 与普通屏片系统相同
D. 比屏片系统大　E. 以上都不是

76. DR系统的空间分辨力与屏片系统比较(　　)。
A. 比屏一片系统高直接取　B. 不一定　C. 两者相同
D. 比屏片系统低　E. 无可比性

77. 关于DR系统的优越性的叙述,错误的是(　　)。
A. 提高工作效率　B. 需较高的辐射剂量　C. 可消除丢失胶片问题
D. 高的影像质量　E. 利于远程医疗

78. 非晶硒探测器使用的衬底材料是(　　)。
A. 铅板　B. 铜板　C. 铝板
D. 纸板　E. 玻璃器

79. CR系统中PSL的含义是(　　)。
A. 辉尽性荧光物质　B. 光激励发光　C. 光发光
D. 发光体　E. 被照体

80. 在CR系统中GT的含义是(　　)。
A. 旋转量　B. 旋转中心　C. 移动量
D. 频率增强　E. 谐调曲线类型

81. 在CR系统中固有噪声不包括(　　)。
A. IP结构噪声　B. 胶片的结构噪声　C. 激光噪声
D. X射线量子噪声　E. 模拟电路噪声

82. 在CR系统中RE是(　　)的缩写。
A. 频率等级　B. 频率类型　C. 频率增强
D. 旋转量　E. 旋转中心

83. 在CR系统中GS的含义是(　　)。
A. 旋转量　B. 谐调曲线移动量　C. 旋转中心
D. 频率等级　E. 频率增强

84. 目前IP的尺寸不包括(　　)。
A. 14英寸×17英寸　B. 14英寸×14英寸　C. 10英寸×12英寸
D. 8英寸×10英寸　E. 5英寸×14英寸

85. IP分类中不包括(　　)。
A. 标准型　B. 高分辨力型　C. 能量减影型
D. 多层体层型　E. 低分辨力型

86. 关于IP的论述,错误的是(　　)。
A. IP是一种成像转换器件　B. IP不产生潜影

C. IP 被激光照射后发出蓝色荧光
D. IP 被可见强光照射后潜影信息会消失
E. IP 的型号不同对 X 射线的敏感度也不同

87. 对 IP 使用的描述,错误的是(　　)。
A. IP 应装在暗盒内使用
B. IP 潜影消除后可重复使用
C. IP 潜影未消除时不可重复读取
D. IP 只要不损伤可无限期使用
E. IP 外观像似增感屏,使用时有正反之分

88. IP 第二次激发与第一次激发所呈现的关系是(　　)。
A. 线性关系　　B. 对数关系　　C. 反对数关系
D. 曲线关系　　E. 抛物线关系

89. IP 经 X 射线照射后所形成的信号为(　　)。
A. 数字信号　　B. 模拟信号　　C. 可见光
D. 紫外线　　E. 红外线

90. 关于 CR 成像优、缺点的叙述,错误的是(　　)。
A. 空间分辨力比屏片系统高　　B. 可与原有的 X 射线摄影设备匹配工作
C. 具有后处理功能　　D. 时间分辨力较差　　E. 空间分辨力比屏片系统低

91. 下列关于 CR 信息转换、信号的传递过程,正确的是(　　)。
A. IP—X 射线照射—潜影—激光激发扫描—光致发光—读出信息
B. IP—X 射线照射—潜影—光致发光—激光激发扫描—读出信息
C. IP—X 射线照射—光致发光—潜影—激光激发扫描—读出信息
D. IP—激光激发扫描—光致发光—X 射线照射—潜影—读出信息
E. IP—读出信息—X 射线照射—潜影—激光激发扫描—光致发光

92. 下列不属于卤族元素的是(　　)。
A. 氟　　B. 氯　　C. 溴
D. 碘　　E. 汞

93. 下列潜影的解释中,正确的是(　　)。
A. 乳剂层中的卤化银发生了光化学反应,形成肉眼可见的影响
B. 保护层的中的卤化银发生了光化学反应,形成肉眼可见的影像
C. 乳剂层中的卤化银发生了光化学反应,形成肉眼难辨的影像
D. 保护层的中的卤化银发生了光化学反应,形成肉眼可见的影像
E. 潜影存在于保护层下

94. 下列哪项为卤化银的化学式(　　)。
A. AuX　　B. AgX　　C. BaX
D. FeX　　E. MgX

95. 以下 X 射线胶片结构不包括(　　)。
A. 保护层　　B. 乳剂层　　C. 底层

D. 片基层　　E. 绝缘层

96. 下列关于感光效应叙述,正确的是(　　)。

A. 管电压是影像感光效应的因素之一
B. 使感光系统产生的感光效果称为感光效应
C. 胶片接受的感光效应越大,所产生的显影中心越少
D. 感光效应越大,所产生的显影中心越多
E. 管电流是影像感光效应的因素之一

97. 人体密度最高的骨骼,CT 值为(　　)。

A. +1 000 HU　　B. 20 ~ 50 HU　　C. -70 ~ -90 HU
D. -1 000 HU　　E. 0 HU

98. X 射线计算机体层成像的英文全称是(　　)。

A. X-ray computed tomography
B. X-ray computer tomography
C. X-ray computer tomographed
D. X-ray computeed tomography
E. X-ray computeed tomographed

99. 模数转换器的英文缩写是(　　)。

A. D/A　　B. A/D　　C. D/C
D. C/D　　E. A/C

100. X 射线信息影像是在哪一个阶段形成的(　　)。

A. X 射线透过被照体之后
B. X 射线照片冲洗之后
C. X 射线到达被照体之前
D. 视觉影像就是 X 射线信息影像
E. 在大脑判断之后

101. 显示器所表现的亮度信号等级差别称(　　)。

A. 窗宽　　B. 窗位　　C. 灰阶
D. 视野　　E. CT 值标度

102. 不属于脊柱 CT 扫描适应证的是(　　)。

A. 神经根炎　　B. 椎管狭窄　　C. 椎间盘病变
D. 脊柱结核　　E. 先天性变异

103. 属于超高磁场 MR 的是(　　)。

A. 0.35T　　B. 0.15T　　C. 1.0T
D. 1.5T　　E. 3.0T

104. 下列(　　)场强的 MR 设备还没有应用到临床,仅停留在实验室研究中。

A. 0.2T　　B. 0.5T　　C. 1.5T
D. 3.0T　　E. 4.7T

105. 横向弛豫与下列哪一项概念一样(　　)。

A. 氢质子顺磁场方向排列

B. 氢质子逆磁场方向排列

C. 自旋-自旋弛豫

D. 自旋-晶格弛豫

E. T1 弛豫

106. 在 MR 成像中,层面选择,相位编码与频率编码梯度启动的顺序是(   )。

A. 层面选择→相位编码→频率编码

B. 频率编码→相位编码→层面选择

C. 层面选择→频率编码→相位编码

D. 频率编码→层面选择→相位编码

E. 相位编码→层面选择→频率编码

107. 图像的信噪比是(   )。

A. RMS、WS　　B. ROC　　C. NEQ、DQE

D. SNR　　E. MTF

108. 磁共振信号的空间定位是通过(   )来实现的。

A. 主磁场　　B. 射频脉冲　　C. 梯度磁场

D. 90°射频脉冲　　E. 180°射频脉冲

109. 关于能进行磁共振成像的原子错误的是(   )。

A. 中子和质子均为奇数

B. 中子为奇数,质子为偶数

C. 中子为偶数,质子为奇数

D. 中子与质子均为偶数

E. 氢质子是最佳的磁共振成像原子

110. 磁共振成像中,主要针对人体内的(   )进行成像。

A. 氧离子　　B. 氢质子　　C. 电子

D. 氢中子　　E. 阴离子

111. 关于焦点的叙述,错误的是(   )。

A. 发生电子经聚焦后在阳极靶面上的实际撞击面积称为实际焦点

B. 有效焦点越小,成像质量越好

C. 实际焦点越大,输出功率越大

D. 从灯丝正面发射的电子所形成的焦点称为主焦点

E. 在较大管电流、较低管电压的情况下,由于电子束的电子之间斥力增大,有效焦点有变小的倾向

112. 曝光条件应使照片的最大密度值在(   )。

A. 1.0 ~ 1.4　　B. 1.0 ~ 1.5　　C. 1.0 ~ 1.6

D. 1.0 ~ 1.7　　E. 1.0 ~ 1.8

113. 一般 X 射线焦点的散焦值 B(   )1。

A. >　　B. <　　C. =

D. ≥　　E. ≤

114. X射线中心线与测试卡中心的垂直基准线所成角度必须(　　)rad。

A. $<10^{-3}$　　B. $>10^{-3}$　　C. $\leq 10^{-3}$

D. $\geq 10^{-3}$　　E. $=10^{-3}$

115. 最早应用CT进行检查的人体部位是(　　)。

A. 胸部　　B. 四肢　　C. 脊柱

D. 头颅　　E. 腹部

116. CT检查前患者的准备工作不包括(　　)。

A. 患者须携带有关检查资料

B. 被检查患者的家属进入CT室

C. 对患者应做好耐心的解释说明工作

D. 对于不能合作的患者给予镇静剂

E. 为需要做增强的患者做过敏试验

117. CT扫描注意事项不包括(　　)。

A. 不合作的患者,CT扫描前应做镇静或麻醉处理

B. CT检查病人应先更衣、穿鞋套

C. 认真阅读申请单,审查申请单

D. 扫描参数根据病变部位、病变性质和临床要求确定

E. 需增强扫描的病人,可以不做碘过敏试验

118. 不适合做CT扫描的是(　　)。

A. 颅脑外伤　　B. 脑肿瘤　　C. 新生儿缺氧缺血性脑病

D. 精神分裂症　　E. 脑实质变性

119. 当氢质子放入静磁场后,下列情况正确的是(　　)。

A. 氢质子磁矢量都平行主磁场且方向相同

B. 氢质子磁矢量都平行主磁场且方向相反

C. 氢质子磁矢量都平行于主磁场且低能级质子与主磁场方向相同

D. 氢质子磁矢量都平行于主磁场且高能级质子与主磁场方向相同

E. 氢质子磁矢量不受主磁场影响

120. MRI脉冲序列执行一次所需的时间称为(　　)。

A. TE　　B. TI　　C. TR

D. T1　　E. T2

121. 主要负责MRI的空间定位的是(　　)。

A. 射频磁场　　B. 梯度磁场　　C. 外磁场

D. 自旋质子　　E. 主磁场

122. 产生磁共振现象的基础是(　　)。

A. 电子的自旋　　B. 质子的自旋　　C. 中子的自旋

D. 原子的自旋　　E. 分子的自旋

123. MRI成像的基础是(　　)。

A. 组织间吸收系数的差别
B. 组织间密度高低的差别
C. 组织间形态的差别
D. 组织间质子密度和弛豫时间的差别
E. 组织间大小的差别

124. 关于 PACS 的网络及通信系统叙述,错误的是(　　)。
A. 目前较多采用的是星形总线结构
B. 网络传输协议标准是 TCP/IP,DICOM
C. DICOM 通信是基于 TCP/IP 基础之上的
D. TCP/IP 是可跨平台通信协议
E. 网络及通信系统主要基于广域网

125. PACS 的中文名称是(　　)。
A. 图像存储系统
B. 图像传输系统
C. 图像网络信息
D. 图像通信系统
E. 图像存储与通信系统

126. 关于影像存储管理系统的叙述,错误的是(　　)。
A. 是 PACS 的核心
B. 不能向临床医师提供各种类型的图像查询/提取服务
C. 将图像自动发送至临床医生图像诊断工作站
D. 负责图像的存储、归档、管理和通信
E. 主要功能是控制 PACS 图像数据流程

127. 放射科信息系统的英文简称是(　　)。
A. HIS　　B. LIS　　C. PACS
D. RIS　　E. CIS

128. 关于 X 射线照片密度影响因素的叙述,错误的是(　　)。
A. 密度的变化与 kV^n 成正比　B. 感光效应与摄影距离的平方成反比
C. 屏片组合使用影像密度大　D. 随受检体的厚度增大而增高
E. 与照片的显影条件有密切关系

129. X 射线照片影像的形成要素不包括(　　)。
A. 照片密度　　B. 胶片的感度　　C. 照片的对比度
D. 照片的锐利度　　E. 照片的放大与变形

130. 关于 X 射线照片影像的叙述,错误的是(　　)。
A. 光学密度也称黑化度
B. 光学密度 $D = \lg O = \lg I_0/I$
C. 失真度是照片的物理因素
D. 密度由照片吸收光能的银粒子多少决定

E. 被照体对X射线的吸收散射形成X射线照片

131. 下列哪种因素不影响照片密度值的大小(　　)。

A. 增感屏　　B. 曝光量　　C. 观片灯

D. 胶片感度大　　E. 摄影距离

132. 关于影响X射线照片密度因素的叙述,错误的是(　　)。

A. 屏片的组合使用,影像密度变大

B. 管电压增加将导致照片密度值减小

C. 正常曝光时,密度与照射量成正比

D. 随被照体的厚度、密度增加而降低

E. 与摄影距离的平方成反比

133. 与照片密度无关的因素是(　　)。

A. 照射量　　B. 摄影距离　　C. 屏-片组合

D. 被照体厚度　　E. 定影液活性

134. X射线透过被照体后形成的X射线强度的差异,称为(　　)。

A. 人工对比度　　B. 天然对比度　　D. 胶片对比度

C. 射线对比度　　E. 照片对比度

135. X射线胶片的 γ 值称为(　　)。

A. 人工对比度　　B. 天然对比度　　C. 射线(X射线)对比度

D. 胶片对比度　　E. 照片对比度

136. X射线胶片结构中最重要的组成部分是(　　)。

A. 结合膜层　　B. 保护膜层　　C. 防光晕层

D. 片基层　　E. 乳剂层

137. 普通X射线胶片采用的卤化银主要是(　　)。

A. 氟化银 AgF　　B. 氯化银 AgCl　　C. 溴化银 AgBr

D. 碘化银 AgI　　E. 砹化银 AgAt

138. 有关X射线胶片卤化银颗粒的叙述,错误的是(　　)。

A. 卤化银颗粒在感光材料中是最大的

B. 晶体颗粒分布不均匀时颗粒性好

C. 晶体颗粒大小不一,宽容度大

D. 晶体颗粒小,分辨率高

E. 晶体颗粒大,感光度高

139. 不作为X射线胶片的感光物质的是(　　)。

A. 氯化银　　B. 溴化银　　C. 氟化银

D. 碘化银　　E. 溴化银加碘化银

140. 有关感光效应的叙述,错误的是(　　)。

A. 感光效应与管电流成正比

B. 感光效应与管电压的 n 次方成正比

C. 感光效应与摄影距离成反比

D. 感光效应与摄影时间成正比

E. 感光效应与滤线栅曝光倍数成反比

141. 医用X射线胶片属于（　　）。

A. 复性感光材料　B. 正性感光材料　C. 反转感光材料

D. 银盐感光材料　E. 非银盐感光材料

142. 医用激光胶片乳剂层的厚度为（　　）。

A. 6.25 μm　B. 5.88 μm　C. 6.55 μm

D. 7.18 μm　E. 7.23 μm

143. 感绿胶片的吸收光谱的峰值在（　　）。

A. 500 nm　B. 550 nm　C. 600 nm

D. 650 nm　E. 700 nm

144. 感蓝胶片的吸收光谱的峰值在（　　）。

A. 420 nm　B. 550 nm　C. 600 nm

D. 650 nm　E. 700 nm

145. 增感屏的核心结构是（　　）。

A. 基层　B. 荧光体层　C. 保护层

D. 反射层　E. 吸收层

146. 增感屏结构中，吸收层的主要作用是（　　）。

A. 提高对比度　B. 提高清晰度　C. 增加照片密度

D. 控制量子斑点　E. 提高发光效率

147. 增感屏的作用，错误的是（　　）。

A. 提高胶片的感光效应　B. 缩短X射线曝光时间，减少患者剂量

C. 提高影像对比度　D. 提高影像清晰度

E. 提高小容量X射线机的使用范压

148. 临床上常用“X射线的硬度”表示（　　）。

A. X射线的量　B. X射线的质　C. 摄影条件中的曝光量

D. 摄影条件中的管电压　E. 摄影条件中的管电流

149. X射线束到达被照体之前，与其吸收衰减无关的是（　　）。

A. X射线管壁玻璃　B. X射线管套内油层　C. X射线管套窗口

D. X射线管焦点　E. 滤过板

150. 关于焦点的叙述，错误的是（　　）。

A. 实际焦点-电子撞击阳极靶面的面积

B. 有效焦点-实际焦点在不同方位上投影

C. 靶面上形成的焦点是一正方形

D. 焦点用无量纲的数字表示

E. 近阳极端有效焦点小

151. 有效焦点在照射野内的大小分布称为有效焦点的（　　）。

A. 分布特性　B. 线量特性　C. 对称特性

D. 方位特性　　E. 均一特性

152. 下列两组织间产生最大X射线对比度的是(　　)。

A. 肌肉与脂肪　　B. 肌肉与空气　　C. 骨与脂肪

D. 骨与空气　　E. 骨与肌肉

153. 影响散射线因素的叙述,错误的是(　　)。

A. 物体越厚,产生散射线越少

B. 管电压越高,产生散射线越多

C. 物体受照面越大,产生散射线越多

D. X射线波长越短,产生散射线越多

E. 受检体越厚,产生散射线越多

154. X射线束、照射野的叙述,错误的是(　　)。

A. 摄影时照射野应尽量大

B. X射线管发射锥束X射线束

C. X射线束有一定的穿透能力

D. X射线束中心部分的X射线为中心X射线

E. X射线束入射肢体曝光面大小称照射野

155. 减小运动模糊最有效的方法是(　　)。

A. 应用过滤板　　B. 应用滤线栅　　C. 应用增感屏

D. 小曝光条件　　E. 短时间曝光

156. 影响散射线因素的叙述,错误的是(　　)。

A. 物体越厚,产生散射线越少

B. 管电压越高,产生散射线越多

C. 物体受照面越大,产生散射线越多

D. X射线波长越短,产生散射线越多

E. 受检体越厚,产生散射线越多

157. 与散射线量产生无关的因素是(　　)。

A. 受检体厚度　　B. 受检体密度　　C. 受检体姿势

D. 照射野面积　　E. 受检体体积

158. 下列各项中使锐利度降低的因素是(　　)。

A. 对比度增大　　B. 散射线减少　　C. 模糊值降低

D. 放大率增大　　E. 焦点面积小

159. 构成照片影像的几何因素是(　　)。

A. 失真度　　B. 对比度　　C. 颗粒度

D. 锐利度　　E. 密度

三、多项选择题

1. 下列属于X射线物理特性的是(　　)。

A. X射线不带电,故而不受外界磁场或电场的影响

B. X 射线波长短具有较高能量,具有很强的穿透能力
C. 可使某些荧光物质发射荧光
D. 可使物质分子产生电离
E. X 射线光子穿过物质被吸收后,绝大部分能量都将变成热能,使物体温度升高

2. 产生 X 射线的条件有(　　)。
A. 阴极电子源　　B. X 射线管高电压　　C. X 射线管高真空度
D. 阳极靶面　　E. 增感屏

3. X 射线与物质的相互作用包括(　　)。
A. 光电效应　　B. 康普顿效应　　C. 相干散射
D. 电子对效应　　E. 光核反应

4. 在诊断 X 射线能量范围内可发生的反应是(　　)。
A. 光电效应　　B. 康普顿效应　　C. 相干散射
D. 电子对效应　　E. 光核反应

5. 下列关于焦点面上的线量分布说法正确的是(　　)。
A. 沿 X 射线管短轴方向呈现两端密度高、中间密度低的双峰分布曲线
B. 沿 X 射线管长轴方向呈现两端密度低、中间密度高的单峰分布曲线
C. 焦点面上的线量分布是均匀的
D. 在同样焦点尺寸的情况下,焦点中央辐射强度越强,其影像分辨力越高
E. 线量呈单峰分布的焦点成像质量最好,其次为矩形分布,最差为双峰分布

6. 下列关于焦点阳极效应说法,正确的是(　　)。
A. 在平行于 X 射线管的长轴方向上,近阳极侧 X 射线量少,近阴极侧的 X 射线量多
B. 在 X 射线管的短轴方向上,X 射线量的分布基本上是对称相等
C. 应将厚度大、密度高的肢体组织放在 X 射线管阴极侧
D. 重点观察的细微结构组织及厚度小的部位应放于阳极侧
E. 长轴方向上,X 射线量最大值在 110°处,分布是非对称性的

7. 滤线栅按结构特点可分为(　　)。
A. 聚焦式　　B. 平行式　　C. 交叉式
D. 静止式　　E. 运动式

8. 下列关于 X 射线检查说法,正确的是(　　)。
A. 利用到了 X 射线的穿透作用、荧光作用和感光作用
B. 仅能显示病变组织
C. 穿过人体不同组织后 X 射线具有强度差异
D. 多用于人体骨质病变检查
E. 配合造影剂可用于血管病变的检查

9. 影响 X 射线照片对比度的因素包括(　　)。
A. 组织原子序数　　B. 组织密度　　C. 组织厚度
D. 管电压、管电流　　E. 散射线

10. 管电压可影响下列哪些指标(　　)。

A. 穿透力　　B. 密度　　C. 对比度

D. 锐利度　　E. 焦点大小

11. 下列关于X射线管电压说法,正确的是(　　)。

A. X射线管电压决定X射线的硬度

B. X射线管电压与照片密度成正比

C. X射线管电压与照片对比度成反比

D. X射线管电压与散射线含有率成正比

E. X射线管电压与噪声成正比

12. 与散射线发生有关的因素包括(　　)。

A. 原发射线　　B. 管电压　　C. 肢体厚度

D. 照射野面积　　E. 曝光时间

13. 下列属于滤线栅特性指标的是(　　)。

A. 栅比　　B. 栅密度　　C. 栅焦距

D. 曝光量倍数　　E. 一次X射线透过率

14. 下列属于滤线栅切割效应的是(　　)。

A. 滤线栅倒置　　B. 滤线栅倾斜　　C. X射线焦点偏离

D. 偏离栅焦距　　E. 双重偏离

15. 下列关于滤线栅使用注意事项,正确的是(　　)。

A. 聚焦式滤线栅不得倒置

B. X射线中心线倾斜时应与铅条排列方向平行

C. 使用聚焦式滤线栅时焦点至滤线栅距离应在滤线栅允许范围内

D. 使用调速运动滤线栅时,速度要与曝光时间相适应

E. X射线中心线应对准滤线栅中心射入

16. 可引起X射线照片模糊的因素包括(　　)。

A. 几何学模糊　　B. 运动模糊　　C. 增感屏性模糊

D. 屏-片接触不良模糊　　E. 中心线斜射所致模糊

17. 下列哪些因素可导致出现运动模糊(　　)。

A. 呼吸运动　　B. 精神病患者　　C. 哭闹的儿童

D. 心血管搏动　　E. 过于紧张者

18. 减少运动模糊的措施包括(　　)。

A. 固定机器设备

B. 要求患者制动,可行必要的固定

C. 尽量缩短曝光时间

D. 尽量缩短肢-片距

E. 对于极度不合作患者,必要时可使用镇静剂

19. 影响半影大小的因素包括(　　)。

A. 管电压　　B. 管电流　　C. 曝光时间

D. 焦-片距　　E. 焦点形状

20. 由于几何学投影原因,肢体在X射线照片上会被放大,其相关因素有(　　)。

A. 管电压　　B. 管电流　　C. 肢-片距

D. 焦-肢距　　E. 焦点形状

21. 下列属于X射线管焦点成像性能主要参量的是(　　)。

A. 焦点大小　　B. 焦点的极限分辨力　　C. 焦点的密度分辨力

D. 焦点的散焦值　　E. 焦点的调制传递函数

22. 缩小半影不应采取的措施是(　　)。

A. 使用小焦点　　B. 缩小肢-片距　　C. 使用大焦点

D. 增大焦-肢距　　E. 增大肢-片距

23. 下列有关有效焦点尺寸随负荷条件的变化而变化的说法错误的有(　　)。

A. 在X射线管管电压一定且数值较低时,有效焦点大小基本不变

B. 在X射线管管电压一定且数值较低时,管电流越大,焦点的尺寸越大

C. 在X射线管管电压一定且数值较低时,管电流越大,焦点的尺寸越小

D. 当管电流不变且为高毫安时,管电压越高,焦点的尺寸越小

E. 当管电流不变且为高毫安时,管电压越低,焦点的尺寸越大

24. 胶片特性曲线可以反映胶片的(　　)。

A. 感光度　　B. 本底灰雾　　C. 宽容度

D. 最大密度　　E. 反差系数

25. X射线胶片曲线中,代表曝光过度的部分有(　　)。

A. 足部　　B. 直线部　　C. 肩部

D. 反转部　　E. 以上都不对

26. 下列关于增感屏的作用,正确的是(　　)。

A. 提高了X射线胶片的感光效应　　B. 缩短了曝光时间　　C. 减少了运动性模糊

D. 延长了球管的使用寿命　　E. 扩大了小容量X射线机的使用范围

27. 卤化银中可应用于感光材料的有(　　)。

A. 氯化银(AgCl)　　B. 碘化银(AgI)　　C. 溴化银(AgBr)

D. 氟化银　　E. 以上都不对

28. 影响增感屏增感率的因素是(　　)。

A. 增感屏的发光效率　　B. X射线吸收效率　　C. 荧光转换效率

D. 增感屏结构及制作工艺的影响

E. 增感屏发光光谱和胶片吸收光谱的匹配关系

29. CR系统中的成像板由(　　)构成。

A. 支撑体　　B. 荧光物质　　C. 保护层

D. 编辑层　　E. 检索层

30. CR系统中的信息转换部分主要组成有(　　)。

A. 成像板　　B. 激光扫描器　　C. 光电倍增器

D. A/D转换器　　E. 光盘

31. CR 系统的信息采集部分主要组成有(　　)。
A. X 射线管　B. 成像板　C. X 射线胶片
D. 增感屏　E. 激光扫描仪

32. CR 系统的信息处理可分为(　　)。
A. 谐调处理　B. 空间处理　C. 减影处理
D. 放大处理　E. 压缩处理

33. 下列哪些是 CR 系统后处理所具备的功能(　　)。
A. 测量　B. 局部放大　C. 对比度转换与反转
D. 边缘增强　E. 双幅显示

34. CR 图像处理技术包括(　　)。
A. 分割曝光模式识别　B. 谐调处理　C. 曝光野的识别
D. 空间频率处理　E. 动态范围控制

35. 潜影的形成分为哪些步骤完成(　　)。
A. 电子迁移过程
B. 离子迁移过程
C. 银离子与感光中心的电子聚集中和
D. 二次电子吸收
E. 感光中心电子扩散

36. 下列哪项属于形成感光中心的原因(　　)。
A. 晶体结构中的物理不完整性
B. 乳剂中含杂质质点
C. 自发还原
D. 曝光所致
E. 感光中心数量少

37. 吸收系数受哪些因素影响(　　)。
A. 波长　B. 物质的原子序数　C. 密度
D. X 射线束的空间位置　E. 衰减系数

38. 下列对准直器的描述正确的是(　　)。
A. 限定体层厚度
B. 屏蔽散射线
C. 作用类似于 X 射线机的遮线器
D. 作用类似于滤线器
E. 可以提高 X 射线的硬度

39. 关于磁共振成像的特点,正确的是(　　)。
A. 多参数成像　B. 任意角度与方位断层　C. 无电离辐射
D. 使用对比剂,可观察心脏和血管结构　E. 无气体和骨伪影干扰

40. 射频线圈的性能指标包括(　　)。
A. 射频场均匀度　B. 信噪比　C. 线圈的灵敏度

D. 线圈的有效范围　E. 主磁场强度

41. 焦点的主要成像性能指标有(　　)。

A. 焦点的大小　B. 焦点的极限分辨力　C. 焦点的散焦值

D. 焦点的调制传递函数　E. 焦点的线量分布

42. CT 的重建方法有(　　)。

A. 扇形束重建　B. 反投影法　C. 迭代法

D. 滤波反投影法　E. 解析法

43. MR 及其设备伪影相关的因素是(　　)。

A. 主磁场强度　B. 磁场均匀度　C. 机器生产日期

D. 机器的安装调试　E. 软件质量

44. 关于磁共振成像特点,正确的是(　　)。

A. 多参数成像　B. 任意角度与方位断层　C. 无电离辐射

D. 使用对比剂,可观察心脏和血管结构　E. 无气体和骨伪影干扰

45. 下列哪些结构属于 PACS 上的(　　)。

A. 影像存储管理系统　B. 影像采集系统　C. 影像工作站系统

D. 网络及通信系统　E. 影像软拷贝输出系统

46. 与产生照片灰雾有关的因素包括(　　)。

A. 胶片　B. 散射线　C. 显影处理

D. X 射线管功率　E. 焦点外 X 射线

47. 感光现象包括(　　)。

A. 互易律失效　B. 间歇曝光效应　C. 反转现象

D. 静电效应　E. 压力效应

48. X 射线胶片特性曲线组成,包括(　　)。

A. 足部　B. 直线部　C. 肩部

D. 顶部　E. 反转部

49. 关于胶片特性曲线的叙述,错误的是(　　)。

A. 表示密度值与曝光量之间的关系

B. 横轴表示曝光量,纵轴表示密度值

C. 能够表达出感光材料的感光特性

D. 横轴表示密度值,纵轴表示曝光量

E. 宽容度大的胶片,影像层次多

50. 特殊增感屏的种类,包括(　　)。

A. 高感度增感屏　B. 超清晰型增感屏　C. 高电压摄影用增感屏

D. 同时多层增感屏　E. 乳腺摄影专用增感屏

51. 增感屏使用中不妥的事项(　　)。

A. 避免放在高温和过干燥处

B. 有灰尘时必须用嘴吹去

C. 不宜放在潮湿处以免发霉

D. 清洁后应置于阳光下晒干后方可使用

E. 要直立放置,随时扣好暗盒弹簧扣

52. X 射线感光的测定方法(　　)。

A. 时间曝光法　B. 阶段曝光法　C. 时间阶段曝光法

D. 铝梯定量测定法　E. 距离法

53. 产生几何模糊的三大要素(　　)。

A. 焦点尺寸　B. 被照体移动　C. 屏-片接触不良

D. 焦点与胶片的距离　E. 被照体与胶片距离

54. 关于控制 X 射线摄影变形的方法,正确的是(　　)。

A. 影像失真受 X 射线摄影曝光条件的控制

B. 被照体平行胶片时放大变形最小

C. 被照体接近中心线位置变形最小

D. 使用倾斜中心线摄影不产生影像失真

E. X 射线通过被检体部位垂直胶片时形状变形最小

55. 影响散射线的因素,止确的是(　　)。

A. 物体越厚,产生散射线越多

B. 管电压越高,产生散射线越多

C. X 射线波长越短,产生散射线越多

D. 管电流越大,产生散射线越多

E. 物体受照面越大,产生散射线越少

四、简答题

1. 简述 X 射线的物理特性。

2. 简述 X 射线的化学作用。

3. 简述 X 射线产生原理。

4. 何谓光电效应？有何特点？

5. 何谓康普顿效应？有何特点？

6. 简述焦点大小与成像质量的关系。

7. 简述焦点的方位特性与临床注意事项。

8. 简述 X 射线成像的基本原理。

9. X 射线摄影和 X 射线透视分别有什么优缺点？

10. 简述骨组织在 X 射线摄影和 X 射线透视中灰度的不同及原因。

11. 简述在 X 射线摄影中,X 射线管电压与照片密度、对比度、散射线之间的相互关系。

12. 在实际工作中,应如何正确选择管电压？

13. 何为散射线？其含有量与何因素有关？

14. 简述滤线栅工作原理。

15. 滤线栅切割效应有哪几种情况？

16. 滤线栅使用注意事项有包含哪些内容？
17. 何为运动模糊？产生运动模糊的因素包括哪些？
18. 简述减少运动模糊的措施。
19. X射线摄影时为什么会出现几何学模糊？
20. 影响X射线照片几何学模糊(即半影)的因素有哪些？如何解决？
21. 简述管电压、管电流对焦点的散焦值的影响。
22. 焦点的调制传递函数对焦点成像性能的影响是什么？
23. 简述胶片特性曲线的组成及意义。
24. 简述宽容度与反差系数的关系以及对影像质量的影响。
25. 增感屏的种类有哪些？
26. 明胶的作用有哪些？
27. 简述直接摄影用X射线胶片的种类及其特点。
28. 简述感光中心、显影中心和潜影三者的联系和区别。
29. 感光效应的影响因素有哪些？
30. 简述CT成像的三个步骤。
31. 简述CT数据采集的原则。
32. 磁共振成像的优点和缺点分别有哪些？
33. 磁场强度大小取决于哪些因素？
34. 简述焦点增涨的原因。
35. 影响密度分辨率的因素有哪些？
36. MRI禁忌证有哪些？
37. MRI检查前准备有哪些？
38. PACS的特点有哪些？
39. X射线照片光学密度值大小受什么因素影响？
40. 影响照片密度的因素有哪些？
41. 医用X射线胶片的感光特性曲线是什么？
42. 医用X射线胶片的种类有哪些？
43. 增感屏的影像效果有哪些？
44. 增感屏的结构有哪些？
45. X射线束的量与质分别是什么？
46. 焦点主要成像性能参量有哪些？
47. 什么是焦点的阳极效应？

（徐　赞　马静芳　黄　巍　李佳忆）

附录 2

放射防护理论考核题集

放射防护理论考核题集参考答案及解析

一、单项选择题

1～5 题由 1 个简要叙述和 5 个供选择的备选答案构成，请你从备选答案中选择 1 个最佳答案。

A. 化学特性　　B. 生物效应特性　　C. 热作用
D. 荧光作用　　E. 电离本领

1. X 射线的发现基于(　　)。
2. 量热法依据的原理是(　　)。
3. 感光作用属于(　　)。
4. 肿瘤放射治疗的基础是利用(　　)。
5. 照射量的测量利用的是(　　)。
6. X 射线的频率介于(　　)Hz。
   A. $3\times10^{6}\sim3\times10^{10}$　　B. $3\times10^{10}\sim3\times10^{12}$
   C. $3\times10^{16}\sim3\times10^{20}$　　D. $3\times10^{20}\sim3\times10^{30}$
7. 能表示固有滤过的是(　　)。
   A. 铅当量　　B. 半值层　　C. 铝当量
   D. 以上都是　　E. 以上都不是
8. 铝当量的单位是(　　)。
   A. cmAl　　B. mmAl　　C. mAl
   D. dmAl　　E. nmAl
9. 下列叙述正确的是(　　)。
   A. 高能量射线采用铝滤过板
   B. 高能量射线采用铜滤过板
   C. 使用复合滤过板是原子序数大的背向 X 射线管
   D. 使用复合滤过板是原子序数大的朝向 X 射线管

10. 在影响 X 射线减弱的因素中,错误的是(　　)。
A. 入射光子能量越大,X 射线穿透力越强
B. 射线能量越高,衰减越少
C. 原子序数越高的物质,吸收 X 射线愈多
D. 电子数多的物质更容易衰减射线
E. 物质密度越高,衰减越小

11. 人体对 X 射线的衰减的叙述,错误的是(　　)。
A. 组织对 X 射线衰减不同形成影像对比
B. 软组织对 X 射线衰减相当于水
C. 骨对 X 射线衰减相当于铝
D. 骨组织对 X 射线衰减最大
E. 脂肪对 X 射线衰减最小

12. 吸收剂量的 SI 单位为(　　)。
A. Gy　　B. rad　　C. Sv
D. C/kg　　E. Ci

13. 国际辐射单位和测量委员会简称(　　)。
A. ICRP　　B. ISO　　C. IBSS
D. ICRU　　E. 以上都不对

14. 可以作为吸收剂量的单位的是(　　)。
A. R 和 rad　　B. Sv 和 rad　　C. Sv 和 Ci
D. Gy 和 Ci　　E. Gy 和 rad

15. 伦琴(R)和库仑 · 千克$^{-1}$(C/kg)的换算关系是(　　)。
A. $1\ C/kg=2.58\times10^{-4}R$
B. $1\ R=1\ C/kg$
C. $1\ R=3.87\times10^{3}\ C/kg$
D. $1\ C/kg=3.87\times10^{-3}\ R$
E. $1\ R=2.58\times10^{-4}\ C/kg$

16. 贝可勒尔(Bq)与居里(Ci)的关系是(　　)。
A. $1\ Ci=3.7\times10^{9}\ Bq$
B. $1\ Ci=3.7\times10^{10}\ Bq$
C. $1\ Bq=1\ Ci$
D. $1\ Bq=3.7\times10^{10}\ Ci$
E. $1\ Bq=3.7\times10^{9}\ Ci$

17. X 射线具有粒子性,即可把 X 射线视为由单个粒子即 X 光子组成的,单个光子的能量为(　　)。
A. ν　　B. γ　　C. $h\nu$　　D. $h\gamma$

18. (　　)在 1911 年提出“核式结构”原子模型。
A. 卢瑟福　　B. 汤姆逊　　C. 巴耳末　　D. 玻尔

19. X 射线属于(　　)电磁波,在均匀的且各向同性的介质中沿直线传播。

A. 可见的　　B. 不可见的　　C. 红外线　　D. 紫外线

20. 下列人体组织对射线的衰减,最大的是(　　)。

A. 骨骼　　B. 肌肉　　C. 空气　　D. 脂肪

21. 胶片系统摄影中,无增感屏时,胶片所受 X 射线直接感光仅不到(　　)%。

A. 10　　B. 20　　C. 30　　D. 40

22. 电离室、盖革弥勒计数管是根据(　　)原理制成的。

A. 穿透作用　　B. 荧光作用　　C. 电离作用　　D. 热作用

23. 下列哪项对 X 射线敏感性较差(　　)。

A. 肌肉组织　　B. 淋巴系统　　C. 生殖系统　　D. 皮肤

24. X 射线的量用(　　)单位来表示。

A. mA　　B. mA · s　　C. s　　D. A · s

25. 壳层电子在原子中的结合能和电子能级的关系是(　　)。

A. 它们的数值不等

B. 它们的数值相等

C. 它们的绝对值相等而符号相反

D. 它们的绝对值相等且符号相同

26. 一单能 X 射线通过 3 个半值层的厚度后强度为原来的(　　)。

A. 1/2　　B. 1/3　　C. 1/4

D. 1/8　　E. 1/16

27. 可以作为照射量的单位的是(　　)。

A. C/kg 和 rad　　B. R 和 rad　　C. rad 和 Gy

D. Ci 和 R　　E. C/kg 和 R

28. 比释动能率的国际单位是(　　)。

A. Rem/s　　B. R/s　　C. Rad/s

D. Sv/s　　E. Gy/s

29. 各种 X 射线诊断检查设备应通过(　　),符合要求后才能使用。

A. 验收检测　　B. 状态检测　　C. 稳定性检测　　D. 质量控制检测

30. 下列辐射量中,既能反映不同种类射线引起不同生物效应,又考虑了不同器官或组织对发生辐射随机性效应的不同敏感性的是(　　)。

A. 吸收剂量　　B. 照射量　　C. 当量剂量　　D. 有效剂量

31. 放射性活度 1 Bq 表示(　　)。

A. 每秒 1 次核衰变

B. 每秒 3.7×10^{10} 次核衰变

C. 每秒产生 1 个 α、β 粒子或者光子

D. 每秒产生 3.7×10^{10} 个 α、β 粒子或者光子

32. X 射线标称量超过(　　)MeV 的加速器屏蔽设计时应考虑中子辐射防护。

A. 15　　B. 10　　C. 6　　D. 4

33. 新安装或大修后的放射诊疗设备应当经检测机构对其进行(　　)合格后方可启用。

A. 质量控制检测　　B. 状态检测　　C. 验收检测　　D. 稳定性检测

34. $CTDI_{100}$反映的是 CT 标准测量模体中(　　)。

A. 某一点所沉积的 X 射线能量

B. X 射线能量

C. 全部 X 射线能量

D. 发射 X 射线能量

35. 下列选项不正确的是(　　)。

A. $CTDI_w$反映多层连续扫描的平均剂量

B. 容积 CT 剂量指数($CTDI_{vol}$)需要考虑螺距对扫描剂量的影响

C. 对于不连续的多层扫描,$CTDI_w$ 不能准确反映其平均剂量

D. $CTDI_{vol}$不是多排(层)螺旋 CT 在整个扫描容积范围内的平均辐射剂量

36. 下列选项正确的是(　　)。

A. $CTDI_w$描述 CT 所扫描某一断层平面上的平均剂量状况

B. 螺旋 CT 问世后,不需要考虑螺距对扫描剂量的影响

C. 加权 CT 剂量指数($CTDI_w$)不作为 CT 诊断医疗照射的指导(参考)水平的表征量之一

D. CT 剂量指数 100($CTDI_{100}$)不能用于统一比较 CT 机性能

37. CT 扫描时的噪声是指(　　)。

A. 在均匀物质影像中,给定区域 CT 值对其平均值的变异

B. CT 扫描时的产生的噪声

C. CT 机房内的混合噪声

D. CT 机房内患者产生的噪声

38. 新安装或大修后的 CT 设备应当经检测机构对其进行(　　)合格后方可启用。

A. 质量控制检测　　B. 状态检测

C. 验收检测　　D. 稳定性检测

39. 透视机房的铅玻璃观察窗应有(　　)mm 铅当量的防护厚度。

A. 0.5　　B. 1　　C. 1.5　　D. 2

40. 透视机房供受检者出入的防护门应有(　　)mm 铅当量的防护厚度。

A. 0.5　　B. 1　　C. 1.5　　D. 2

41. CT 机房(不含头颅移动 CT)有用线束朝向的墙壁应有(　　)mm 铅当量的防护厚度。

A. 0.5　　B. 1　　C. 2.5　　D. 2

42. 牙科全景机房(无头颅摄影)、碎石机房有用线束朝向的墙壁应有(　　)mm 铅当量的防护厚度。

A. 0.5　　B. 1　　C. 1.5　　D. 2

43. C 形臂 X 射线设备机房有用线束方向铅当量应有(　　)mm。

A. 0.5　　B. 1　　C. 1.5　　D. 2

44. 性腺的组织权重因子 W_T 为(　　)。

A. 0.20　　B. 0.12　　C. 0.05　　D. 0.30

45. 甲状腺的组织权重因子 W_T 为(　　)。

A. 0.20　　B. 0.12　　C. 0.05　　D. 0.30

46. 典型成年受检者进行头部X射线CT检查的剂量指导水平为(　　)mGy。

A. 0.05　　B. 0.5　　C. 5　　D. 50

47. 以下关于随机性效应的描述,正确的是(　　)。

A. 有剂量阈值。个体受照,其效应严重程度与剂量大小有关

B. 对群体受照,效应发生的概率与剂量大小有关

C. 可以估计出受照人群发病率,可以预知会出现在哪些受照者身上

D. 只有X射线、γ射线照射才能引起随机性效应

48. 医用X射线诊断工作者所受的职业照射,应遵从实践的正当性和防护的最优化原则,任何一年中眼晶体的当量剂量不应超过(　　)mSv。

A. 20　　B. 50　　C. 150　　D. 500

49. 医用X射线诊断工作者所受的职业照射,应遵从实践的正当性和防护的最优化原则,任何一年中手、脚的当量剂量不应超过(　　)mSv。

A. 20　　B. 50　　C. 150　　D. 500

50. 以下关于确定性效应的描述,正确的是(　　)。

A. 有剂量阈值,个体受照其效应严重程度与剂量大小有关

B. 个体受照,其效应严重程度与剂量率大小无关

C. 不同的受照对象,不同的器官组织其剂量阈值相同

D. 中子照射不会造成确定性效应

51. 按照《放射诊疗建设项目卫生审查管理规定》,放射诊疗建设项目按照可能产生的放射性危害程度与诊疗风险分类,正确的是(　　)。

A. 危害特别严重、危害严重、危害一般和危害轻微四类

B. 危害严重、危害一般和危害轻微三类

C. 危害严重、危害一般两类

D. 只有危害严重一类

52. 医用X射线诊断受检者所受的医疗照射,应遵循放射实践的正当性和防护的最优化原则,受检者剂量(　　)。

A. 必须控制到可以合理达到的尽可能低的水平

B. 必须低于相应的指导水平

C. 必须低于相应的约束值

D. 属医疗照射,不必考虑剂量控制

53. 小学生探视已食入放射性药物进行甲癌治疗的父亲,小学生所受的剂量(　　)。

A. 应不超过20 mSv　　B. 应不超过5 mSv

C. 应不超过1 mSv　　D. 属于医疗照射,没有限制

54. 容积 CT 剂量指数 $CTDI_{vol}$ 反映整个扫描容积中的(　　)。

A. 某一点所沉积的 X 射线能量　　B. X 射线能量

C. 平均剂量　　D. 发射 X 射线能量

55. 下列选项正确的是(　　)。

A. $CTDI_{100}$ 这个最基本的表征量反映的是在标准甲基丙烯酸甲酯模体中测得某点空气中沉积的 X 射线能量

B. 容积 CT 剂量指数($CTDI_{vol}$)不需要考虑螺距对扫描剂量的影响

C. $CTDI_{w}$ 描述 CT 所扫描某一断层平面上的平均剂量状况

D. $CTDI_{vol}$ 不是多排(层)螺旋 CT 在整个扫描容积范围内的平均辐射剂量

56. 下列选项不正确的是(　　)。

A. $CTDI_{w}$ 描述 CT 所扫描某一断层平面上的平均剂量状况

B. 螺旋 CT 问世后,需要考虑螺距对扫描剂量的影响

C. 加权 CT 剂量指数($CTDI_{w}$)不作为 CT 诊断医疗照射的指导(参考)水平的表征量

D. CT 剂量指数 100($CTDI_{100}$)用于统一比较 CT 机性能

57. $CTDI_{100}$ 采用的积分区间(　　)。

A. 从 50 mm 到+100 mm

B. 从-50 mm 到+50 mm

C. 1 mm-100 mm

D. 从-7T 到+7T

58. 关于 $CTDI_{vol}$ 正确的说法是(　　)。

A. 反映的是在标准甲基丙烯酸甲酯模体中测得某点空气中沉积的 X 射线能量

B. 作为 CT 诊断医疗照射的指导(参考)水平的表征量

C. 描述多排(层)螺旋 CT 在整个扫描容积范围内的平均辐射剂量

D. 只作为稳定性检测

59. 模拟定位机房、乳腺摄影机房、乳腺 CBCT 机房的有用线束方向铅当量应有(　　)mm 铅当量的防护厚度。

A. 0.5　　B. 1　　C. 1.5　　D. 2

60. 透视机房、骨密度仪机房、口内牙片机房、牙科全景机房(无头颅摄影)、碎石机房非有用线束方向铅当量应有(　　)mm 铅当量的防护厚度。

A. 0.5　　B. 1　　C. 1.5　　D. 2

61. CT 机房(不含头颅移动 CT)、CT 模拟定位机房非有用线束朝向的墙壁应有(　　)mm 铅当量的防护厚度。

A. 0.5　　B. 1　　C. 2.5　　D. 2

62. 标称 125 kV 及以下的摄影机房有用线束朝向的墙壁应有(　　)mm 铅当量的防护厚度。

A. 0.5　　B. 1　　C. 2　　D. 2.5

63. 标称 125 kV 以上的摄影机房有用线束方向铅当量应有(　　)mm。

A. 0.5　　B. 1　　C. 1.5　　D. 3

64. 外照射的防护最主要是针对(　　)。

A. α 射线和中子　　B. 中子和 β 射线

C. β 射线与 γ 射线　　D. γ 射线和中子

65. 一个人受到的总的辐照是(　　)。

A. 内照射的量减去外照射的量　　B. 外照射的量减去内照射的量

C. 外照射的量加上内照射的量　　D. 内照射量

66. 辐射防护应遵循的三个基本原则是(　　)。

A. 辐射实践的正当化　　B. 辐射防护的最优化

C. 个人剂量限制　　D. 以上都应予以同时考虑

67. 对于相同厚度的下列物质,那种对 1 MeV 能量的 γ 射线屏蔽效果好(　　)。

A. 水　　B. 水泥　　C. 铁　　D. 铅

68. 外照射的(　　)防护法就是人与辐射源之间设置屏蔽层。

A. 距离　　B. 时间　　C. 屏蔽　　D. 源项控制

69. 辐射防护实践的正当性是指(　　)。

A. 具有正当的理由,利益大于代价　　B. 保护环境,保护公众

C. 不得损害人的健康　　D. 以上都对

70. 电离辐射时按其照射方式可分为(　　)。

A. 外照射和内照射　　B. 外照射和表面照射

C. 环境辐射和直接照射　　D. 以上都不对

71. 以下哪个标记是为“电离辐射”或“放射性”的标识(　　)。

A.　　B.　　C.　　D.

72. 吸收剂量的 SI 单位是(　　)。

A. 伦琴(R)　　B. 戈瑞(Gy)　　C. 拉德(rad)　　D. 希沃特(Sv)

73. 在相同吸收剂量的情况下,对人体伤害最大的射线种类是(　　)。

A. X 射线　　B. γ 射线　　C. 中子射线　　D. β 射线

74. 以下哪一种探测器,不是利用射线在空气中电离效应原理(　　)。

A. 电离室　　B. 正比计数器　　C. 盖革-弥勒记数管　　D. 闪烁探测器

75. 一旦发生放射事故,首先必须采取的正确步骤是(　　)。

A. 报告卫生防护部门　　B. 测定现场辐射强度

C. 制定事故处理方案　　D. 通知所有人员离开现场

76. 射线的生物效应,与下列什么因素有关(　　)。

A. 射线的性质和能量　　B. 射线的照射量

C. 肌体的吸收剂量　　D. 以上都是

77. 热释光探测器用于(　　)。

A. 工作场所辐射监测　　B. 个人剂量监测

C. 内照射监测　　D. 外照射检测

78. 下列哪种仪器检测射线屏蔽物小泄漏的灵敏度最高(　　)。

A. 胶片徽章计　　B. 钢笔形电离室

C. 盖革计数器　　D. 固体剂量计

79. 辐射损伤随机效应的特点是(　　)。

A. 效应的发生率与剂量无关　　B. 剂量越大效应越严重

C. 只要限制剂量便可以限制效应发生　　D. 以上 B 和 C

80. 辐射损伤非随机效应的特点是(　　)。

A. 效应的发生率与剂量无关　　B. 剂量越大效应越严重

C. 只要限制剂量便可以限制效应发生　　D. 以上 B 和 C

81. 下列关于利用半价层计算屏蔽层厚度的说法,不正确的是(　　)。

A. 只要有散射线存在,其半价层就不是固定值

B. 根据半价层计算出的屏蔽层厚度是准确的

C. 半价层厚度随屏蔽层的厚度增加而增加

D. 屏蔽层厚度很大时,半价层厚度不再随屏蔽层厚度增加而增加

82. 在放射源治疗中,进行近距离表浅治疗一般使用(　　)。

A. γ 放射源　　B. β 放射源　　C. α 放射源　　D. 中子源

83. 世界人口受到的人工辐射源的照射中,居于首位的是(　　)。

A. 大气层核试验　　B. 医疗照射

C. 地下核试验　　D. 核能生产

84. 世界范围内的天然辐射平均年有效剂量约为(　　)。

A. 2.4 mSv　　B. 3 mSv　　C. 5 mSv　　D. 1 mSv

85. 下列人体组织和器官中哪一种的辐射敏感性最低(　　)。

A. 心脏　　B. 淋巴组织　　C. 肌肉组织　　D. 骨髓

86. 下列放射性核素,哪一组是原生放射性核素(　　)。

A. ^{3}H 和 ^{14}C　　B. ^{228}Ra 和 ^{228}Th

C. ^{32}P 和 ^{33}P　　D. ^{22}Na 和 ^{32}Si

87. 当发生电子对效应时,入射光子的能量至少要大于(　　)。

A. 1.02 MeV　　B. 1.5 MeV　　C. 2 MeV　　D. 14 MeV

88. 对于相同厚度的下列物质,那种对 1 Mev 能量的 γ 射线屏蔽效果好(　　)。

A. 水　　B. 水泥　　C. 铁　　D. 铅

89. 在相同能量的下列射线中,哪种射线的穿透力最强(　　)。

A. α 射线　　B. β 射线　　C. γ 射线　　D. 质子

90. 辐射致癌属于哪种效应(　　)。

A. 急性　　B. 遗传　　C. 确定性　　D. 随机性

91. 剂量率与点源距离的关系(　　)。

A. 正比　　B. 反比　　C. 平方正比　　D. 平方反比

92. 人体内每天因食物摄入的放射性物质,哪种最多(　　)。

A. ^{131}I　　B. ^{133}I　　C. ^{40}K　　D. ^{41}K

93. 在医学上 X 射线可用于透射的机制是(　　)。

A. 穿透能力强　　B. 电离能力强

C. 射线能量大　　D. 不同组织的吸收不同

94. 1896 年,法国科学家(　　)发现天然放射现象,成为人类第一次观察到核变化的情况,通常人们把这一重大发现看成是核物理的开端。

A. 卢瑟福　　B. 贝克勒尔　　C. 汤姆逊　　D. 居里夫人

95. 原子质量单位 u 等于(　　)。

A. ^{12}C 的 1/16　　B. ^{12}C 的 1/12　　C. ^{16}O 的 1/12　　D. ^{16}O 的 1/16

96. 下列哪一组核素是同位素(　　)。

A. ^{21}H 和^{32}He　　B. ^{4018}Ar 和^{4019}K

C. ^{60m}Co 和^{60}Co　　D. ^{23592}U 和^{23892}U

97. 半衰期 $T_{1/2}$和衰变常数 λ 的关系是(　　)。

A. $T_{1/2}=\ln3/\lambda$　　B. $T_{1/2}=\ln4/\lambda$　　C. $T_{1/2}=\ln2/\lambda$　　D. $T_{1/2}=\ln5/\lambda$

98. 下面哪种粒子的穿透力最弱(　　)。

A. γ 光子　　B. β 粒子　　C. α 粒子　　D. 中子

99. DSA 手术人员位防护检测第一术者及第二术者位防护标准要求小于(　　)μGy/h。

A. 10　　B. 100　　C. 200　　D. 400

100. 具有短时、高剂量率曝光的摄影程序(如 DR、CR、屏片摄影)机房外的周围剂量当量率应不大于(　　)μSv/h。

A. 5　　B. 25　　C. 10　　D. 15

101. 核医学工作场所的监测项目(　　)。

A. α、β 和 γ 射线　　B. X 和 γ 射线　　C. γ 射线　　D. α、β

102. 放射诊疗机房环境检测:室顶检测点距地面(　　)处,楼下检测点位置距地面(　　)。

A. 100 cm、170 cm　　B. 10 cm、10 cm　　C. 30 cm、50 cm　　D. 20 cm、70 cm

103. DR 的质量控制性能检测专用项目中响应均匀性是(　　)。

A. $CV\leqslant1.0\%$　　B. $CV\leqslant2.0\%$　　C. $CV\leqslant3.0\%$　　D. $CV\leqslant5.0\%$

104. DR 的质量控制检测通用项目中有用线束垂直度偏离是(　　)。

A. ≤1°　　B. ≤3°　　C. ≤2°　　D. ≤4°

105. CT 质量控制性能检测指标中 CT 值(水)(HU)是(　　)。

A. ±1　　B. ±2　　C. ±6　　D. ±3

106. CT 质量控制性能检测指标低对比可探测能力(　　)。

A. <1.0　　B. <3.0　　C. <2.0　　D. <5.0

107. DSA 质量控制性能检测指标中低对比分辨力标准是(　　)。

A. 4%,≤7 mm　　B. 2%,≤7 mm　　C. 4%,≤10 mm　　D. 2%,≤5 mm

108. 单光子发射计算机断层装置(SPECT)设备质量控制性能检测指标中全身平面空间分辨力/mm 状态检测要求(　　)。

A. 1.0　　B 14.0　　C. 4.0　　D. 10.0

109. 单光子发射计算机断层装置(SPECT)设备质量控制性能检测指标中固有空间分辨力/mm 验收检测要求(　　)。

A. 5.5　　B. 1.5　　C. 2.5　　D. 3

110. 放射性药物^{131}I 半衰期是(　　)。

A. 5.2 d　　B. 1.2 d　　C. 8.04 d　　D. 12.2 d

111. 放射性药物^{99m}Tc 半衰期是(　　)。

A. 5.02 h　　B. 6.02 h　　C. 4.4 h　　D. 1.2 h

112. 放射性药物^{18}F 半衰期是(　　)。

A. 3 h　　B. 1.83 h　　C. 10.5 h　　D. 8.5 h

二、多项选择题

1. X 射线照片图像形成过程中,起作用的是(　　)。

A. X 射线的穿透作用

B. X 射线的荧光作用

C. 被照体对 X 射线吸收衰减的差异

D. X 射线的光化学作用

2. 随机性效应不存在剂量的阈值,包括(　　)。

A. 致癌效应　　B. 确定性效应　　C. 生物效应　　D. 遗传效应

3. 属于 X 射线管的固有滤过的是(　　)。

A. X 射线管的玻璃管壁

B. X 射线管的绝缘油

C. 管套上的窗口

D. 不可拆卸的滤过板

4. X 射线穿过物体时,决定其衰减程度的因素有(　　)。

A. 物质的密度

B. 原子序数

C. X 射线本身的性质

D. 每千克物质含有的电子数

5. 下列属于 X 射线特征的有(　　)。

A. 穿透作用　　B. 荧光作用　　C. 不带电　　D. 电离作用

6. X 射线除了可以用于医学诊断,还可用于(　　)。

A. 晶体结构分析　　B. 工业集装箱透视检查

C. 工业探伤　　D. 对微型机械进行精细加工

7. X 射线检查设备的质量控制检测包括(　　)。

A. 验收检测　　B. 年度检测　　C. 状态检测　　D. 稳定性检测

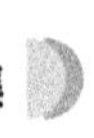

8.《医用 X 射线诊断放射防护要求》(GBZ 130—2013)可适用于(　　)。

A. 使用牙片机检查

B. 使用乳腺摄影 X 射线机检查

C. 使用血管造影检查

D. 使用 CT 检查

9. $CTDI_{vol}$是描述多排(层)螺旋 CT 在整个扫描容积范围内的(　　)。

A. 平均辐射剂量　　　　B. 辐射剂量

C. 关注点的剂量　　　　D. 螺距对扫描剂量的影响

10. 加权 CT 剂量指数($CTDI_w$)描述正确的是(　　)。

A. 反映多层连续扫描的平均剂量(pitch = 1 时)

B. 作为 CT 诊断医疗照射的指导(参考)水平的表征量之一。

C. 对患者的扫描剂量

D. 扫描范围内的一点辐射剂量

11. 对 β 射线的屏蔽材料可选用(　　)。

A. 铝　　B. 有机玻璃　　C. 铅　　D. 混凝土

12. 对 X 射线、γ 射线的屏蔽材料(　　)。

A. 铅　　B. 有机玻璃　　C. 石蜡　　D. 混凝土

13. 控制医疗照射的剂量应当遵循的基本原则包括(　　)。

A. 医疗照射实践的正当性

B. 医疗照射防护的最优化

C. 剂量约束

D. 剂量指导水平

14. 进行 X 射线检查时,只要可行,就应对受检者的辐射敏感器官采取适当的屏蔽防护,包括(　　)等。

A. 性腺　　B. 甲状腺　　C. 乳腺　　D. 眼晶体

15. 以下辐射种类中,属于电离辐射的有(　　)。

A. X 射线　　B. 中子线　　C. 电子射线　　D. 紫外线

16. 申请开展放射工作场所防护监测服务项目的,必须配备(　　)。

A. X、γ 射线测量仪　　　　B. 放疗剂量仪

C. α、β 表面污染监测仪　　D. 低本底 α、β 测量仪

17. CT 剂量指数 100($CTDI_{100}$)的测量正确的是(　　)。

A. 在专用的 TLD 插件中进行各点剂量分布的测量

B. 测量关注点的剂量

C. 用有效长度为 100 mm 的笔形电离室在通用标准剂量模体测量

D. 测量螺距对扫描剂量的影响

18. 容积 CT 剂量指数 $CTDI_{vol}$ 描述正确的是(　　)。

A. 反映多层连续扫描的平均剂量(pitch = 1 时)

B. 描述多排(层)螺旋 CT 在整个扫描容积范围内的平均辐射剂量

C. 对患者的部分扫描剂量

D. 螺旋 CT 需要考虑螺距对扫描剂量的影响

19. 对中子的屏蔽材料可选用(　　)。

A. 铅　　B. 硼砂　　C. 石蜡　　D. 混凝土

20. 铅可作为以下哪种射线的屏蔽材料(　　)。

A. X 射线　　B. 中子　　C. 质子　　D. γ 射线

21. 外照射防护的基本原则有(　　)。

A. 时间　　B. 距离　　C. 屏蔽　　D. 防护

22. 放射工作人员应当具备的基本条件有(　　)。

A. 年满 18 周岁

B. 经职业健康检查,符合放射工作人员的职业健康要求

C. 遵守放射防护法规和规章制度,接受职业健康监护和个人剂量监测管理

D. 放射防护和有关法律知识培训考核合格

23. 辐射防护的三原则是(　　)。

A. 实践的正当性　　B. 防护水平的最优化

C. 个人受照的剂量限值　　D. 距离、屏蔽、时间

24. 辐射作用于人体的方式分为(　　)。

A. 外照射　　B. 内照射

C. 放射性核素体表污染　　D. 复合照射

25. 外照射的防护主要是针对(　　)。

A. α 射线　　B. 中子　　C. β 射线　　D. γ 射线

26. 放射工作单位应当安排本单位的放射工作人员接受个人剂量监测,并遵守以下规定(　　)。

A. 外照射个人剂量的监测周期一般为 30 天,最长不应超过 90 天

B. 建立并终生保存个人剂量监测档案

C. 内照射个人剂量监测周期为 30 天

D. 允许放射工作人员查阅、复印本人的个人剂量监测档案

27. 常用的放射性药物诊断设备有(　　)。

A. γ 照相机　　B. 发射型计算机断层扫描装置(ECT)

C. 正电子发射计算机断层扫描(PET)　　D. 骨密度仪

28. 核仪表主要包括(　　)。

A. 测量对象　　B. 放射源　　C. 辐射探测器　　D. 电子测量装置

29. 下列属于 X 射线的是(　　)。

A. 特征 X 射线　　B. 韧致辐射　　C. 轨道电子俘获　　D. 内转换

30. 乏燃料一般采用的运输方式是(　　)。

A. 公路运输　　B. 航空运输　　C. 铁路运输　　D. 水路运输

31. 以下对环境放射性本底调查说法正确的有(　　)。

A. 可以判断本底水平是否正常

B. 可以确定本底水平以便为今后核设施运行时作比较

C. 对所有核设施,本底调查半径都为几十千米

D. 可以为今后核设施退役时的环境影响评价提供资料

32. 核电站流出物对环境有哪些影响(　　)。

A. 放射性物质的影响　　B. 影响市容

C. 热能的影响　　D. 化学物质的影响

33. 下列作用中,哪些是中子和物质的相互作用(　　)。

A. 散射　　B. 俘获　　C. 光电效应　　D. 电离

34. 下面哪些是半导体探测器的缺点(　　)。

A. 辐射损伤明显　　B. 要在低温下工作或保存

C. 能量分辨率低　　D. 空间分辨高

35. 内照射的防护主要是针对(　　)。

A. α 射线　　B. 中子　　C. β 射线　　D. γ 射线

36. 机房环境放射防护检测设备要求(　　)。

A. 使用的剂量测量仪器应具有连续、有效的检定证书

B. 有校准证书或符合要求的其他溯源性证明文件

C. 设备的检定、量程、能响、响应时间等均在检测有效期内

D. 按照检测周期进行鉴定

37. 放射防护检测实际剂量率与哪些因素有关(　　)。

A. 仪器读数　　B. 剂量校准因子

C. 时间响应因子　　D. 三者乘积

38. 后装机质量控制性能检测检测指标有(　　)。

A. 源活度及多源系统吸收剂量重复性(%)

B. 放射源累计定位误差及计时器误差驻留时间

C. 源传输到位精确度

D. 距贮源器表面(5 cm、100 cm)泄漏辐射所致周围剂量当量率

39. X-刀质量控制检测指标有(　　)。

A. 等中心偏差及治疗定位偏差

B. 照射野尺寸与标称值最大偏差

C. 焦平面上照射野半影宽度

D. 等中心处计划剂量与实测剂量相对偏差

40. PET-CT 设备 PET 部分质量控制性能检测指标是(　　)。

A. 空间分辨力 mm

B. 系统灵敏度($s^{-1}\cdot MBq^{-1}$)

C. 散射分数

D. 计数丢失和随机符合测量(噪声等效计数率峰值)

41. 单光子发射计算机断层装置(SPECT)设备质量控制性能检测指标是(　　)。

A. 固有均匀性与固有空间分辨力(m)及固有空间微分线性(mm)

B. 系统平面灵敏度($s^{-1} \cdot MBq^{-1}$)

C. 固有最大计数率(s^{-1})

D. 系统空间分辨力(mm)与断层空间分辨力(mm)及全身平面空间分辨力(mm)

三、填空题

1. 电离室、盖革弥勒计数管是利用X射线的________特性制造的。

2. 一般将波长________的X射线称为硬X射线,其穿透能力强。

3. 将铜和铝结合为复合滤过板时,应按照从X射线管口由里向外,原子序数由________到________放置。

4. 物质的原子序数Z越大,X射线衰减越________。

5. 进入辐照装置、工业探伤、放射治疗等强辐射工作场所时,除佩戴常规个人剂量计外,还应当携带________。

6. 验收检测中X射线诊断设备安装完毕或设备重大维修后,为鉴定其性能指标是否符合约定值而进行的________。

7. $CTDI_{100}$反映的是CT标准测量模体中某一点所沉积的________。

8. $CTDI_{vol}$是描述多排(层)螺旋CT在整个________的平均辐射剂量。

9. 口腔CBCT、牙科全景机房(有头颅摄影)有用线束方向铅当量________,非有用线束方向铅当量________。

10. 外照射防护的三原则________防护、________防护和________防护。

11. 某些核素能自发地防出粒子或射线,或自发分裂,称这种性质称为________。

12. 对电离辐射高度敏感的人体器官或组织有________。

13. X射线辐射源周围的照射水平,主要依赖于X射线的激发电压,阴、阳极间通过的电流,X射线出口的过滤条件以及离开________的距离。

14. 测量X射线机输出量重复性及线性,可以判断X射线机的________。

15. $CTDI_{100}$采用积分区间从________。

16. 加权CT剂量指数$CTDI_w$作为________的表征量之一。

17. 把达到与一定厚度的某屏蔽材料相同屏蔽效果的________,称为该一定厚度屏蔽材料的铅当量。

18. 铅当量的确定与________、材料的厚度、照射野有关。

19. 1 Sv =(　　)mSv =(　　)mSv。

20. 右图标志是(　　　　)安全标志。

21. 一个放射源在单位时间内发生衰变的原子核数称为________,常用单位有________和________。

22. 地球上三个单独存在的放射系是________、________和________。

23. 中子的产生主要是通过核反应或原子核自发裂变,基本上有三种方法:________、________和________。

24. 反应能 Q 等于反应前后体系__________之差。当__________时，核反应为放能反应，当__________时，核反应为吸能反应。

25. 天然辐射源主要来自__________、__________和__________。人工辐射源是用__________产生的辐射源，主要有__________、__________和__________。

26. 放射性物质进入人体内的途径主要有__________、__________和__________。

27. 辐射防护的基本原则包括__________、__________和__________。

28. 根据辐射效应的发生与剂量之间的关系，可以把辐射对人体的危害分为__________效应和__________效应。

29. 目前广泛应用的各种放射性同位素主要是由__________和__________生产的，部分放射性同位素从____________________中回收。

30. X 射线在医学上的用途较广，目前主要有两种诊断方式__________和__________。

31. X 射线机主要包括__________和__________。

32. 人体受到的照射的辐射源有两类，即__________和__________，其中主要的人工辐射源是__________、__________和__________。

33. 辐射防护检测的对象是__________和__________。具体检测有四个领域__________、__________、__________、__________。

34. 开展介入治疗、核医学工作的人员，除在铅衣外佩戴个人剂量计外，还应当在__________佩戴个人剂量计。

35. 电子直线加速器机房屏蔽体外及环境的防护测量时，必须考虑天空__________。

36. 立体定向外科治疗是利用__________、__________及三维重建技术确定病变组织和邻近重要器官的准确位置及范围，使用小野集束 X 射线或 γ 射线聚焦在靶点进行大剂量照射的技术。

37. 对儿童进行 CT 检查时，应正确选取__________，以减少受照剂量，使儿童的 CT 应用达到最优化。

38. PET-CT 设备性能检测指标主要包括__________及__________两部分。

39. 单光子发射计算机断层装置（SPECT）设备质量控制性能检测指标中固有空间微分线性（mm）验收检测要求__________。

四、名词解释

1. 电离作用
2. 确定性效应
3. 平方反比法则
4. 固有滤过
5. 医用数字 X 射线摄影系统
6. X 射线影像诊断
7. 车载式诊断 X 射线设备
8. 残影
9. 医用电子加速器
10. 后装治疗机

11. 单光子发射计算机断层装置(SPECT)
12. 散射分数
13. CT 剂量指数
14. 加权 CT 剂量指数($CTDI_w$)
15. 铅当量
16. 比铅当量
17. 组织或器官的吸收剂量
18. 有效剂量
19. 正当化原则
20. 半值层
21. $CT_{螺距}$
22. 容积 CT 剂量指数($CTDI_{vol}$)
23. 照射量
24. 外照射
25. 内照射
26. 辐射场
27. 随机性效应和非随机性效应
28. 理想探测器
29. 放射性流出物

五、简答题

1. 试述 X 射线的基本特性。
2. 试述光电效应的产生过程及实质。
3. X 射线与物质相互作用过程有哪些?
4. 放射诊疗场所为什么要进行环境放射线防护监测?
5. X 射线诊断设备为什么要进行质量控制检测?
6. 为什么要对 CT 设备的 $CTDI_{100}$ 进行测量?
7. 中子的防护屏蔽材料为什么要用含氢原子多的物质,如硼砂和石蜡?
8. 对患者进行 X 射线诊断时为什么要首选摄片?
9. 为什么要测量 X 射线机输出量及输出量重复性及线性?
10. 为什么要对 CT 设备的剂量指数 $CTDI_{vol}$ 是进行测量?
11. PET/CT 中 CT 部分的指标是什么?
12. 为什么所有的射线防护屏蔽材料都可以用混凝土?
13. 简述辐射防护的目的和任务。
14. 简述应急准备的基本原则要求。
15. 试述外照射防护的基本原则和一般方法。
16. 场所辐射监测和个人剂量监测的目的是什么?
17. 场所辐射监测仪器有哪几种?
18. 个人辐射监测仪器有哪几种?

六、计算题

1. 质量为 0.2 g 的物质,10 s 内吸收电离辐射的平均能量为 100 erg(尔格,1 erg = 10^{-7} J),求该物质的吸收剂量和吸收剂量率。

2. 某次胸部检查(胸片或胸透)病人各组织器官受到的当量剂量(mSv)见下表,试比较病人接受的有效剂量。

器官剂量　　(mSv)

当量剂量及危险度权重因子	性腺	乳腺	红骨髓	肺	甲状腺	骨表面	其余组织
$H_{胸片}$	0.01	0.06	0.25	0.05	0.08	0.08	0.11
$H_{胸透}$	0.15	1.30	4.1	2.3	0.16	2.6	0.85
W_T	0.20	0.05	0.12	0.12	0.05	0.01	0.30

3. 测得距源 14 m 出的照射率为 108 μSv/h，欲使照射率减少至 25 μSv/h，问离源的距离应为多少？

(闫　悦　康智忠　冯　娟　胡贵林　张红艳)

参考文献

[1]李月卿,李萌.医学影像成像原理[M].2版.北京:人民卫生出版社,2009.
[2]贾克斌.数字医学图像处理、存档及传输技术[M].北京:科学出版社,2006.
[3]吕文国.X射线摄影化学及暗室技术[M].北京:人民卫生出版社,2003.
[4]燕树林,王鸣鹏,余建明.全国医用设备(CT/MR/DSA)使用人员上岗考试指南[M].北京:军事医学科学出版社,2009.
[5]王庆义.X射线摄影技术[M].济南:山东科学技术出版社,1998.
[6]李月卿.医学影像成像原理[M].北京:人民卫生出版社,2002.
[7]袁聿德.X射线摄影学[M].北京:人民卫生出版社,2002.
[8]张泽宝.医学影像物理学[M].北京:人民卫生出版社,2000.
[9]袁聿德.医学影像检查技术[M].北京:人民卫生出版社,2008.
[10]吴恩惠.中华影像医学[M].北京:人民卫生出版社,2004.
[11]张晓康,张卫萍.医学影像成像原理[M].3版.北京:人民卫生出版社,2014.
[12]李萌,陈本佳.影像技术学[M].2版.北京:人民卫生出版社,2011.
[13]黄祥国,李燕.医学影像设备学[M].3版.北京:人民卫生出版社,2014.
[14]余建明.医学影像技术学[M].2版.北京:科学出版社,2009.
[15]胡军武.医学数字成像技术[M].武汉:湖北科学技术出版社,2001.
[16]赵斌,李萌.医学影像技术[M].北京:人民军医出版社,2006.
[17]Hashemi Ray H. MRI基础[M].尹建忠,译.天津:天津科技翻译出版公司,2004.
[18]孟代英.X射线投照技术[M].济南:山东科学技术出版社,1987.
[19]张卫萍,曹琰.医学影像成像原理学习指导与习题集[M].北京:人民卫生出版社,2014.
[20]李月卿.医学影像成像理论[M].北京:人民卫生出版社,2003.
[21]王鹏程,李迅茹.放射物理与防护[M].3版.北京:人民卫生出版社,2017.
[22]中华人民共和国卫生部.GBZ 130—2013　医用X射线诊断放射防护要求[S].北京:中国标准出版社,2013.
[23]中华人民共和国卫生部.GB 1887—2002　电离辐射防护与辐射源安全基本标准[S].北京:中国标准出版社,2002.
[24]李书容.放射治疗工作人员的职业危害和安全防护[J].中华医院感染学杂志,2012,22(8):1548-1549.
[25]刘新建,沈定华,何涛.做好放射防护管理工作的体会[J].中国辐射卫生,2011(2):43-44.